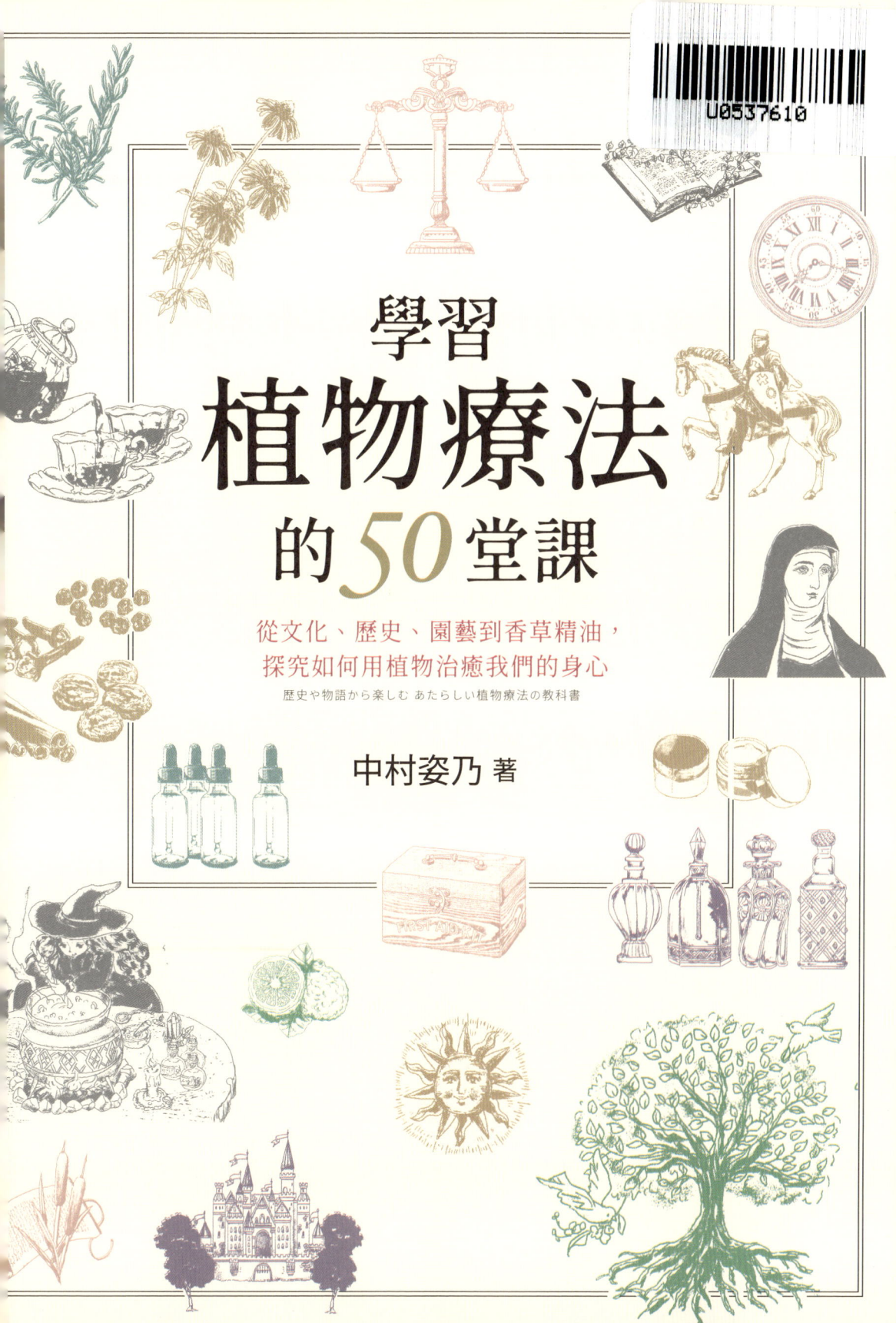

學習
植物療法
的50堂課

從文化、歷史、園藝到香草精油，
探究如何用植物治癒我們的身心

歴史や物語から楽しむ あたらしい植物療法の教科書

中村姿乃 著

序

自古以來，我們就與植物一起生活，並利用它們來治癒身心。即使到了數千年後的現在，世界各地仍以芳香療法、香草療法等各種形式進行植物療法。

我希望揭開植物療法綿延傳承的歷史與背後的故事，也想走進那些投身其中之人的生命歷程。透過梳理各種與植物相關的軌跡與記憶，探索「治癒力」的根源。這本書正是基於這樣的想法而誕生。

本書PART1介紹了植物療法的基礎知識，並概述芳香療法、香草療法、花精療法、森林療法、園藝療法、嫩芽療法和順勢療法等各自的特色；PART2探討了植物療法從古至今的歷史演變；PART3追溯了26位植物愛好者的豐富人生故事；PART4介紹的是以象徵方式描繪植物的故事和藝術作品，題材涵蓋《聖經》、格林童話、日本古典文學、世界文學、現代小說、漫畫、繪本、電影、繪畫與音樂等，並延伸探討與藥草息息相關的女巫及神秘香草的奧秘。此外，專欄中則收錄了

「法國取材記」，報導法國南部的農場、植物療法專門學校、歷史悠久的精油製造商，以及巴黎的有機產品博覽會等內容。

無論是想在生活中活用植物療法的人、希望有系統地了解植物療法歷史發展、想要解讀與植物相關的重要人物，或是想要透過故事或藝術等全新角度來理解植物療法的人，這本書都相當值得一讀。

期盼本書能喚起讀者對植物與植物療法的興趣，並在樂趣與好奇的驅使下，成為實踐日常療癒的起點。

中村 姿乃

※本書介紹的植物療法是以預防或改善為目的，並非醫療的替代方案。它並不一定適用於所有人，根據體質、身體狀況及使用方法的不同，可能對健康造成不良影響。孕婦、有特定症狀者、對健康狀況有疑慮者，務必事先向醫師或專業人士諮詢。
※本書中所記載的是截至2023年12月的資訊。相關資訊、URL、產品名稱及價格等可能會有不經預告變更的情況。
※在本書出版過程中，我們收集了截至目前所能掌握的資訊，力求描述準確，但植物療法仍存在許多未知的部分。作者及出版社等對本書內容不做任何保證，亦對根據本書內容而產生的任何結果（使用本書而引起的損害、受傷等）概不負責。
※本書中所提及的公司名稱及產品名稱，均為各公司所有的商標及註冊商標。

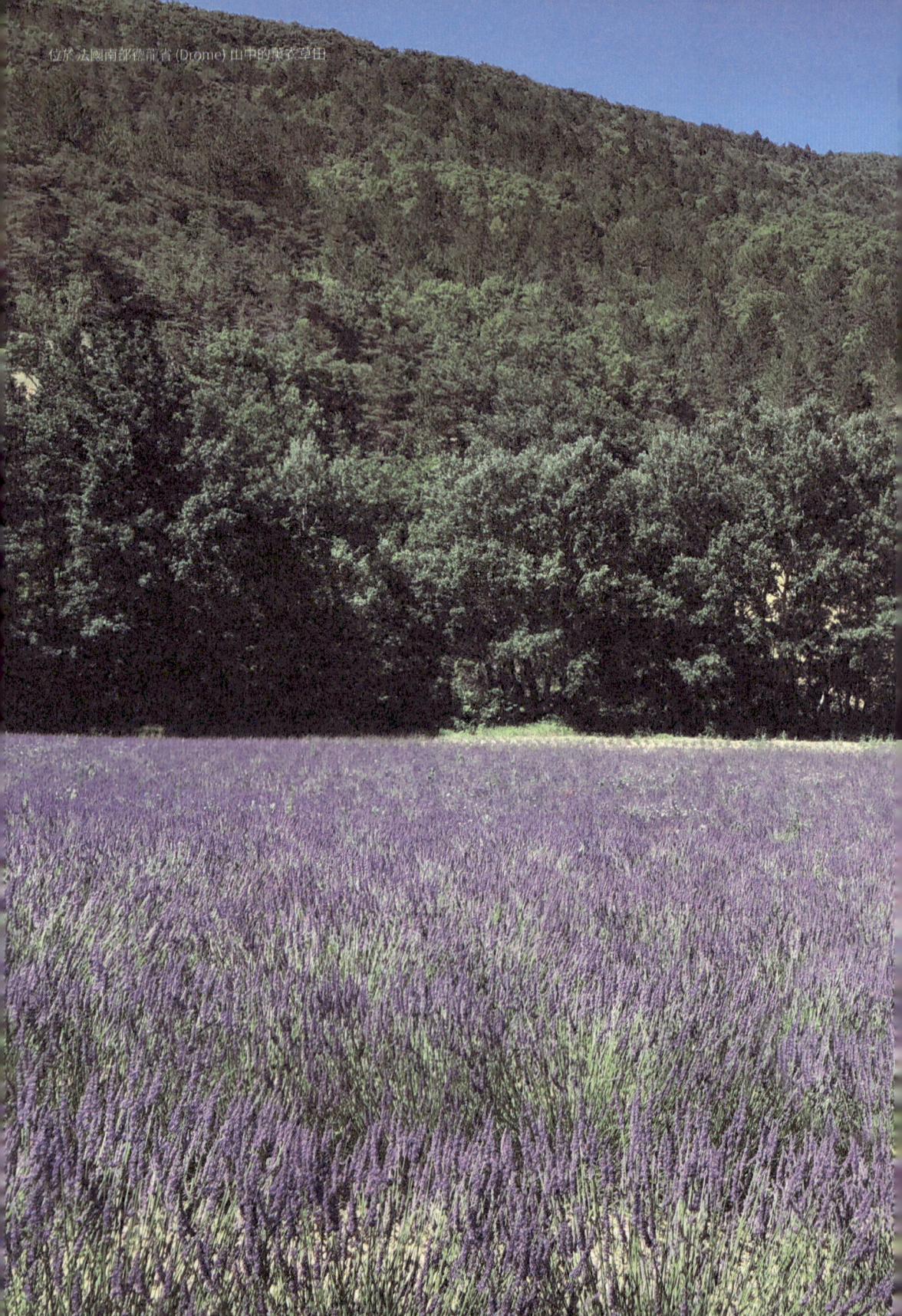

位於法國南部德龍省 (Drome) 山中的薰衣草田

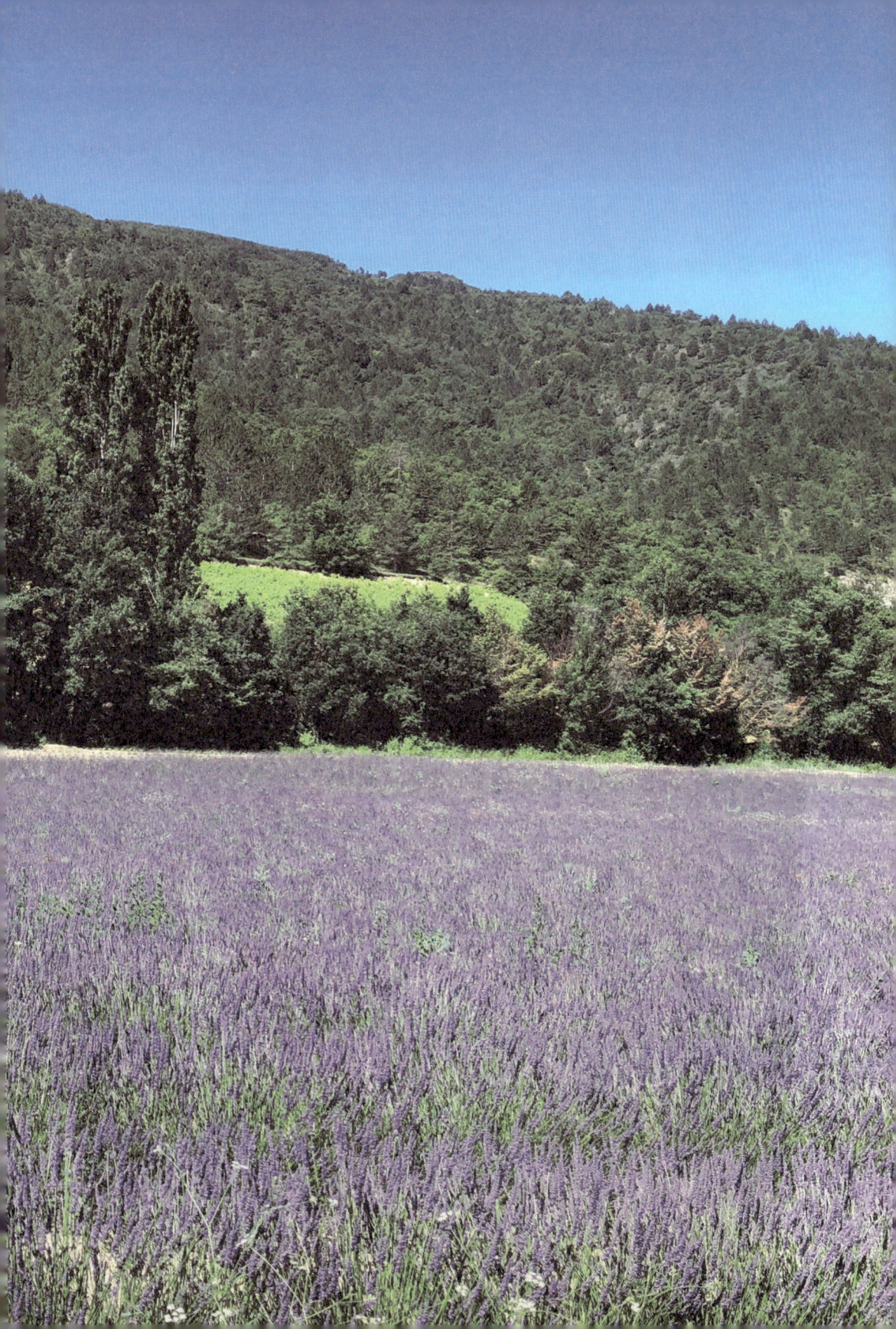

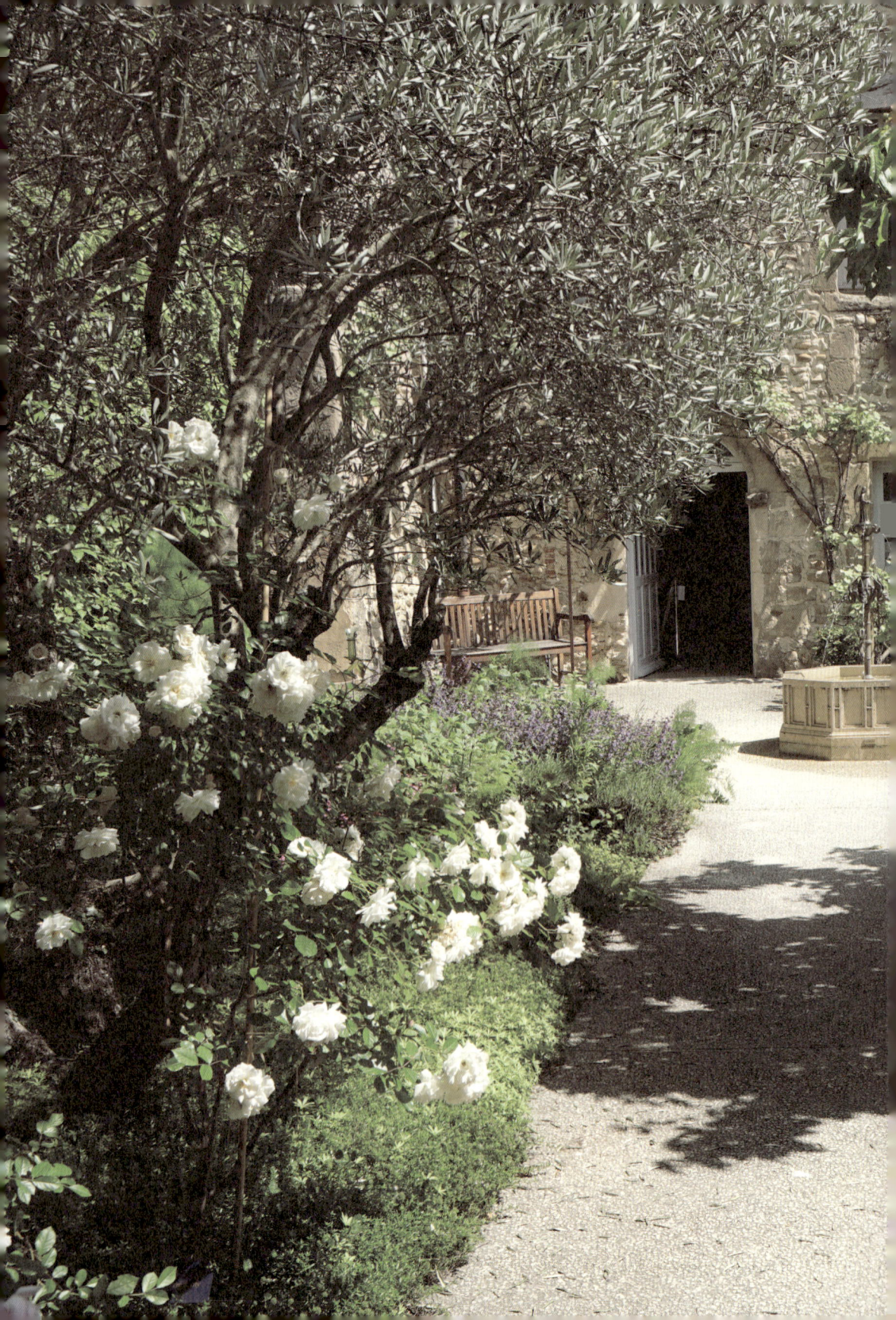

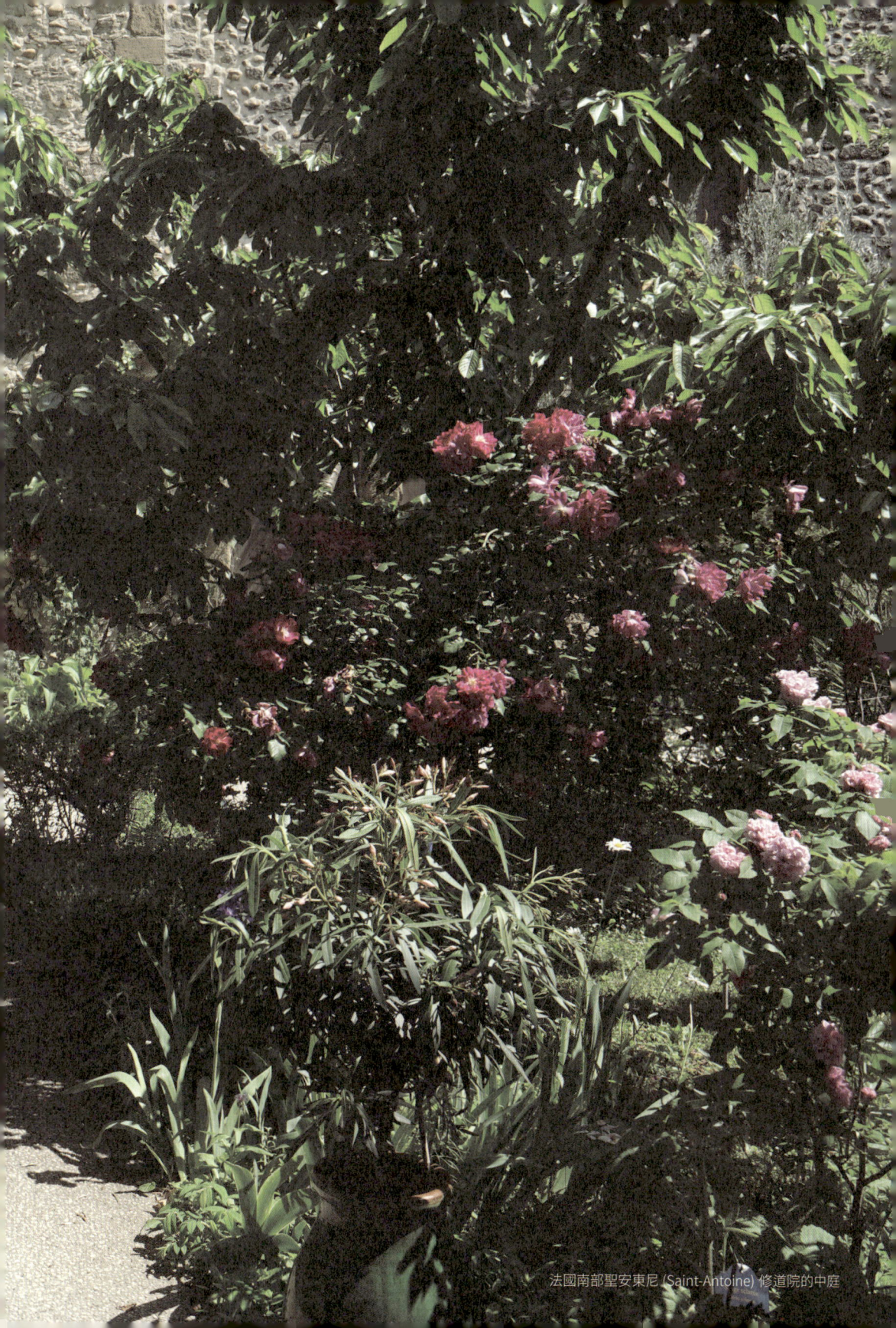

法國南部聖安東尼 (Saint-Antoine) 修道院的中庭

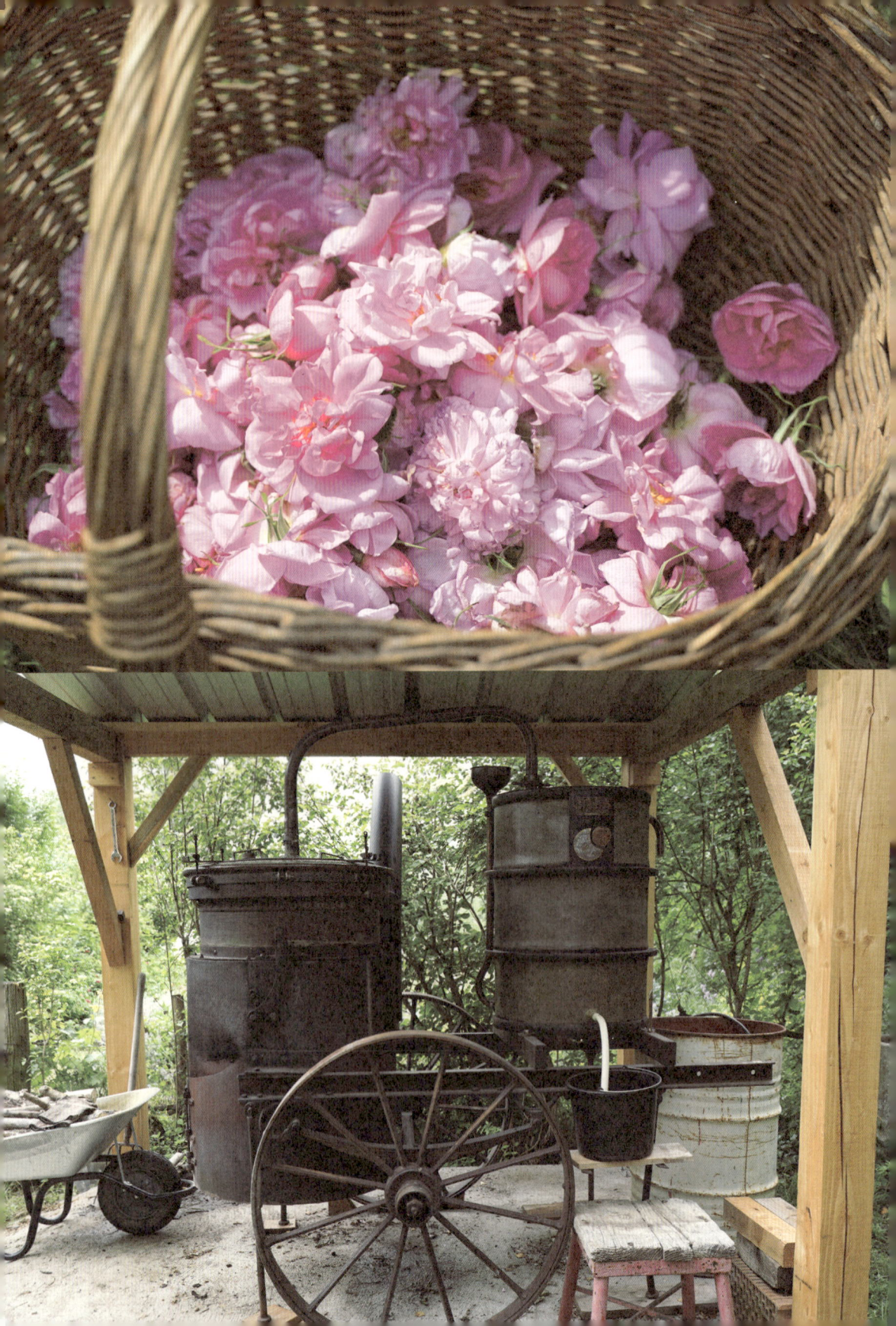

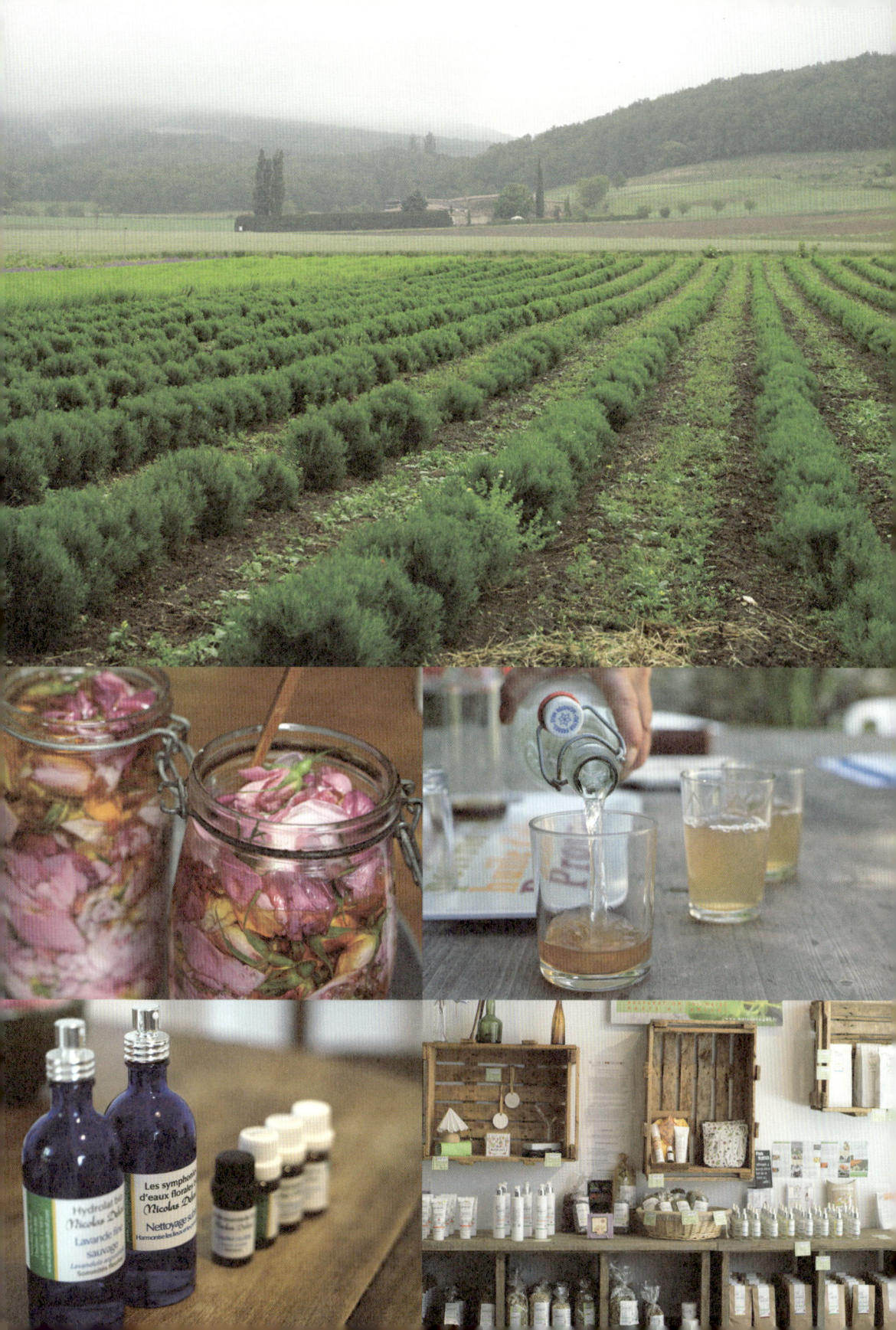

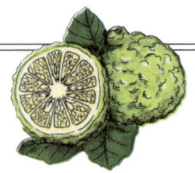

目錄

序 ·· 2

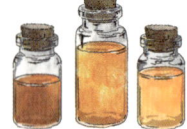

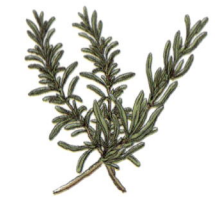

PART 1
植物療法的基礎知識

Lesson01 什麼是植物療法？ ································ 16

Lesson02 為什麼植物有療癒能力？ ························ 20

Lesson03 認識各種植物療法與日常使用方式 ············ 22

    1 芳香療法 ·· 26

    2 香草療法 ·· 30

    3 花精療法 ·· 34

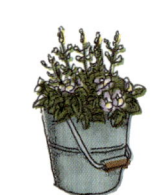

    4 森林療法 ·· 38

    5 園藝療法 ·· 42

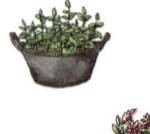

    6 嫩芽療法 ·· 44

    7 順勢療法 ·· 45

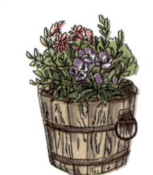

Lesson04 認識阿育吠陀與日本漢方 ························ 46

Lesson05 植物在體內的循環途徑 ··························· 48

Lesson06 植物的多元作用 ···································· 52

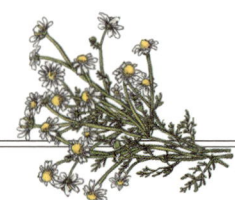

10

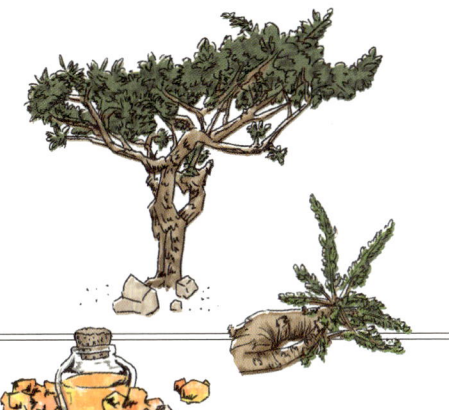
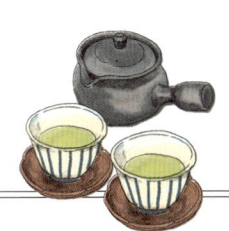

PART 2
植物療法的歷史巡禮

- Lesson07　植物療法的歷史年表 ⋯⋯⋯⋯⋯⋯⋯⋯⋯ 62
- Lesson08　古代的植物療法 ⋯⋯⋯⋯⋯⋯⋯⋯⋯⋯⋯ 64
- Lesson09　中世紀的植物療法 ⋯⋯⋯⋯⋯⋯⋯⋯⋯⋯ 74
- Lesson10　近世的植物療法 ⋯⋯⋯⋯⋯⋯⋯⋯⋯⋯⋯ 78
- Lesson11　近代・現代的植物療法 ⋯⋯⋯⋯⋯⋯⋯⋯ 82
- Lesson12　植物療法各自的歷史 ⋯⋯⋯⋯⋯⋯⋯⋯⋯ 84
- Lesson13　日本的植物療法起源與演變 ⋯⋯⋯⋯⋯⋯ 90
- Lesson14　宗教和儀式中的香氣應用 ⋯⋯⋯⋯⋯⋯⋯ 96
- Lesson15　時代權力者著迷的植物 ⋯⋯⋯⋯⋯⋯⋯⋯ 100
- Lesson16　戰火中的療癒植物 ⋯⋯⋯⋯⋯⋯⋯⋯⋯⋯ 104
- Lesson17　對抗瘟疫的植物療法 ⋯⋯⋯⋯⋯⋯⋯⋯⋯ 108
- Lesson18　養生學的歷史 ⋯⋯⋯⋯⋯⋯⋯⋯⋯⋯⋯⋯ 112
- Lesson19　本草書的歷史 ⋯⋯⋯⋯⋯⋯⋯⋯⋯⋯⋯⋯ 118

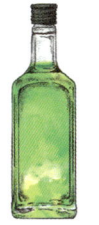
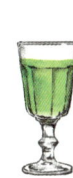

PART 3
植物療法的開拓者與夢想家

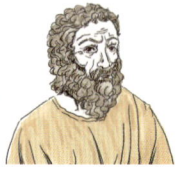

- Lesson20 **希波克拉底**｜將疾病與巫術分離，奠定現代醫學基礎的醫聖 —— 130
- Lesson21 **泰奧弗拉斯托斯**｜著有《植物誌》的植物學之父 —— 134
- Lesson22 **老普林尼**｜持續觀察森羅萬象的博物學家 —— 136
- Lesson23 **迪奧斯科里德斯**｜用科學思維編撰《藥物誌》的藥理學之父 —— 140
- Lesson24 **蓋倫**｜古代醫學集大成的臨床醫生 —— 142
- Lesson25 **張仲景**｜與《傷寒雜病論》一同奠定中醫基礎的醫聖 —— 144
- Lesson26 **聖德太子（廄戶王）**｜融合中國智慧，建立文明國家的太子 —— 146
- Lesson27 **鑑真**｜以不屈的精神將戒律和醫藥傳入日本的高僧 —— 148
- Lesson28 **阿維森納**｜撰寫《醫學典範》的尤納尼醫學之父 —— 150
- Lesson29 **賀德佳・馮・賓根**｜多才多藝、富有創意的香草療法之母 —— 152
- Lesson30 **帕拉塞爾蘇斯**｜具挑戰性並突破傳統的現代醫學之父 —— 158
- Lesson31 **英國的植物學家** —— 162
  - ①**威廉・透納**｜開啟英國近代植物史的植物學之父
  - ②**約翰・傑拉德**｜理髮師兼植物學家，擁有特殊經歷的人氣本草書作者
  - ③**約翰・帕金森**｜向國王及國民傳達園藝魅力的皇家藥劑師
  - ④**尼可拉斯・寇佩珀**｜向眾人傳授草藥和占星術的草本學家
- Lesson32 **貝原益軒**｜貫徹養生且精通本草學的日本亞里斯多德 —— 168
- Lesson33 **卡爾・林奈**｜賦予自然界秩序的分類學之父 —— 171
- Lesson34 **出島三學者** —— 174
  - ①**恩格爾貝特・坎普弗**｜讓歐洲認識日本的日本研究先鋒
  - ②**卡爾・彼得・通貝里**｜分析與命名日本植物的林奈愛徒
  - ③**菲利普・法蘭茲・馮・西博爾德**｜試圖徹底研究日本並讓世界知曉的博物學家
- Lesson35 **小野蘭山**｜強調觀察的重要性，現場主義的本草學者 —— 180
- Lesson36 **牧野富太郎**｜將一生奉獻給植物的另類植物學者 —— 182
- Lesson37 **雷內・摩利斯・蓋特佛賽**｜追求精油可能性的芳香療法之父 —— 190
- Lesson38 **愛德華・巴哈**｜與植物一起調和身心的花精療法之父 —— 194
- Lesson39 **瑪格莉特・摩利**｜充滿藝術感性的整體芳香療法先驅 —— 196
- Lesson40 **珍・瓦涅**｜從化學視角持續研究精油的醫學芳香療法之父 —— 200

12

PART 4
文學與藝術裡的植物寓意

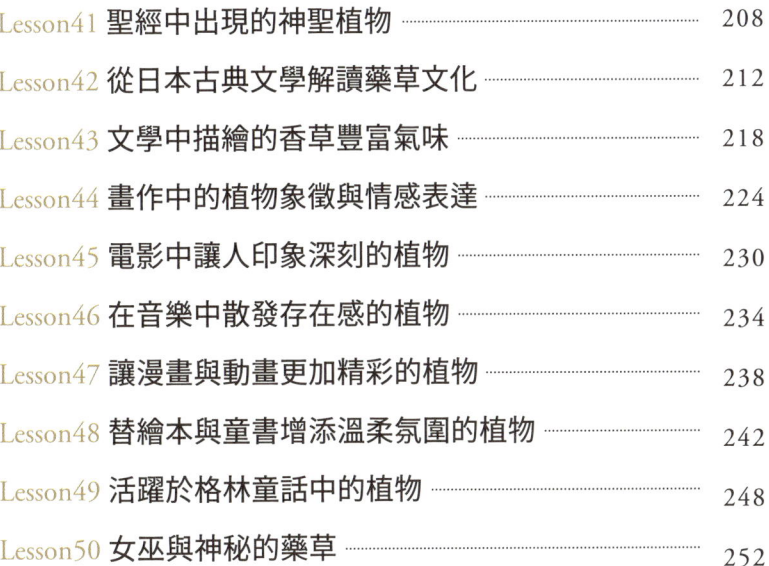

Lesson41	聖經中出現的神聖植物	208
Lesson42	從日本古典文學解讀藥草文化	212
Lesson43	文學中描繪的香草豐富氣味	218
Lesson44	畫作中的植物象徵與情感表達	224
Lesson45	電影中讓人印象深刻的植物	230
Lesson46	在音樂中散發存在感的植物	234
Lesson47	讓漫畫與動畫更加精彩的植物	238
Lesson48	替繪本與童書增添溫柔氛圍的植物	242
Lesson49	活躍於格林童話中的植物	248
Lesson50	女巫與神秘的藥草	252

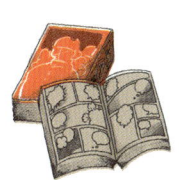

專欄報導		
1	堅持傳統農耕法的南法農場	54
2	在里昂植物療法專門學校的學習	124
3	巴黎的展銷會「Marjolaine」	202
4	將農耕者的智慧傳承給下一代的製造商「Maison Laget」	256

附錄		
1	享受芳香與香草植物療法的實踐	260
2	20 種本書介紹的主要植物圖鑑	262

結語　　268

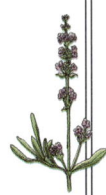

13

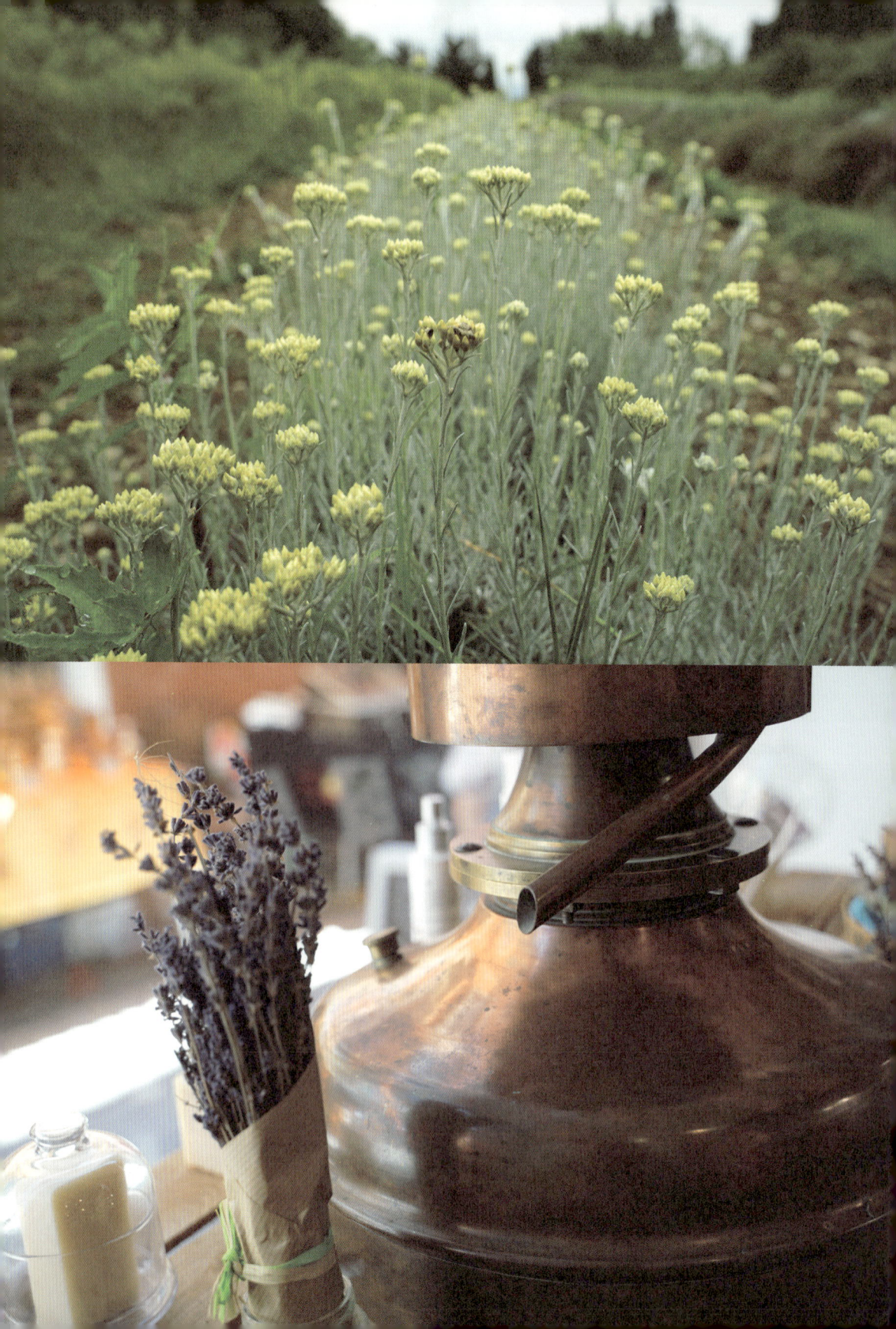

PART 1

植物療法的
基礎知識

將植物的恩惠融入日常生活的「植物療法」，
究竟為什麼植物擁有療癒我們的力量呢？
在 PART1 中，將介紹什麼是植物療法、有哪些種類、
植物的療癒能力及植物在人體內的循環途徑。

植物療法的基礎知識

什麼是植物療法？

自古以來，我們就與植物一起生活，並受到了它們的恩賜。
利用植物的力量來提升自然治癒力，進行疾病的預防及身心的照護，促進健康的療法被稱為「植物療法」。
至今依然融入世界各地的日常生活中，需求日益增加。

帶入生活的植物療法

植物可以幫助我們從醒來到入睡，充實舒適地度過一天。

以下是一些可以將植物療法融入生活的情境例子。

早上

- 用清爽香氣的精油提神，醒來時神清氣爽
- 在衣物上噴一點純露，增添淡淡的香氣
- 喝一杯溫暖身體的香草茶，增強活力
- 照顧家中的植物，讓身心煥然一新

中午

- 在手上塗抹香氛膏，提升專注力
- 享用充滿香草、香料、蔬菜和水果的午餐
- 飯後喝杯香草茶促進消化

- 利用閒暇時間到附近的公園享受小型森林浴

晚上

- 沐浴在散發香草與精油香氣的浴缸中放鬆身心
- 使用添加精油的美容油或乳霜進行臉部與身體護理
- 喝下加有數滴花精的水後進行冥想
- 將裝滿香草的香氛袋放在枕邊，幫助安穩入眠

其他還有各種各樣的方法，但最重要的是不要勉強，以輕鬆愉快的態度持續進行植物療法。找到適合自己的風格，試著從其中一種開始將植物療法融入日常生活中。

被稱為「綠色藥物」的植物

無法移動的植物的產物

植物與動物不同,無法自由移動。即便如此,植物在地球46億年的歷史中,存活的時間遠遠超過了人類。為了生存,植物不斷製造各種物質,例如幫助自身成長的營養物質、保護自身免受紫外線、細菌、害蟲及草食性動物侵害的化學成分,以及吸引幫助授粉之昆蟲的香氣成分。

其中許多物質對我們人類的健康也有益處。例如,具有可抵禦感染性微生物的抗菌、抗病毒作用的成分、可防止細胞因紫外線而氧化和老化的抗氧化物質,以及帶來放鬆和提神效果的芳香成分。因此,植物有時被稱為「綠色藥物」。

植物與化學合成藥物的差異

此外,植物為了在生長環境中活得更長久,會根據環境調整各種成分間的協同作用,保持微妙的平衡。有些植物甚至會包含數千種成分,透過植物療法,可以廣泛而溫和地攝取這些多樣的成分,因此非常適合用於促進與維持健康、預防疾病、緩解初期症狀等貼近日常生活的護理。

另一方面,化學合成藥物是由特定成分製成,具備迅速對抗目標疾病的強效功能。這並非意味著兩者孰優孰劣,重要的是了解各自的特性,並根據目的適當地運用。

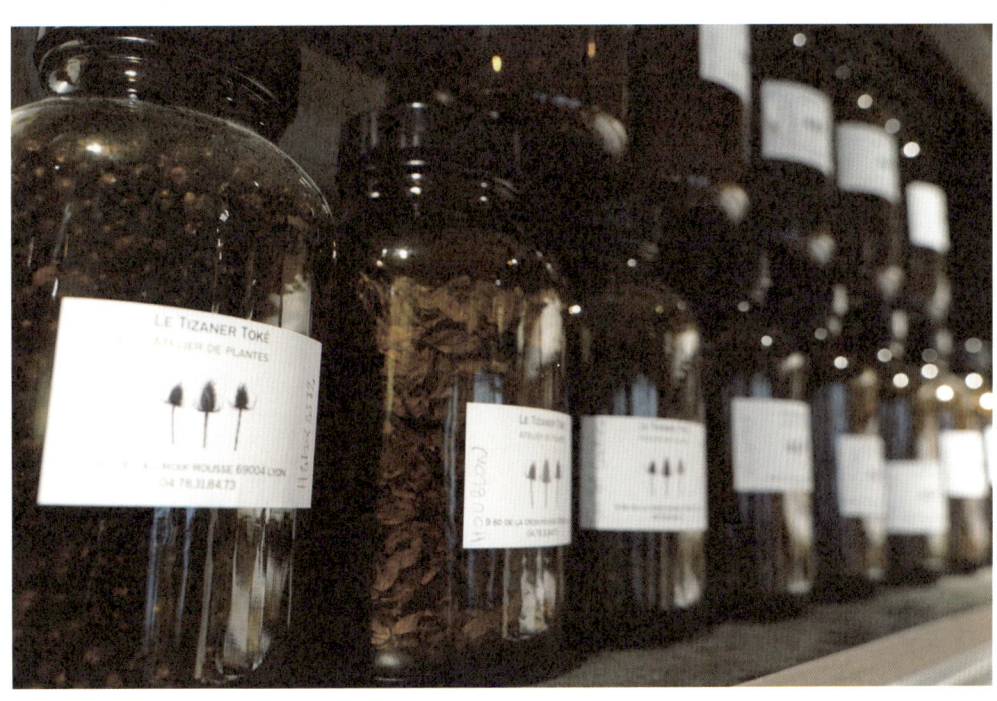

對身心發揮廣泛作用的植物力量

來自心靈與身體的訊息

生病時為了盡快康復，我們有時會去醫院看病拿藥。這是一種用於緩解不適的對症療法。然而，引發疾病的原因可能是日常生活的不規律、過勞或壓力、長期缺乏運動等。如果不糾正根本原因，繼續忽視心靈與身體的平衡，即使藥物暫時讓症狀好轉，還是有可能再次出現相同的症狀或其他的不適。

傾聽心靈與身體發出的訊息吧！也許你會發現不適的原因，或是了解到自己現在真正需要的是什麼。這個時候，不妨試著將植物融入生活中吧！例如，在享受精油香氣的同時邊寫下生活習慣的改善要點，或是一邊啜飲香草茶，一邊與親朋好友談論健康話題。到自然豐沛的地方吸取植物的芳香，大口深呼吸，或許也是個不錯的選擇。

享受用植物慰勞自己的時間，並使其成為一種習慣，應該能幫助您度過身心健康且充實的每一天。

植物療法的未來

除了直接治療身體不適的現代西醫之外，包括植物療法在內的替代療法如今也受到了關注。此外，以歐美為中心，將各自擅長領域均衡結合的「整合醫療」也日漸普及。期望藉由現代西醫與替代療法相輔相成，實現更全面的治療。

整合醫療的特徵在於，不僅是治療，也重視疾病的預防與健康的增進，並讓人們從出生到生命結束的整體照護中擁有自主權。近年來，在日本的醫療機構與護理現場，選擇自己能夠接受的預防方法和治療方法，或是與專家合作執行的機會日益增加。在這當中，植物療法發揮著非常大的作用，以下列舉各種事例作為參考。

- 在家庭看護中使用精油進行芳香療法
- 在護理機構中以草本植物或精油進行足浴
- 在失智症照護中利用精油進行嗅覺辨別
- 在安寧療護中進行培育植物的園藝療法
- 在生產中心使用精油促進分娩
- 安排在森林中散步作為復健的一環

隨著醫療的發展，日本的平均壽命不斷延長。然而，能夠自立生活的「健康壽命」，男女皆比平均壽命短約 10 年左右。因此，未來我們應追求的是培養不易生病的身心，維持身體、心理與社會層面都滿足的健康狀態，即使在年老時也能過上充實的生活。

從這個角度來看，在全面療癒身心並提升生活品質上發揮極大作用的植物療法，今後的需求勢必將持續增加。

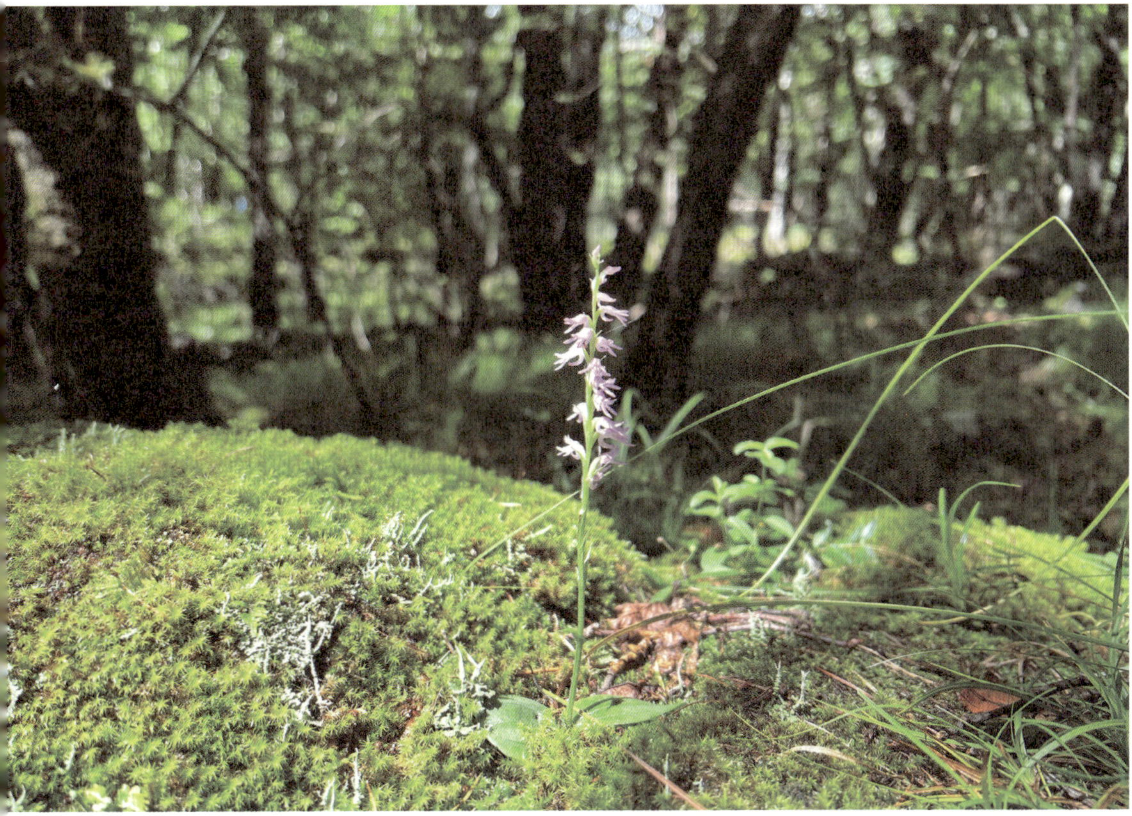

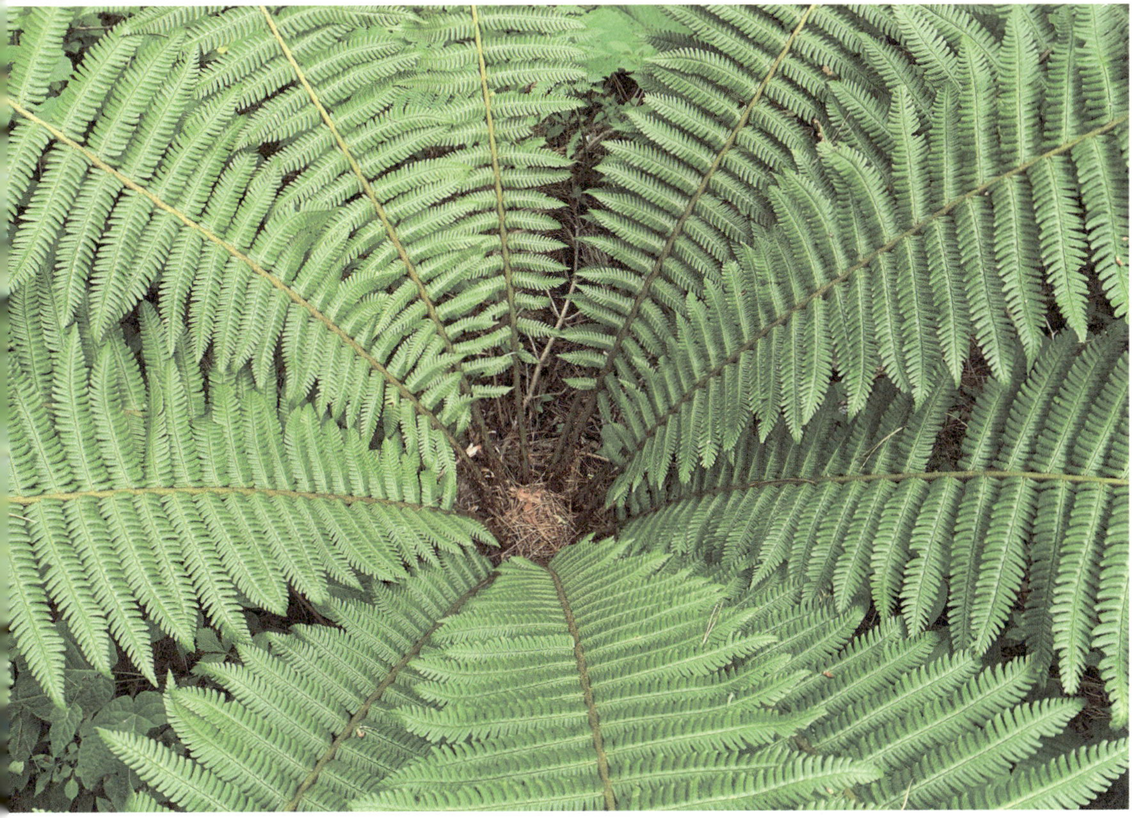

植物療法的基礎知識

為什麼植物有療癒能力？

基本上無法離開生長環境的植物，
為了延續生命，會自行製造出多種多樣的成分。
這些成分中有許多對人類也十分有用。
底下將介紹這些植物具備的「生存智慧」，及其帶給我們的好處。

無法移動卻充滿智慧的植物力量

植物的生存策略

無法自由移動的植物，在漫長的歷史中不斷嘗試和改進，逐步演化出適應生存的策略。此外，植物會進行能量代謝以獲取自身生存和成長所需的營養，並不斷產生各種成分來防禦有害生物，或是將生命延續至後代。

自行製造所需的營養

植物利用太陽光的能量進行「光合作用」，將水和二氧化碳轉化為碳水化合物和氧氣。此時產生的碳水化合物，會成為植物賴以為生的能量來源。像這樣，能夠自行製造維持生命活動所需物質的生物被稱為「自營生物」。另一方面，動物靠著呼吸植物產生的氧氣、攝取其他動植物作為營養而生存。像動物這樣必須依賴其他生物才能生存的生物，則被稱為「異營生物」。正因植物是自營生物，所以它們即便靜止不動，植物在某些情況下的壽命甚至超過許多動物。

製造延續生命的化學物質

植物因應環境而產生的成分中，最具代表性的就是植物性化學成分（Phytochemicals）。這些成分賦予植物香氣、苦味、澀味、辣味、色素等特性，其中包括支持人體健康的營養素、抑制老化的成分，以及調節身心平衡的香氣成分等。接著就來了解這些多樣成分的主要作用。

●防禦其他生物的威脅

植物為了保護自己免受病原性微生物、害蟲、草食動物以及其他競爭植物的威脅，會產生各種化學成分來進行防禦。例如，具有強烈香味的精油成分就屬於此類，有

20

些具有抗菌、抗病毒、抗真菌的作用，有些則具有驅蟲作用。

此外，當植物受到動物或昆蟲攻擊時也會釋放揮發性成分，藉此向同類傳遞危險信號，進而引發周圍健康植物的防禦反應。

另外，植物為了確保從土壤中獲取營養及日光等生長所需的要素，還會製造能抑制競爭植物生長的化學成分。

●防禦紫外線和環境變化的威脅

植物還必須防禦紫外線、營養不足、乾旱等環境威脅。其中尤其重要的是防紫外線的對策。紫外線會產生「活性氧」，這是一種反應性及攻擊性強的物質。適量的活性氧具有維持免疫功能的作用，但過量就會對細胞造成傷害，也可能加速衰老或引發疾病。植物之所以長時間暴露在紫外線下也能存活，是因為化學成分的抗氧化作用，減輕了對細胞的傷害。

此外，為了因應土壤養分不足的情況，植物會持續儲存富含氮、硫、磷等的成分，並在緊急時加以分解以補充養分。

●留下後代

大多數的植物，是利用風來傳播花粉，或是吸引昆蟲來協助傳遞花粉以繁衍後代。

風媒授粉的優點是無需依賴其他生物，但成功授粉的機率較低，因此需要產生大量的花粉。

另一方面，蟲媒授粉只要能吸引昆蟲，便能以少量的花粉有效授粉。花朵便是為此目的而進化的生殖器官，能釋放吸引昆蟲的香氣，同時具有鮮豔的顏色。這些香氣成分正是精油。精油不僅能帶給我們舒適的香味，其各種成分還具有藥理作用，讓我們也能從中受惠。

植物帶給我們的恩惠

成分的多樣功能

植物所含的多樣成分對人類有許多益處，下列是可以預期的主要功效。

- ●預防老化
- ●幫助放鬆或提振精神
- ●保護人體免受細菌和病毒侵害
- ●溫暖身體並提高代謝
- ●緩解肌肉緊張或疼痛
- ●幫助消化
- ●舒緩皮膚搔癢或發炎症狀
- ●調節免疫與荷爾蒙功能
- ●為身體提供養分

植物療法透過多種方式將植物成分引入體內，幫助提升自然治癒力、調節身心平衡。

植物在漫長歷史中不僅是「只為了生存」而演化，而是為了「活得更好」而不斷製造各種產物。在感謝這些恩惠的同時，我們也可以將植物療法融入生活，追求「更健康的生活」與「更豐富的人生」。

認識各種植物療法與日常使用方式

本書主要將植物療法分為 7 大類別來介紹，
同時考慮到更廣義的植物療法，也涵蓋了部分的阿育吠陀和中醫漢方。
世界各地有多種多樣的植物療法，對我們的健康有所助益。

1 芳香療法

用香氣成分促進身心健康

芳香療法（Aromatherapy）的 Aroma 意為「芳香、舒適的香氣」，而 Therapy 則是「治療、療法」的意思。

這是一種享受精油（Essential Oil）的香氣，或是將植物油等經過稀釋的產品塗在皮膚上，藉此增強自然治癒力或改善身體不適，有助於維持健康與美容的療法。

「芳香療法」一詞出現於 20 世紀初，並在以歐洲為首的多數國家被廣泛應用於日常生活與醫療領域中。

在日本，除了用於美容與放鬆外，近年來也有越來越多人希望將其活用於預防感冒、緩解壓力等醫療用途。

此外，由於香氣與記憶有著深厚的關聯，且對身心平衡的調節具有極大影響，因此也被視為失智症及臨終醫療的一種關懷照護而備受關注（詳細請參照 p.26）。

2 香草療法

為生活增添色彩的芳香植物

香草（Herb）的語源來自拉丁語的 Herba，意思是「草」，但香草療法也會利用植物的花和種子。

自史前時代以來，人類就已使用草藥來治療不適。自古以來，經過各種嘗試與改良並持續使用至今，許多的成分及功效已被闡明。

香草療法通常不會只提取植物的特定成分製成液體或粉末，而是直接使用植物的各個部分來製作茶飲、料理、香氛乾燥花或香氛袋。在製作酊劑或浸泡油時，通常也是從將香草浸泡在酒精或植物油中的過程開始進行，因此可以享受與植物直接接觸的樂趣。

許多人可能會認為香草療法源自於歐洲，但世界各地都有各自的香草文化，並深深扎根於當地人們的生活當中（詳細請參照 p.30）。

5 花精療法

觸動心靈的花卉療癒

花精(Flower Essence)起源於花瓣上聚集的晨露,自古以來在世界各地都被用來療癒身心。

當今的花精療法是由一位英國醫師,同時也是細菌學家、順勢療法學者愛德華·巴哈(Edward Bach,詳細請參照 p.194)醫師系統化而成的。

花精基本上是透過將植物放入泉水中,讓花朵的療癒能量釋放到水中所製成。飲用後可以調節心靈與情緒的平衡。這種療法並非直接治療疾病,而是通過維持心靈健康來預防疾病,進一步實現身心的和諧。

現在除了巴哈醫師的花精之外,還有其他許多的種類,各個品牌的特色也各不相同(詳細請參照 p.34)。

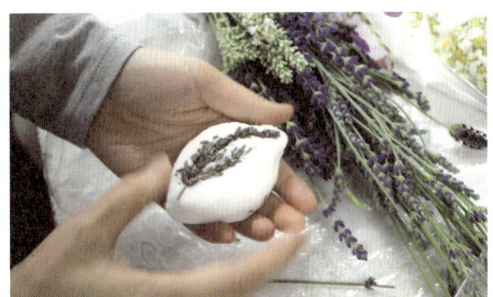

結合薰衣草精油與草本植物的手工皂

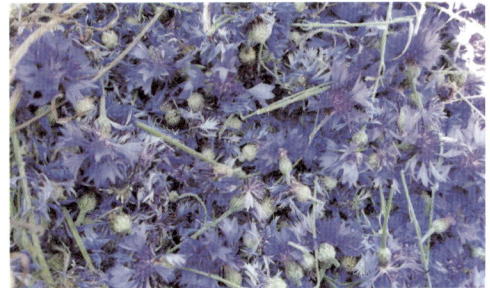

剛採摘的矢車菊（Cornflower）

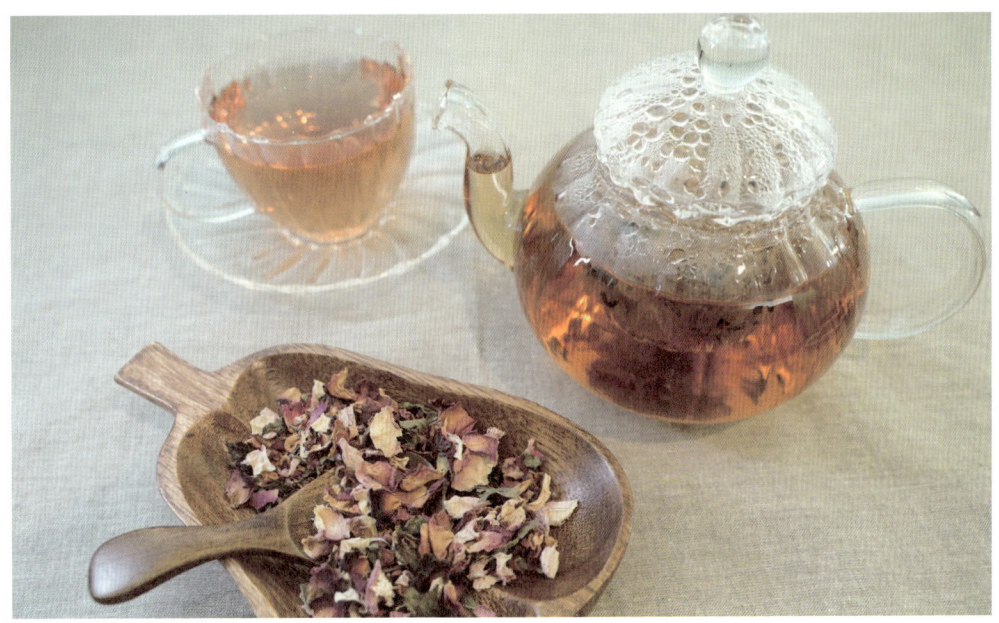

玫瑰與辣薄荷的香草茶

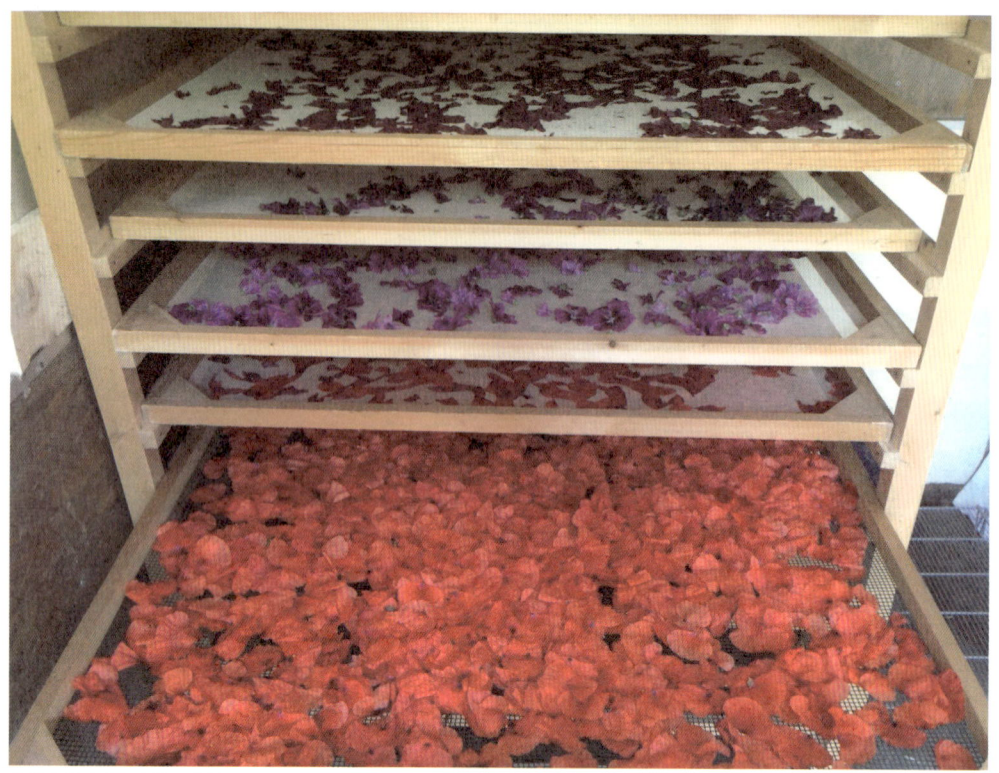

乾燥中的玫瑰與虞美人花瓣

森林療法

在森林中呵護身心

利用五感去感受森林的景色、香氣、聲音等，藉此達到身心療癒的行為被稱為「森林浴」。而所謂的「森林療法」，則是將森林浴進一步發展成一種療法，利用森林環境來達成促進健康、身心康復與療癒等目的。

日本是森林浴的發源地，與北歐國家一樣擁有很高的森林覆蓋率，是森林資源豐富的國家，即使是在都市地區，只要稍微去遠一點，就能到達綠意盎然的地方。

此外，日本列島南北狹長，儘管國土狹小，卻擁有高達 3000 公尺等級的高山。由於地形複雜且四季分明，因此生態系豐富，樹種也非常多樣，從針葉樹到闊葉樹，合計約有多達 1000 種不同的樹木，並且各自適應環境生長。

除了森林散步外，還可在進行疏伐、修枝、除草等森林養護工作的同時，達到身心療癒的森林療法，可以讓人與自然融為一體以促進健康，堪稱是一種永續的植物療法（詳細請參照 p.38）。

5 園藝療法

培育植物的喜悅

園藝療法是透過與植物接觸或培育植物的行為，來促進健康的一種植物療法。

雖然有時會將其定義為針對需要復健或社會支援的人的療法，但在本書中則將其視為一種適合所有人的療法，包括那些因壓力而煩惱的人，或是想去接觸大自然卻苦無時間的人。

不僅可以作為與園藝專家共同進行的持續性計畫，個人在家中進行的園藝活動，廣義來說也是一種園藝療法。

即使只是在陽臺或室內種植盆栽植物，也能實踐園藝療法。在這個越來越多人希望讓居家時光更加充實的時代，未來勢必會成為更貼近生活的療法（詳細請參照p.42）。

6 嫩芽療法

利用新芽與花蕾的療法

嫩芽療法（Gemmotherapy）是藉由飲用從植物的成長期部位萃取的精華液，將其成分與能量吸收到體內的療法。具體來說，使用的是新芽或花蕾等部位。

植物中具有將來會發育成花、葉、莖等的「植物幹細胞」。因為這些幹細胞，使得植物能夠生長，並在受到傷害或環境變化時進行修復。

嫩芽療法著重於含有大量植物幹細胞、正處於快速細胞分裂與成長階段的新芽和花蕾。

使用酒精或甘油從野生的新芽或花蕾中提取新鮮狀態的精華液並口服，有助於維持與改善身心健康（詳細請參照 p.44）。

7 順勢療法

用與疾病因素相似物質來療癒

順勢療法（Homeopathy）是由德國醫師塞繆爾·哈內曼（Samuel Hahnemann）所創立。他提出了「以同治同」的概念，即當人們生病時，透過攝取會引發該症狀的物質，來促進身體自我療癒。

此外，他還確立了「最小劑量法則」，基於引起身心變化的最小劑量即可產生最大效果的想法，透過將引起症狀的物質稀釋到理論上不含分子的程度，從而製造出無毒且有效的療劑。

關於這種高度稀釋的療劑是否具有療效，一直存在著爭議。然而，詳細的問診、考慮患者個性與體質來尋找解決方案的做法，可謂對當今西方醫學產生了極大的影響（詳細請參照 p.45）。

1 Aromatherapy

芳香療法

什麼是芳香療法

芳香療法，是一種利用從植物中提取的香氣成分「精油（Essential Oil）」，來促進身心健康的植物療法，也可簡稱為「芳療」。提到芳香療法，人們可能會想到在享受精油香氣的同時放鬆身心或提振精神。不過實際上，芳香療法還有許多其他的活用方法。

例如，我們可以將精油用植物油稀釋後塗抹於皮膚，或與稱為「乳化劑」的基底材混合均勻後加入浴缸，或者將精油滴入熱水中吸入蒸氣。這些方法能促進自然治癒力的提升與不適部位的改善，也有助於維持健康和美容。

芳香療法自20世紀以來，已在以法國、比利時、英國等國為首的多數國家廣泛應用，不僅日常生活，也在醫療領域發揮了作用。

日本近年來，也有越來越多的人希望以更醫療化的方式活用芳香療法，例如預防感冒、緩解疼痛、調節自律神經或進行壓力管理。此外，由於香氣與記憶和情感有著深厚的關聯性，且對身心平衡的調節具有極大影響，因此也被視為失智症及臨終醫療的關懷照護而備受關注。

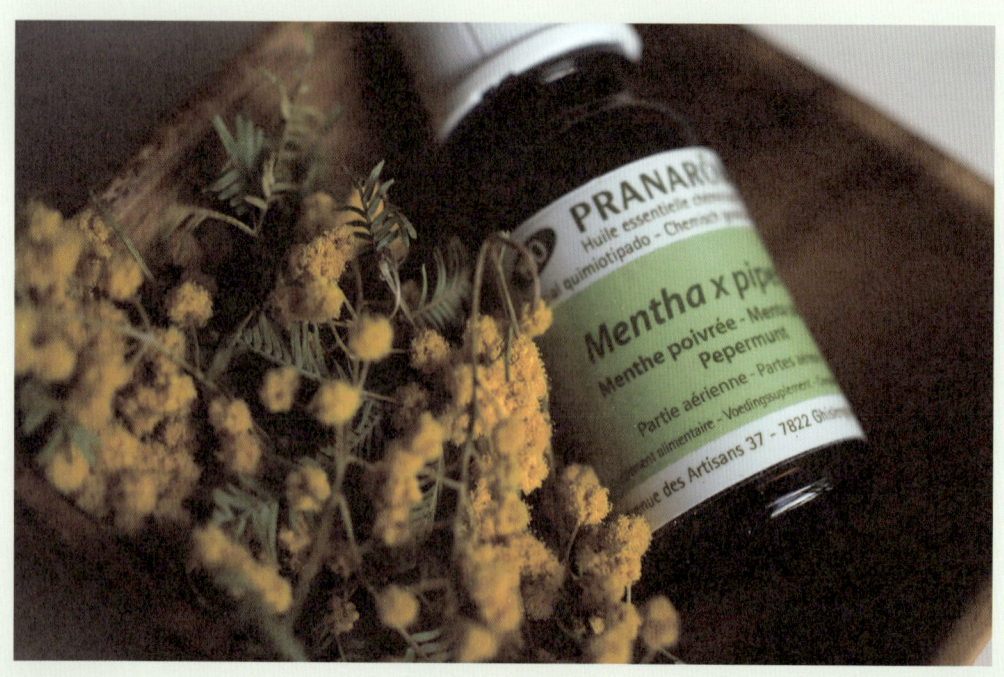

什麼是精油

精油，是一種從植物的花、葉、果皮、枝幹、樹脂、種子等各個部位提取的100%天然液體。每種植物的香氣和特性都不同，並具有帶濃郁香氣的「芳香性」，以及易溶於油脂的「脂溶性」等特性。

精油中含有的芳香成分揮發性極高，進入鼻子的香氣訊息只需0.2秒就能傳送到大腦。香氣會直接刺激大腦中掌管本能和情緒的「邊緣系統」，也就是說，當人們聞到自己喜歡的香氣時，情緒會比理性思考更早運作，進而立刻感到放鬆或變得積極。

此外，當精油塗抹於皮膚時也容易被吸收，其中一部分可滲透進入到具有血管、淋巴管和神經的「真皮層」。這些進入體內的成分，會隨血液和淋巴液運送至全身，對身體的各個器官發揮作用。

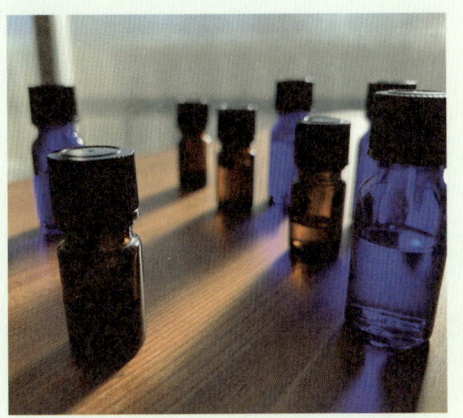

植物的學名與精油名稱

植物除了一般的名稱，還有根據世界共通規則命名的學名。例如，桉樹(尤加利)精油有多種類型，狹葉薄荷桉的學名是 *Eucalyptus radiata*、檸檬桉的學名是 *Eucalyptus citriodora*，各自的香氣、成分、作用和禁忌各不相同。

精油的化學型（Chemotype）

此外，像迷迭香或天竺葵這類精油，即使學名相同，因生長的土壤和氣候條件不同，其所含成分也會有所差異。例如，在昆蟲較多的地區生長的天竺葵，可能會比其他地區生長的含有更多具驅蟲作用的成分。就像葡萄雖然是同一品種，葡萄酒的風味也會隨收成年分的氣候和產地而改變，精油同樣也會受到生長環境的影響。經由化學分析將這些差異分類後，即稱為精油的化學型。

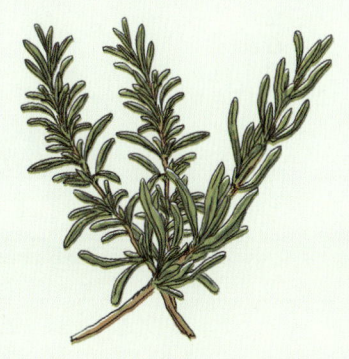

芳香療法

精油的主要萃取方法

從植物中萃取精油成分的方法有哪些呢？

✿ 水蒸氣蒸餾法

這是萃取精油最常見的方法。
將植物放入蒸餾槽中，然後注入高溫蒸氣。植物中的香氣成分會因為受熱而揮發，並隨蒸氣一同上升。含有芳香成分的蒸氣冷卻後會變回液體，即可將液體中易溶於油脂的成分萃取為精油，而易溶於水的成分和水則萃取為純露（芳香蒸餾水）。

✿ 壓榨法

藉由壓榨柑橘類的果皮來萃取芳香成分的方法。由於壓榨法不需要加熱，因此可享受接近植物本身的新鮮香氣，但也具有對溫度變化敏感、容易變質的特性。有些柑橘類精油並非使用壓榨法，而是利用水蒸氣蒸餾法萃取而成。相同的精油根據萃取方法的不同，其禁忌與注意事項可能會有所改變，使用前務必確認。

✿ 溶劑萃取法

主要用於萃取素馨、玫瑰等花卉的精油，是一種使用石油醚、己烷等揮發性有機溶劑來萃取芳香成分的方法。可萃取水蒸氣蒸餾法難以萃取的成分，也可增加精油產量。

✿ 脂吸法

將花朵放在牛油或豬油等油脂上，讓香氣滲入油脂的傳統萃取方式，也稱為「油萃法」。過去常用於萃取素馨等嬌嫩脆弱花朵的精油，但由於耗時費力，現在已不常使用。

✿ 超臨界流體萃取法

這是一種較新的萃取方法，主要使用二氧化碳等的液化氣體。不使用化學溶劑，安全性高，且不會因加熱而變質，可取得接近植物天然的香氣。然而，此方法需要非常龐大的設備及高昂的成本，因此並不普及。

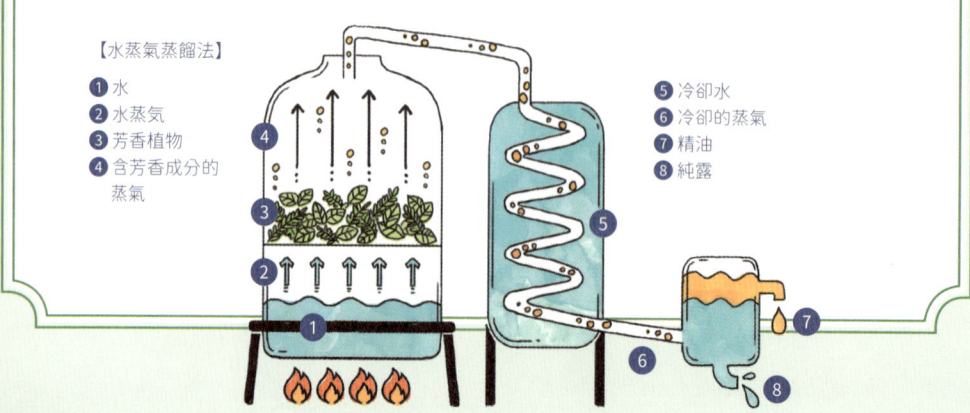

【水蒸氣蒸餾法】
1. 水
2. 水蒸氣
3. 芳香植物
4. 含芳香成分的蒸氣
5. 冷卻水
6. 冷卻的蒸氣
7. 精油
8. 純露

日常生活中的活用方法

以下介紹幾種在日常生活中體驗芳香療法的方法。

◆ 芳香浴

將幾滴精油滴在紙巾、化妝棉或裝有熱水的杯子中。如果希望持續享受香氣,可使用市售的擴香儀或香氛燈來擴散(詳細請參照 p.261)。

◆ 室內香氛／古龍水

將精油以無水酒精和純水稀釋後作為噴霧使用,不僅可享受香氣,還可用於清潔和消毒。

此外,也可直接使用香味比精油更溫和的純露,無需稀釋。噴灑在布料上還能發揮除臭和抗菌的效果。

◆ 蒸氣吸入／蒸臉

在碗或洗臉盆中加入熱水並滴入精油,伴隨著蒸氣慢慢吸入香氣。適合用於感冒初期、花粉過敏的護理或膚況不佳的臉部保養。為避免揮發成分刺激,請與水面保持約 30 公分距離,並閉上眼睛。

◆ 入浴劑

將精油與乳化劑(沐浴油)或浴鹽混合後放入浴缸的熱水中,充分攪拌後入浴。精油的香氣散發出來,其有效成分藉由呼吸進入肺部,同時也透過皮膚進入體內,可促進血液循環,使身心放鬆。還可用於半身浴、足浴或手浴等。

◆ 油／乳霜／凝膠

將精油與基材混合後塗抹於皮膚。可根據用途和喜歡的質地,挑選植物油、乳木果油、乳霜基材、凝膠基材等來稀釋精油(詳細請參照 p.261)。

◆ 化妝水

將精油與無水酒精或乳化劑混合後,再加入純水稀釋。用於臉部時可能會有刺激感,敏感肌膚者建議改用純露。

◆ 貼布

將精油與乳化劑混合後加入盛有熱水或冷水的洗臉盆中,充分攪拌後將毛巾浸濕並擰乾。熱敷有助於促進血液循環、緩解眼部疲勞;冷敷可用於運動後的降溫,或處理瘀傷等急性發炎護理。

◆ 香皂

將用刨絲器磨碎的皂基或無添加肥皂放入塑膠袋中,加入純淨水或純露後搓揉。接著加入精油並充分揉勻,再從塑膠袋取出進行塑形。置於陰涼處晾乾約 2 週就完成了。若加入花瓣或葉片等草本植物,還能製作出賞心悅目的原創香皂。

 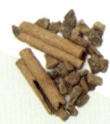 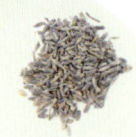

Herbal Therapy

香草療法

什麼是香草

我們通常將那些可食用或藥用、對生活有幫助且具有香氣的植物稱為香草(Herb)。自古以來，人類一直在進行香草療法。人們從生活周遭的野草中發現對生活有幫助的植物，經過反覆的試驗與嘗試並不斷累積經驗，逐步揭示了各種成分及作用。

香草根據形態，可大致分為「新鮮」和「乾燥」兩種。新鮮指的是以新鮮狀態直接使用的香草，可以享受植物原有的清新香氣與色澤。乾燥則是指經過乾燥處理的香草，因為可長期保存，所以能夠買到包括進口商品在內的多種品項。

香草在乾燥後，可能會呈現與新鮮狀態不同的特性。有些會因為揮發性成分的流失，使得風味變得更加濃郁或更加淡薄，有的甚至會因為發酵等化學變化而轉變成不同的物質。請確認每種香草的特性及使用量，根據需求來挑選吧！

香草的有用成分

植物產生的對人類有益的成分中，最具代表性的就是植物性化學成分。

植物無法自由移動，所以會產生大量的化學物質來保護自己。一種香草中可能含有數十到數百種植物性化學成分，各自具有不同的作用與特性。接下來將介紹其中幾種成分，以及含有該成分的香草。

● **生物鹼**

具有中樞性的鎮靜、鎮痛、興奮等作用的成分。常見的如咖啡中所含的咖啡因、從罌粟中提煉出的嗎啡，以及西番蓮或瑪黛茶等香草中也都含有此成分。

● **類黃酮**

廣泛分布於植物中的色素成分，目前已發現數千種以上。具有抗氧化、鎮靜、鎮痙、發汗、利尿、抗過敏等多重功效。接骨木花、德國洋甘菊、蕁麻等香草中均含有此成分。

● **單寧**

因存在於葡萄酒或柿子中而聞名的成分。自古以來就被用於鞣製皮革。具有抗氧化作用和收斂作用，也可用於止瀉。覆盆子葉、貫葉連翹等香草中均含有此成分。

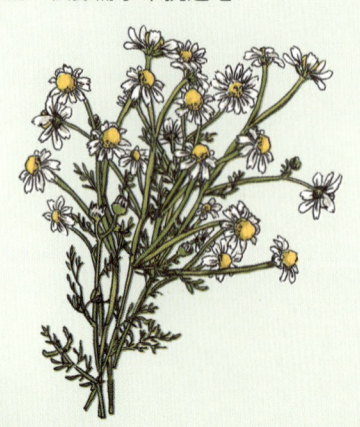

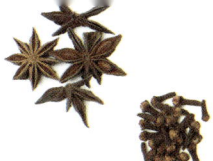
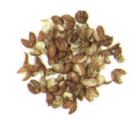
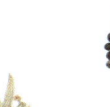
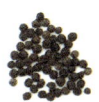
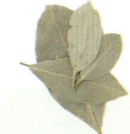

●精油成分

植物釋放的香氣成分，在芳香療法(p.26)中僅提取精油成分，以薰香或皮膚塗抹等方式活用。除了放鬆或提神等精神層面的作用，還具有抗菌、抗病毒、促進消化、鎮痛、抗炎等身體層面的作用，奧勒岡、百里香、薄荷、薰衣草、檸檬香蜂草、迷迭香等多數香草中均含有此成分。

●皂素

具有抗炎、止咳、化痰等作用的成分。皂素（saponin）的名稱是取自於「sapo（肥皂）」或「sabon（泡沫）」，因為它是天然界面活性劑，具有像肥皂一樣能在水中起泡的特性。具強效抗菌力的百里香等香草中含有此成分。

●類胡蘿蔔素

是可溶於油脂的脂溶性天然色素成分。金盞花鮮豔的橙色花瓣，便是因為類胡蘿蔔素色素所致。具有強大的抗氧化作用。

香草的協同作用

其他還有含維生素或礦物質等成分的香草。每種香草都具有與香氣、顏色、味道、作用相關的各種成分。使用香草時，也請注意哪些成分之間具有良好的相容性，以期有效發揮協同作用。

日常生活中的活用方法

以下介紹幾種在生活中體驗香草療法的方法。

◆ 香草茶

將香草浸泡在熱水或冷水中萃取成分。用茶壺或水壺沖泡時，建議使用花、葉、莖等柔軟的部分；用鍋子熬煮時，也可使用樹皮、種子、果實、根等堅硬的部分。這兩種方法主要都是提取植物的水溶性成分。由於水溶性成分代謝快，建議少量多次飲用較容易感受到效果（詳情請參照 p.260）。

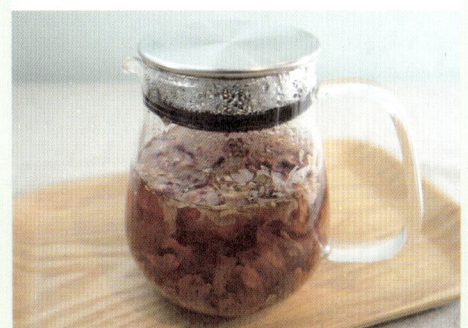
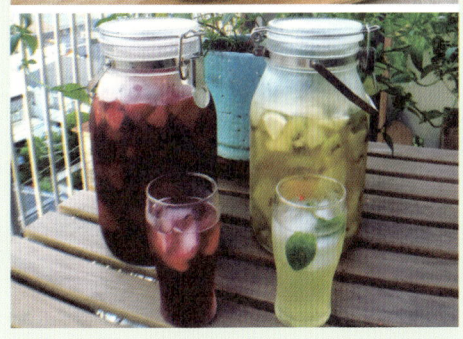

31

2　香草療法

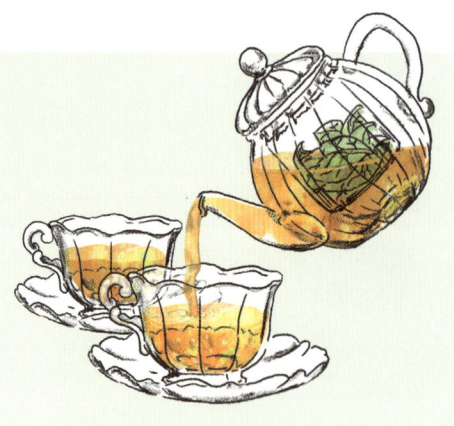

◆浸泡油
將香草浸泡在葵花油或扁桃仁油（甜杏仁油）等不易氧化的植物油中，使成分溶出。有浸泡在常溫油中的「冷製浸泡油」，以及加熱萃取的「熱製浸泡油」。兩種都可以直接像美容油一樣塗抹，或作為乳霜和膏狀產品的基材。

◆蒸氣劑／入浴劑
將香草浸泡在熱水中以釋放香氣。當作芳香入浴劑或蒸氣劑使用時，可將香草放入碗等容器中並倒入熱水，讓香氣和揮發性有用成分隨著蒸氣上升。
此外，也可用來泡個香草浴。讓新鮮香草漂浮在水面上，或是將乾燥香草以熱水萃取後加入泡澡水中，溫暖身心。

◆粉劑
可使用市售的香草粉，或是把乾燥香草放入攪拌機打成粉狀。粉劑可與泥土混合製成泥狀面膜，或是和純露或凝膠基材等混合，幫助去除老化角質。

香草料理
可在料理時用來增添香氣和風味、去除肉類或魚類的腥味，或是刺激食慾。
除了直接使用新鮮或乾燥香草外，還可用攪拌機打碎後混入鹽或奶油中，或是浸泡在葡萄酒醋或橄欖油中，應用於各種食譜中。

◆酊劑
將香草浸泡在伏特加或蒸餾酒中，溶出植物的成分。酊劑可有效萃取水溶性和脂溶性這兩者的成分。根據飲用者的年齡、體質、酒精濃度及種類的不同，適合的量也有所差異，通常應以水或熱水稀釋後飲用。由於是將植物浸泡在酒精中，故可長期保存。然而，未成年者、孕婦、哺乳婦女及對酒精過敏者應避免飲用。

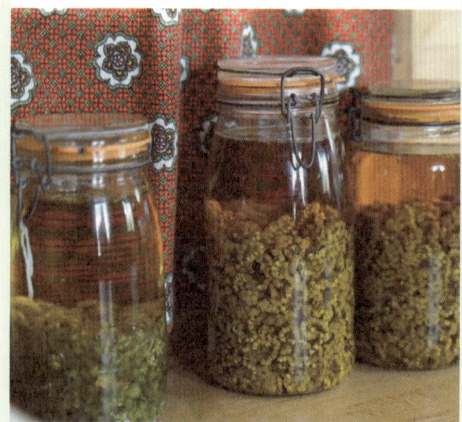

蠟菊的浸泡油

◆乳液

上述的酊劑也可以塗抹在皮膚上。此時，建議將香草浸泡在植物性的無水酒精中，然後用蒸餾水稀釋約 10 倍後使用。敏感肌的人也可使用香草茶作為乳液，可直接使用，或是與植物性甘油或凝膠基材混合以提高保濕效果。

◆貼片

將粉末材料用少量水溶解，調成膏狀後塗抹於患部，當作貼布來使用。
另外，也可將前述的酊劑稀釋 5～10 倍左右，用來浸濕紗布或脫脂棉後敷於患部。

◆花束／花環／倒掛花束

將新鮮香草製成花束，加以裝飾用來擺設。或是從花盆中採摘香草，再搭配鮮花或綠植，既能享受植物的怡人香氣和美麗外觀，還能讓生活更加豐富多彩。

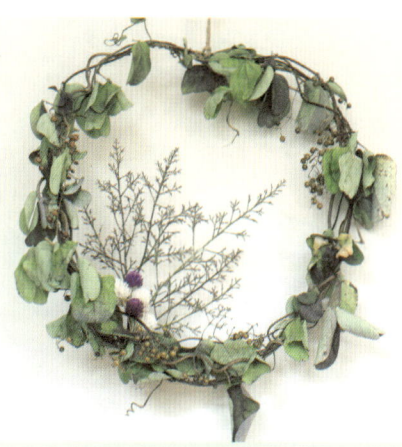

◆香氛袋／香氛乾燥花

將乾燥香草裝入歐更紗或布製的小袋中可製作成香氛袋；若是裝入玻璃瓶或罐子中則可製成香氛乾燥花。
香氛袋可以放在衣櫥內或枕邊，輕輕揉搓袋子還能讓香氣更濃郁。香氛乾燥花不僅外觀美麗，還可以欣賞繽紛多彩的植物之美。
無論哪種方式，添加幾滴精油都會散發出更強烈的香氣。

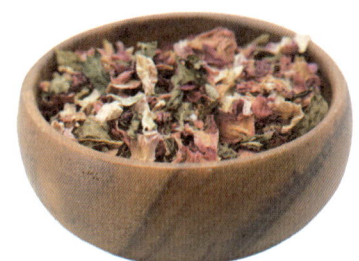

花色美麗的乾燥香草

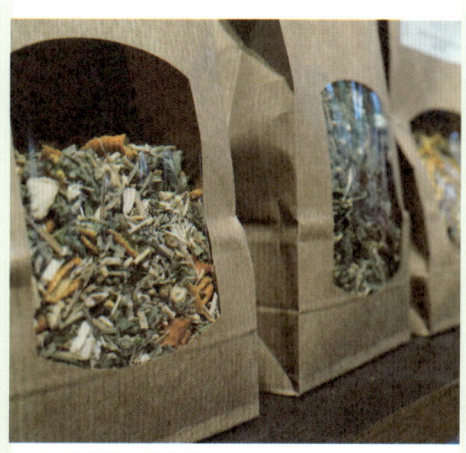

裝在袋子裡的乾燥香草

Flower Essence
花精療法

什麼是花精

花精的起源來自於花瓣上凝結的晨露。自古以來，人們就認為花朵的晨露蘊含著花本身的能量，並將其用於身心的護理。

據說澳洲的原住民會藉由飲用或塗抹花朵的晨露來獲得療癒，而在古埃及與亞洲等地也有類似的療法。此外，瑞士醫師帕拉塞爾蘇斯(p.158)也曾利用植物的晨露來進行身心療癒。

花精的製作方法

起初，花精是透過收集花朵上的晨露製作而成的。然而，這種方法過於耗時耗力，於是人們開始採用「日照法」，在晴朗少雲的早晨，將泉水倒入玻璃碗中，然後放入花朵使其漂浮在水面上，在上午9～12點置於陽光充足的田野中，讓花朵的能量釋放到水中並充盈其中。這種方法不會對植物造成傷害，且能在植物生長的土地上，以最新鮮的狀態獲取花精。後來又發展出「煮沸法」來製作花精，也就是在晴天的上午9點前，將植物採集後放入鍋中，加入泉水煮沸約30分鐘後冷卻的做法。

透過這些方法取得的植物精華，與等量的白蘭地混合後即成為「母酊液(Mother Essence)」。母酊液再進一步用白蘭地或植物性甘油稀釋後裝入瓶中，以「原液瓶」的形式在市面上販售。

花精與芳香療法(p.26)的精油或香草療法(p.30)的香草不同，並不含有從植物中萃取的有用成分等物理性元素。其主要目的並非直接治療疾病，而是透過改善心理健康來預防疾病，達到身心和諧。

巴哈醫師的療法

現今的花精療法是由英國醫師暨細菌學家，同時也是順勢療法醫師的愛德華・巴哈醫師(p.194)系統化而成的。他在診治眾多患者的過程中，發現身體疾病與患者的個性和精神狀態有著密切的關係。

例如，即使相同疾病的症狀幾乎相同，也應考量到恐懼、急躁、憂慮等性情對疾病的影響，並根據每個人的心理類型進行個別化治療。因此，他開始研究如何運用植物來恢復身心的和諧。

不久，他開發出了一套被稱為「療劑(Remedy)」的花精，可對人們的日常情緒發揮作用。他走遍山野，反覆進行實驗，最終完成了38種花精。

現在除了巴哈醫師的花精外，還有許多其他種類的花精產品，而且每個品牌都有其特色與風格。

愛德華・巴哈醫師的 38種花精療劑

龍芽草 Agrimony 適合那些明明內心充滿煩惱和不安，卻無法向他人坦白，反而刻意表現開朗的人。	**白楊 Aspen** 適合那些因莫名不安、不祥的預感或恐懼而困擾的人。常做惡夢的人也可以使用。	
鳳仙花 Impatiens 適合那些思緒敏捷卻容易感到煩躁、不耐煩的人。面臨截止日期或交付期限而感到緊張時也可使用。	**馬鞭草 Vervain** 適合那些因懷抱強烈信念而不顧體力極限奮戰的人，或是過度執著於自身理想而忽視周圍事物的人。	**葡萄樹 Vine** 適合那些自信心強，試圖控制對方、以高壓態度行事的人，或是固執、無法傾聽他人意見的人。
柳樹 Willow 適合那些對人生的不公平感到不滿或憤怒，覺得別人比自己幸運，對自己的境遇感到不幸的人。	**水菫 Water Violet** 適合那些覺得人際互動很麻煩，在社交場合中會感到壓力的人，或是看起來冷淡、難以親近的人。	**核桃 Walnut** 適合那些處於人生轉捩點卻無法接受改變而難以前進的人，或是容易受外界影響而缺乏自信的人。
榆樹 Elm 適合那些覺得無法承受工作或責任壓力的人，或是經常感到自己負擔太重的人。	**橡樹 Oak** 適合那些責任感強烈，即使精疲力盡仍努力不懈的人，或是毫不妥協、獨自承擔困難的人。	**橄欖 Olive** 適合那些身心俱疲、精疲力盡的人，或是因睡眠不足、身體不適而缺乏活力的人。
野生酸蘋果 Crab Apple 適合那些感覺需要淨化自己的身心的人，或是極度潔癖、鑽牛角尖、有強迫症的人。	**鐵線蓮 Clematis** 適合那些常做夢、愛幻想的人，或是容易分心、無法長時間專注的人。注意力渙散導致頻繁出錯時也適用。	**龍膽 Gentian** 適合那些在事情不順利時容易沮喪、輕易放棄的人。因理想與現實的落差而情緒低落時也可使用。
荊豆 Gorse 適合那些感到絕望、不再抱任何希望的人，或是對人生感到悲觀、氣餒不振的人。	**甜西洋栗 Sweet Chestnut** 適合那些承受巨大痛苦，處於絕望狀態的人，或是身心瀕臨極限，感受不到希望的人。	**線球草 Scleranthus** 適合那些優柔寡斷、猶豫不決的人，或是反覆無常、善變，容易身心失衡的人。
聖星百合 Star of Bethlehem 適合那些因過去的創傷或PTSD（創傷後壓力症候群）而受苦的人，或是因難以釋懷的痛苦經歷而感到不安的人。	**水蕨 Cerato** 適合那些缺乏自發性和獨創性，無法自己做決定的人，或是對自己的意見或想法沒有信心的人。	**矢車菊 Centaury** 適合那些過於在意他人、容易被利用、迷失自我的人。因付出太多而感到疲憊時也可使用。
栗樹芽苞 Chestnut Bud 適合那些無法從經驗中學習，反覆犯下相同錯誤的人。感覺學習能力下降時也可使用。	**櫻桃李 Cherry Plum** 適合那些容易衝動、無法控制自己的人，或是歇斯底里、經常情緒失控的人。	**菊苣 Chicory** 給那些為了吸引對方注意而過度努力的人，或是想要占有和控制對方的人。
松針 Pine 適合那些自責、飽受罪惡感折磨的人，或是認為自己毫無價值、無法肯定自己努力和成果的人。	**忍冬 Honeysuckle** 適合那些無法放下過去的人。陷入「過去的日子比較好」、「當初這麼做就好了……」等消極情緒時也可使用。	**山毛櫸 Beech** 適合那些經常批評或抱怨他人，或是一旦與自己的原則或方針不同時就心生不悅，想要馬上糾正的人。
石楠 Heather 適合那些害怕孤單、總是需要有人傾聽的人，或是話題總是圍繞著自己、自我表現慾強的人。	**鵝耳櫪 Hornbeam** 適合那些感到強烈精神疲勞、提不起勁，總是計劃拖延的人。早晨或週一情緒低落時也可使用。	**冬青 Holly** 適合那些感到嫉妒、憎恨或有報復心態的人。無法信任他人，想攻擊對方時也可使用。
白栗花 White Chestnut 適合那些各種煩惱和擔憂在腦海中不停反覆打轉的人。想太多無法入睡時也可使用。	**芥茉 Mustard** 突然感到悲傷、變得內向時可以使用。也適合那些無緣無故心情低落、感到憂鬱的人。	**构酸醬 Mimulus** 適合那些有明確恐懼對象如動物、人、疾病、事故、黑暗等，一想到就會心生恐懼的人。
落葉松 Larch 給那些對自己沒有自信、在行動之前就害怕失敗的人，或是那些經常說出否定自己話語的人。	**紅西洋栗 Red Chestnut** 總是為身邊的人擔心，內心無法平靜時可以使用。也適合替他人瞎操心而杞人憂天的人。	**巖泉水 Rock Water** 適合那些對自己嚴苛、追求完美且固執己見的人，或是過於壓抑自己無法享受生活的人。
岩薔薇 Rock Rose 急救用的花精。因恐慌或強烈驚嚇而有出汗、過度換氣、心悸等症狀時也可使用。	**野生燕麥 Wild Oat** 適合那些不確定自己真正想做什麼或人生缺乏目標的人，也適合無法感受到生活意義與充實感的人。	**野玫瑰 Wild Rose** 適合那些感到無力、冷漠、對生活放棄希望，無法從日常生活中找到快樂或幸福的人。

※ 此表為作者參考相關文獻整理而成，花精療法還有其他各式各樣的解釋。

花精療法

花精的挑選方法

為了挑選適合自己的花精，首先要面對自己，審視當前的困擾和處境是很重要的。在這個過程中，你可能會發現自己與生俱來的個性和才能，或是察覺到被壓抑的情緒。根據這些情緒作為線索，挑選目前最需要的花精。

挑選的方法有很多種，例如重視直覺、觀察作為花精取材花朵的照片、閱讀花精的作用說明等。此外，也建議先自問以下的問題，並且把答案寫下來。

- 現在的感受如何？
- 這種情緒是從什麼時候開始的？
- 最近感受到極大壓力是什麼時候？
- 當時具體的感受是什麼？
- 是否曾經感到恐懼、憤怒、悲傷、沮喪、寂寞或絕望？如果有，請具體描述是怎樣的感覺？
- 透過使用花精，希望自己有什麼樣的改變會感到開心？

如果有特別強烈的想法或情緒，建議精簡花精的挑選數量，若同時擁有多種想法或情緒，也可以多選幾種。

在多數品牌中，由單一植物製成的單方花精，最多可分為5～7種。另外，關於是否能與其他品牌的花精一起使用的觀點也各有不同，請試著向各家品牌確認。

在挑選花精時，如果對自己的想法或情緒感到困惑，或是對花精的理解缺乏信心，不知該如何選擇時，不妨向店家、沙龍、專賣店中擁有豐富知識與經驗的治療師或專家尋求建議。與他人交談不僅能幫助整理思緒，也能藉此客觀地審視自己的內心。

日常生活中的活用方法

以下介紹幾種在日常生活中享受花精的方法。

◆ 飲用①：原液瓶

將市售原液瓶的花精，直接滴入口中。建議用量因品牌而異，但通常1次2～4滴，1天飲用4次。請勿讓滴管直接接觸口腔，以防瓶內滋生細菌。對酒精敏感者，也可將原液瓶的花精滴入飲品中飲用，例如水、茶、果汁、湯等，冷熱皆可。

◆ 飲用②：滴管瓶

當需要使用多種花精或長期服用時，可將多種花精預先混合後裝入「滴管瓶」來使用。在附有滴管的30ml遮光瓶中，加入約8分滿的礦泉水，再加入白蘭地或食用甘油至9分滿。接著，將挑選好的花精各加入2～4滴，蓋上瓶蓋後充

分搖晃瓶身，讓花精活性化就完成了。1次約 4 滴，可直接滴入口中或混入飲品中，1 天飲用約 4 次。滴管瓶請存放於冰箱，並於 2～3 週內用完。

◆ 飲用③：水壺或寶特瓶

要一次製作 1 天的飲用量時，可以在水壺或寶特瓶中倒入約 500ml 自己喜歡的飲品，然後再添加花精。原液瓶花精的添加量約 2 滴 ×4 次的量，滴管瓶花精則是約 4 滴 ×4 次的量。1 天分多次飲用，並於當天內喝完。

◆ 室內香氛

將調製成滴管瓶的花精裝入噴霧容器中，噴灑於空氣或布料上，用於淨化或放鬆。

◆ 乳液

將原液瓶或滴管瓶的花精塗抹於皮膚上。可以直接塗抹於耳後、太陽穴、嘴唇、手腕內側等部位，或是先混合幾滴至凝膠基材、植物油、乳霜基材中，然後塗抹。

◆ 入浴劑

在熱水中滴入原液瓶花精約 8～12 滴，充分攪拌。也可減少滴數，用於足浴或手浴等局部浸泡。

※ 滴數和次數僅供參考。請自行確認各個品牌的使用規範。

使用花精的注意事項

☑ **觀察自身變化**
雖然過程因人而異，但花精引起的變化通常是緩慢發揮作用的，多數人在約 4 週後會感受到改變。若想感受到更明顯的變化，可增加使用頻率而非用量；反之，若感到效果過強，則可降低使用頻率。

☑ **確認使用期間**
使用期間，基本上是從自身的情緒與行為發生變化，到該狀態趨於穩定為止，這可能需要數週～數個月。若感覺到有所改善，可當下停止使用也沒有問題。

☑ **確認用法**
有些花精含有作為防腐劑的白蘭地，因此未成年、孕婦、哺乳期、酒精過敏的人，應先將適量的花精滴入熱水或熱茶中，待酒精揮發後再使用。部分花精也適用於嬰幼兒、高齡者、寵物，但務必確認每種花精的建議滴數、次數、禁忌與注意事項等。

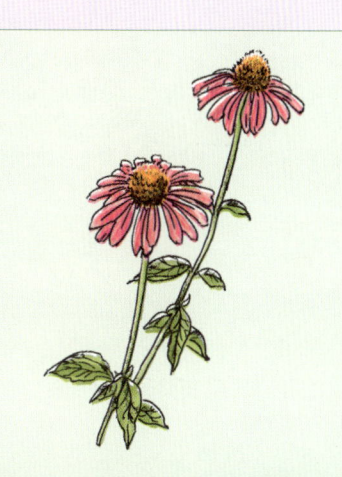

森林療法

什麼是森林療法

人類的誕生被認為是距今約 700 萬～500 萬年前。隨著進化的發展，儘管眾說紛紜，但普遍認為約在 20 萬～10 萬年前出現了現代人類「智人（Homo sapiens）」。據說，自人類在地球誕生以來，有 99.99% 的時間是在森林中度過的。這就是為什麼當我們踏入森林時，總會感受到某種懷念或安心感。

「森林浴」一詞，是日本在 1982 年由當時的林野廳長官秋山智英先生所提出。這是一種通過森林中利用五感與自然接觸，從而促進身心健康的概念。最近，國外直接使用「Shinrin-Yoku」一詞的情況也越來越多。相較於透過置身森林、沉浸在森林空氣中來獲得療癒的森林浴，「森林療法」則是以更明確目的來運用森林。農學博士上原巖先生的定義如下：

> 森林療法可分為 4 個領域：①森林散步—森林浴、森林遊憩、②復健、③心理諮商、④保育、教育。換句話說，森林療法是一種結合多個領域與療法的治療方式。
>
> 《療癒之森：進入森林療法的世界》
> （上原巖著、Commons 出版、2005 年、P.14）

具體來說，森林療法包括大自然遊戲或體能訓練、利用天然地形進行的復健、森林中進行的心理諮詢，以及讓幼童與幼教老師在自然環境中度過時光的森林保育等。雖然這些活動並非只能在森林中進行，但在森林中進行可以獲得更好的效果。

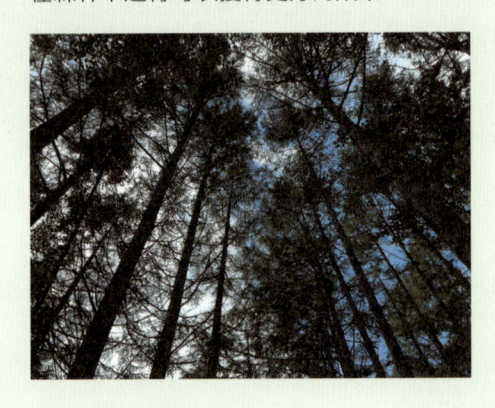

芬多精的作用

日本林野廳發表的《森林的健康與療癒效果相關科學實證調查報告（2003 年度實施）》指出，相較於城市環境，森林環境能減輕焦慮、沮喪、憤怒等情緒，達到放鬆的狀態，且能讓在免疫系統中發揮重要作用的 NK（自然殺手）細胞在運動後活化。

帶來這種恩惠的因素之一，是樹木釋放的「芬多精（Phytoncide）」。這種在 1930 年左右由俄羅斯的 B.P. 托金博士（B.P. Tokin）發現的物質，是植物為了殺死微生物等而釋放的，因此結合「Phyton（植物）」與「Cide（殺死）」來創造新詞，並廣為人知。無法自由移動的植物，透過釋放驅除昆蟲與動物、殺死細菌與真菌的成分來保護自己。

芬多精是森林香氣的主要成分，不僅是樹木，草、花等各種植物都會產生這種物質，森林中的空氣中富含多種多樣的芬多精。研究發現，這種物質不僅對植物本身有益，對人類也具有極大的益處。其主要作用如下：

●抗菌、防蟲、抗氧化作用

芬多精的主要成分萜烯具有抗菌作用，能抑制有害微生物的活動，減少黴菌與塵蟎等的繁殖。此外，萜烯還能保持動植物的新鮮度，延緩腐敗的進行。

●除臭作用

淨化空氣與除臭。森林裡雖然有枯萎腐爛的植物和動物的屍體，卻很少飄散著惡臭，仍然保持清新。

●舒緩身心作用

充滿清新感的森林香氣有助於穩定自律神經，可以抑制壓力荷爾蒙的分泌，促進良好的睡眠與免疫細胞的活性化。

在森林中感到舒適愜意，也是多虧了帶給我們的諸多益處的芬多精。

森林對五感的影響

人類過去曾在森林中，依靠嗅覺、視覺、聽覺、觸覺與味覺等五感與大自然共存。然而，現代人卻被過度刺激視覺與聽覺的數位工具所包圍，導致五感容易失衡。這種平衡的崩壞，也被認為是引發緊張、不安等壓力的原因之一。

另一方面，森林則充滿了活化五感的元素。

- ●嗅覺：芬多精等樹木與花草的香氣，以及土壤的氣息等。
- ●視覺：隨季節變化的樹形與葉色、五彩繽紛的花朵與果實、葉隙流光等。
- ●聽覺：鳥叫聲、潺潺流水聲、微風吹拂樹梢的沙沙聲等。
- ●觸覺：樹皮、葉片、花朵、土壤、石頭與水等。
- ●味覺：清新的空氣、泉水、樹果、菇類的味道等。

近年來，人們嘗試以科學方式分析森林對身心的影響，成果也逐漸明朗。例如，吸入森林的香氣刺激嗅覺時，副交感神經會變得活躍，使壓力荷爾蒙「皮質醇」的濃度下降。此外，利用大螢幕播放的森林景色來刺激視覺，或在室內聆聽潺潺水聲，也被證實能夠降低血壓。

森林療法

即使無法前往森林，也可以在室內透過嗅聞樹木的精油、觀看森林的影片、聆聽森林的聲音、觸摸植物、品嚐花草茶來感受森林浴的氛圍，讓身心得到放鬆與恢復活力。

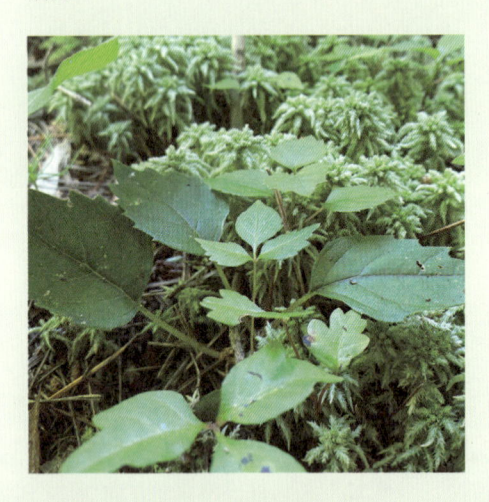

豐富的森林與木材自給率

日本是一個擁有豐富森林資源的國家。國土約有7成被森林覆蓋，與北歐諸國並列為森林覆蓋率高的國家之一。由於日本南北狹長、四季分明、森林生態系豐富，因此森林中生長著各種各樣的樹木。

儘管如此，日本的木材自給率並不高，2002年更降至歷史最低的18%。此外，從南美、非洲、大洋洲等偏遠國家的進口也很多，引發了人們對運輸過程中二氧化碳排放量的擔憂。

木材自給率低落的原因之一，是國產木材價值的低迷。一旦木材價格下跌，即使進行間伐來維持森林的健康，工作成本也可能超過間伐材的銷售額。結果，無法間伐而被放任不管的不健康森林逐漸增加，最終陷入無法生產優質木材的惡性循環。

森林的各種活用方式

為了打破這種現狀，越來越多的志工開始參與森林維護的工作。與此同時，這種透過參與森林整理工作來獲得充實感與爽快感的森林療法也受到關注。參與者感到自己對森林的健康維護有所貢獻，從而獲得自信與療癒。

森林療法的優點在於，不僅能透過森林環境增進我們的健康，同時還能透過適當的維護恢復森林的健康。

儘管受到海外木材價格與運輸費用上漲等多種因素影響，但隨著「重新審視日本得天獨厚的森林環境」等對策的成果，日本2022年的木材自給率已提升至40.7%。

如何進行森林療法

日本雖然被稱為森林大國，但現狀是未開發的山林與私有林地也很多，即使是一個人也能輕鬆進入散步的森林意外的少。

適合森林療法的森林，應當具備安全性、容易行走、樹木種類豐富，並且讓人感到舒適。首要的課題，便是如何找到這樣的森林。

舉例來說，日本林野廳選定為適合森林

浴與自然觀察的「日本美麗之森 推薦的國有林」的森林、NPO法人森林治療研究協會認定的「森林治療基地」及「森林治療之路」，都是不錯的選擇。

若想就近進行森林療法，也可活用地方政府管理的公園、神社的森林、學校擁有的校園樹木等生活周遭的森林。

「森林」一詞，涵蓋了不同的規模、地形、樹種與氣候。就像在芳香療法(p.26)或香草療法(p.30)中選擇精油或香草一樣，挑選符合當時喜好與目的的森林也很重要。加深自己喜愛之森林的印象、尋找自己心儀的森林，這個行為本身或許也能成為舒緩壓力和緊張的療癒時光。

※ 註：有關台灣森林療癒的發展現況與相關活動，可參考「台灣森林保健學會」網站的資訊。

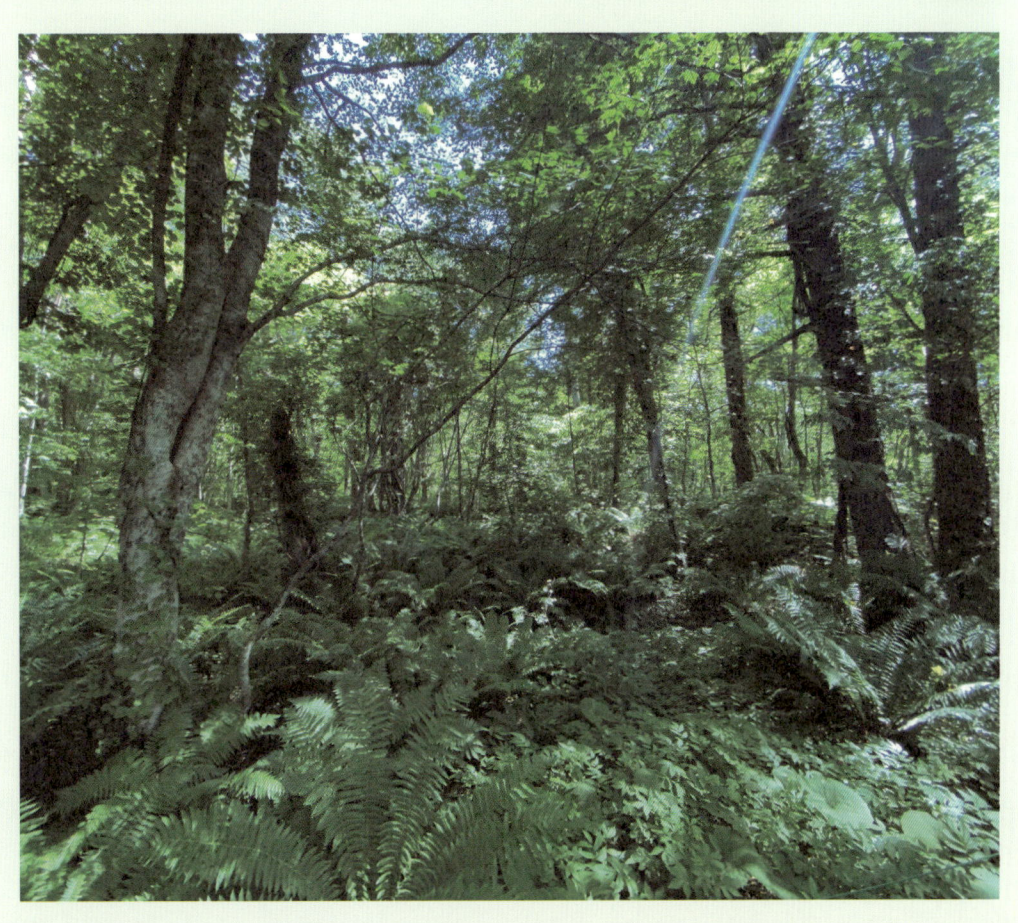

5 Horticultural Therapy

園藝療法

園藝療法的歷史

園藝療法，是一種通過園藝或造園來促進身心健康的維護與改善，從而提升生活品質的植物療法之一。

雖然有時也被定義為針對需要身體或心理復健，以及社會支持的人所提供的作業療法或職業訓練。但在本書中，將其介紹為一種可用來維護所有人的健康，並能以預防醫學方法實施的療法。

據說這種歷史悠久的療法自古埃及時代以來就被用於心理護理，但直到最近才透過科學闡明其效果。從 1800 年代開始，歐美醫院中的精神疾病患者開始參與農耕和畜牧，隨著治療過程中帶來的良好結果，逐漸受到人們的關注。第二次世界大戰後，也被用作許多歸國士兵和退伍軍人的療法和休閒活動。

日本的園藝療法

在日本，園藝療法自 1990 年代開始逐漸被引入醫療和福祉領域，最近更被廣泛應用於志工活動、社區建設、都市綠化、終身學習、世代共融等多種場合。園藝療法的專家，會根據對象的身體狀況和需求設定目標，提供持續性的方案以激發興趣與動力。此外，在家中個人進行的園藝活動等，也可被視為是更廣義的園藝療法。

園藝療法的效果

園藝療法對我們帶來的效果，具體介紹如下。

●身體效果

園藝活動有助於恢復或增強身體機能。此外，接觸植物與土壤能刺激五感，讓人感到活力充沛。

●精神效果

植物成長的姿態令人感動，並會開始關心未來該如何栽培它們。學習新的園藝知識和技術將帶來喜悅，心態也變得更加積極。此外，觸摸花草能減輕壓力，讓人心情平靜。

●社會效果

藉由與家人或鄰居分享自己栽培的植物，或與同伴在市民農園、學校花圃等處培育幼苗，可以認識他人，並且感受到自己的存在價值。

●物理效果

透過園藝所培育的植物，不僅能釋放芳香成分，帶來放鬆與提神的效果，還能調節溫度與濕度，甚至結出水果與蔬菜，帶來實質的物理性益處。

在園藝療法中，透過植物的栽培、收穫

和利用的過程，可同時體驗到培育的喜悅與收穫利用的滿足感。享受親手培育的植物的香氣和味道，不僅得到物理上的益處，也能獲得身心的充實感。

在人類的社會生活中，需求和供給的平衡非常重要。在現代社會中，經常會因為單方面犧牲與付出，或是無法獲得想要的東西而感到壓力。園藝療法讓人能夠體驗並學習「付出的喜悅」和「獲得的喜悅」，在過程中感受到深刻的成就感。

如何進行園藝療法

園藝療法可以從自家花園或陽臺的一角開始。即使只有一個花盆，也能讓人感受到親手栽培和守望成長的樂趣和喜悅。

此外，還可嘗試用木棧道將庭院與室內空間相連以營造一體感，或是在客廳和廚房等顯眼的地方擺放香草或觀葉植物，讓植物融入日常生活中。關鍵在於打造一個能夠與植物自然互動的空間。

隨著春天的到來，新芽萌發、嫩葉繁茂、花朵綻放、果實結成，最終葉子凋落，然後再次新芽萌發……光是凝視著這樣的自然循環，就能帶來深刻的感動與發現。

園藝療法的未來

近年來，透過園藝來策劃和實施身心治療與復健的「園藝治療師」也受到關注。越來越多專業人士深入學習園藝、福祉、心理學等領域，並作為園藝療法的專業人士積極投入相關實務工作。

儘管園藝療法作為療法已有悠久歷史，但其體系化發展仍處於初期階段。這項療法的適用對象範圍、與其他療法的差異和共通點等，仍有許多尚待釐清的地方。

然而，近年來，地方政府、醫療機構、民間團體開始攜手合作，加速推動園藝療法的指導方針與手冊的制定。園藝療法是一種各年齡層的人們都能在家中實踐的療癒方式，作為現代社會中保持身心健康的方法之一，相信未來將會變成更加普及且貼近生活的療法。

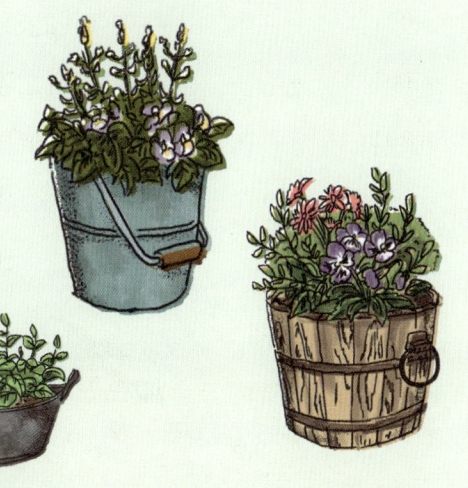

6 Gemmotherapy
嫩芽療法

什麼是嫩芽療法

嫩芽療法（Gemmotherapy）的 Gemmo 一詞，據說源自具有「新芽、花蕾」及「寶石、寶物」這兩種意思的「Gemma」。

嫩芽療法是一種主要使用從新芽，及新葉、花蕾等植物生長期部位萃取出的精華進行的植物療法。

植物中含有將來會發育成花、葉、莖等的「植物幹細胞」。這些細胞能讓植物生長，並在受傷或環境變化時幫助修復損傷。嫩芽療法是一種將正在發育的新芽與花蕾所蘊含的生長、再生、修復機能，以及其充滿生命力與適應力的能量，一同攝取至體內的療法。

將在最佳生長時期收穫的新芽、新葉、花蕾，浸泡在由水、酒精、甘油組成的混合溶劑中，以萃取新鮮狀態下的重要成分。以這種方式製成的產物被稱為「精華液（Essence）」或「療劑（Remedy）」，透過稀釋於水中飲用，將植物的成分與能量攝入體內。

嫩芽療法的歷史

使用植物細胞分裂活躍部位進行療法的記錄，可以追溯至中世紀。例如，被稱為「德國本草學之母」的聖賀德佳（Hildegard von Bingen，p.152），曾建議將樺木的新葉敷於患部來護理皮膚；被稱為「近代醫學之父」的帕拉塞爾蘇斯（Paracelsus，p.158）則指出，植物的芽、葉、花、枝等萃取部位和生長過程，對身體的影響也有所差異。

在 1950 年代，比利時醫師保羅·亨利（Pol Henry）專注於新芽所具備的成長力和再生力，開始了嫩芽療法的研究。他認為植物和人類有相似性，並進行了嫩芽精華對血清蛋白組成的影響等各種各樣的研究。後來，順勢療法醫師馬克斯·泰托（Max Tétau）等人進一步發展了這項研究，將其命名為嫩芽療法並沿用至今。

進行嫩芽療法時的注意事項

☑ **確認品質**
確認用來萃取精華液的植物生長環境、採摘方法、品質管理法等是否清楚明確。

☑ **確認用法與用量**
對於成人，通常建議約 100 毫升的水中滴入約 15 滴精華液，每天口服 2 次。
部分精華液也可用於嬰幼兒、孕婦、哺乳婦女、寵物等，但務必確認每種精華液的建議滴數、次數、及禁忌與注意事項。

7 Homeopathy

順勢療法

什麼是順勢療法

順勢療法(Homoeopathy)，是希臘語 Homoios（相似的）與 Pathos（痛苦、痛楚）組合而成的新創詞，表示以同類治療同類的原理。

順勢療法有一個稱為「相似法則」的概念，是透過攝取與引發不適的原因物質相似的物質，來激發身體的自然治癒力。例如，在健康時飲用會刺激喉嚨的生薑汁，在喉嚨痛時卻能舒緩不適，便是類似的原理。

此外，順勢療法還有一項「最小劑量法則」的基本原則，就是對身心產生變化的最小劑量，反而能發揮最大作用的概念。因此，在製作口服用的「療劑」時，會將植物或礦物等研磨或浸泡於酒精中，然後反覆稀釋。

由於需要反覆進行稀釋，理論上會變成液體中幾乎不含原始物質分子的狀態，但此療法認為稀釋後透過劇烈搖晃或敲擊瓶底，能夠增強其作用。

這種把稀釋後的液體滲入糖球製成的「療劑」，基本的服用方法是將此糖球顆粒倒入舌下，讓其自然溶解。

順勢療法的歷史

順勢療法是在距今約 200 年前，由德國醫師哈內曼系統化而成。

他讀到關於金雞納樹皮被來治療瘧疾的記載後，便在健康狀態下將金雞納樹皮煎煮飲用，結果出現了類似瘧疾急性症狀的狀態。從這次經驗中他得到了一個啟發，那就是當健康的人服用某種治療藥物時，可能會引發與該藥物適應症相似的症狀，因而推導出了相似法則。

目前關於順勢療法，仍有著「高度稀釋至幾乎不含成分的療劑是否有效？」等爭議。但另一方面，也有許多國家將順勢療法作為傳統醫療或輔助替代療法的一種。這種植物療法今後在各國將如何被定位，相當值得關注。

使用順勢療法時的注意事項

☑ **關注身心狀態**
重視進行順勢療法者的性格、氣質、心理狀態，細心面對身心狀態，並選擇必要的療劑。
如果難以選擇，或是遲遲看不到改善，建議諮詢專業人士。

☑ **確認用法與用量**
原則上，每次服用時將 1 粒置於舌下，讓其自然溶解。
部分產品也可用於嬰幼兒、孕婦、哺乳婦女、寵物等，但務必確認每種療劑的建議次數、及禁忌與注意事項。

Ayurveda
阿育吠陀

什麼是阿育吠陀

與中醫和尤納尼醫學並列世界三大傳統醫學之一的阿育吠陀(Ayurveda)，名稱由Ayus(生命、壽命)與Veda(真理、科學)組成，意思是「生命的科學」、「長壽的智慧」。

雖說是醫學，但並非僅以治療疾病為目的。它同時也是一種「生活智慧」，透過了解與實踐具體的理論與方法，讓人們每天健康平和地度過、享受生命，創造豐富充實的人生。

重視按照從早到晚的時間流動、四季更迭等自然週期，透過結合香草的飲食療法、使用植物油或酥油(Ghee，奶油)的油浴、瑜伽、冥想等各種方法，將身心調整至原本應有的健康狀態。

3 種體質

阿育吠陀認為「每個人的體質與生俱來各不相同」，重視適合體質的生活方式。此外還認為，自然萬物皆由「地」、「水」、「火」、「風」、「空」這 5 大元素所構成，而人體也是這 5 大元素組合而成。「地」具有穩定的平靜、「水」具有柔韌的適應性、「火」具有熱情轉化的能量、「風」具有自由的想像力、「空」是有別於其他 4 個的獨特元素，象徵具有所有可能性的空間。

我們的體質根據這些元素的組合，可分為由風和空元素構成的「風型(Vata)」、由火和水元素構成的「火型(Pita)」、由水和地元素構成的「水型(Kapha)」這 3 種。這 3 種體質能量被稱為「督夏(Dosha)」，每個人的體質取決於哪種元素較容易增加或占據優勢，每個人與生俱來的體質稱為「天生體質(Prakriti)」，基本上不會改變。而因督夏過剩而失衡的後天體質則稱為「目前體質(Vikriti)」。

導向健康的生活智慧

當督夏失衡時，身體中未消化的物質會囤積並變成毒素，導致活力下降。在阿育吠陀中，這些未消化的物質被稱為「毒素(Ama)」，被視為多種疾病的根源。因此需實踐為了淨化過量的毒素及督夏的護理。

例如：喝白開水、食量控制在 5～8 分飽、根據體質調整用餐時間與餐點內容、積極使用香草與香料來增強消化及新陳代謝功能等。適合的香草和香料會隨體質和季節而改變，但常用的包括薑、檸檬草、薄荷、肉桂、小洋茴香等香草與香料，可用於料理、香油等。

了解自己的本質與當前的狀態，以自然的方式調整平衡。這種簡單的生活智慧，將引導我們邁向健康的身心。

Nihon Kanpo
日本漢方

什麼是日本漢方

現今在日本使用的漢方雖然源自中國，但可說是日本數百年來獨自發展而成的傳統醫學。「漢方」這一名稱，是為了與江戶時代傳入的荷蘭醫學「蘭方」有所區別，而命名的日本特有稱呼。

作為漢方源流的中國傳統醫學，在中國逐漸改變形式，最終發展成如今被稱為「中醫」的醫學體系。日本實行的漢方，其診斷方法和中藥的組合方式與中醫有所不同，為了與中醫做出明確的區隔，有時也被稱為「日本漢方」。

日本漢方的歷史

直到6世紀左右，日本透過朝鮮半島引進了大陸文化，而在飛鳥時代初期，小野妹子等人以遣隋使的身分被派遣至中國。在此期間，隨行的藥師惠日也在當地學習醫學。此外，在奈良時代，唐代高僧鑑真（p.148）攜帶醫書、藥草文獻、生藥來到日本，傳授中國的醫學與藥學，對日本醫學的發展發揮了重要作用。

到了室町時代，隨著從明朝歸國的留學生，著重於從理論上闡明疾病的成因與機制的醫學逐漸傳播開來。這些人後來被稱為「後世派」。然而，進入江戶時代，開始出現重視更快速且實用之診療方法的人。這些人被稱為「古方派」，以醫學家張仲景（p.144）所著的《傷寒論》和《金匱要略》作為治療核心，重視臨床實踐，並詳細記載了針對各種疾病的處方。到了江戶時代後期，誕生了重視處方的實用性，同時融合古方派和後世派優點的「折衷派」。現在的日本漢方，基本上便是以古方派的理念為基礎的折衷派。

曾一度因西醫的興起而面臨存續危機的漢方，如今因其未病先防、未病調理、調養身心平衡、提升自然治癒力等目的而再次受到關注。

什麼是漢方藥

漢方藥，是由植物、動物、礦物等有用部分加工製成的生藥所組成。基本上，將2種以上的生藥按照規定劑量組成的，就稱為漢方藥。例如，用於治療感冒的漢方藥「葛根湯」，就是由葛根、桂皮、生薑、甘草、大棗、芍藥、麻黃這7種生藥所製成。過去服用的是將生藥煎煮過的煎藥，現在則是以將煎藥濃縮、乾燥、粉末化後，經過品質管理製成的萃取劑為主流。

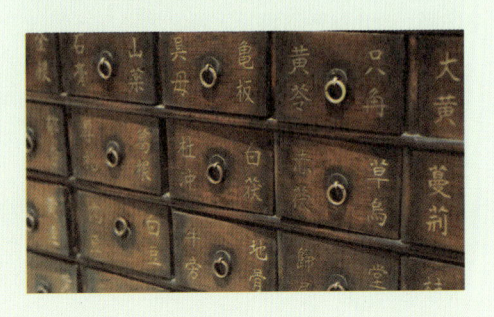

植物療法的基礎知識

植物在體內的循環途徑

有許多方法可以將植物的恩惠融入體內。
根據選擇的方法，受影響的身體部位也會有所不同。
讓我們來了解如何根據當下的目的或身體狀況，
選擇能更有效地享受植物恩惠的方法吧！

芳香

香氣能超越理性與知性，直接刺激大腦中負責「無意識」的區域，速度僅需嗅覺感知後的 0.2 秒。轉瞬間，便能將我們帶入平靜的世界與活力的泉源。

從鼻子進入的香氣成分，會刺激感知香氣的嗅細胞，然後通過神經傳遞至大腦的邊緣系統。大腦邊緣系統位於腦部內側，負責掌管食欲、睡眠欲等本能活動。另一方面，位於其外側，隨著動物的進化而出現的部位稱為大腦新皮質，則是負責控制理性與知性的運作。

視覺和聽覺的刺激會先傳遞到被稱為「知性腦」的大腦新皮質，而嗅覺則是直接傳送到被稱為「本能腦」的大腦邊緣系統。大腦邊緣系統包含了感知「快樂、不悅」、「喜歡、討厭」等本能反應的杏仁核，以及掌管記憶的海馬迴，所以聞香氣會對情緒和記憶產生很大的影響。

正是因為這種機制，使我們在聞到花草、樹木、精油或香草等的香氣時，能感到放鬆或心情變得輕盈。

[例]
◆ 芳香療法：
　芳香浴／室內香氛／淡香水
◆ 香草療法：香氛袋／香氛乾燥花
◆ 森林療法：森林浴
◆ 園藝療法：園藝活動

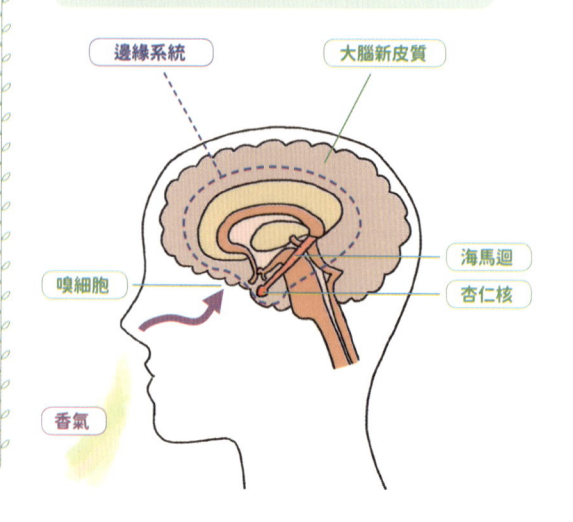

邊緣系統　大腦新皮質

嗅細胞　海馬迴　杏仁核

香氣

吸入

吸入，是指將加入熱水中的精油或香草的香氣，經由口鼻積極吸入。透過有意識地吸入，可讓更多的香氣成分進入體內，給予身心強烈的影響。

例如，作為預防感冒或流感、舒緩鼻塞與喉嚨痛等呼吸道不適的照護方式時，可以將精油滴入熱水中，或將沸水倒入放有香草的容器中，閉上眼睛吸入升騰的蒸氣。如用於臉部護理，可使用洗臉盆，並用浴巾覆蓋頭部以防蒸氣散失，閉上眼睛讓蒸氣緩緩地薰蒸臉部。

從口鼻吸收的香氣成分，會經由氣管及支氣管到達肺部，再從肺部的微血管流進血液，傳送至全身的組織與細胞。

[例]
- ◆ 芳香療法：蒸氣吸入／蒸臉
- ◆ 香草療法：蒸氣吸入／蒸臉

口服・舌下

透過飲用或是食用，將植物的營養與成分直接攝取進體內。放入口中的方法有2種，被體內吸收的途徑也各不相同。

〈口服〉

這是一般的飲用或食用方式。經由胃和小腸吸收的成分，會透過稱為門脈的粗血管傳送到肝臟進行代謝。經肝臟加工、重新合成為適合人體吸收的成分，會再透過血液循環輸送至全身。

無論是香草茶或香草料理、獲食品認證的精油膠囊、嫩芽療法使用的精華液，均是經由這條途徑進入體內。

[例]
- ◆ 芳香療法：膠囊
- ◆ 香草療法：香草茶／香草料理
- ◆ 嫩芽療法：精華液

〈舌下〉

將液體滴在舌下，或將錠劑置於舌下，經由口腔黏膜吸收成分的方法。與口服不同，此法無需經肝臟代謝即可直接進入血液，因此能迅速傳送至全身。

香草療法中的酊劑、花精療法用的花精、順勢療法中的療劑等，大多是採用此方法攝取入體內。

雖然在歐美有人積極採用此方法，但需具備相關知識以確保安全。

[例]
- ◆ 芳香療法：純露
- ◆ 香草療法：酊劑
- ◆ 花精療法：花精
- ◆ 順勢療法：療劑

皮膚塗抹

　　皮膚分為表皮、真皮和皮下組織這3層，並包含皮脂腺、汗腺、毛髮等皮膚附屬器官。表皮具有能保護我們免受細菌、病毒、紫外線、摩擦等外界刺激的皮膚屏障功能。也因此，大部分的物質會被表皮阻擋，無法輕易到達真皮層。

　　然而，當物質同時具備分子量小且易溶於油脂等條件時，便能輕易穿透表皮。精油中的芳香分子正符合這些條件，因此能夠穿透表皮，且部分可到達真皮，並經由微血管運送至全身。此外，部分成分也會經由毛囊或皮脂腺滲透吸收。

　　皮膚塗抹，除了對皮膚本身產生收斂、恢復彈性及抗菌等作用外，經由皮膚吸收的芳香分子還可隨著血液循環傳送至全身並產生影響。

[例]
◆ 芳香療法：
　乳液／油／霜／膏／凝膠／面膜／貼布
◆ 香草療法：
　乳液／油／霜／貼布

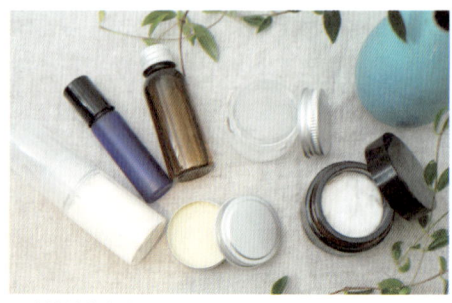

可塗抹於皮膚的品項種類繁多

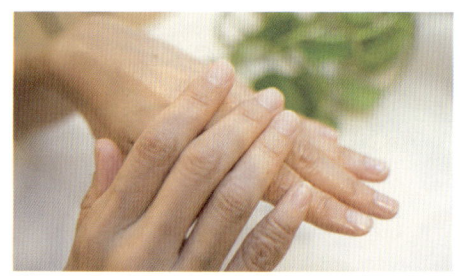

手部也可輕鬆自行護理

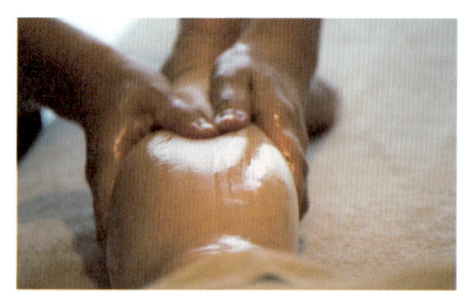

在沙龍進行芳香護理

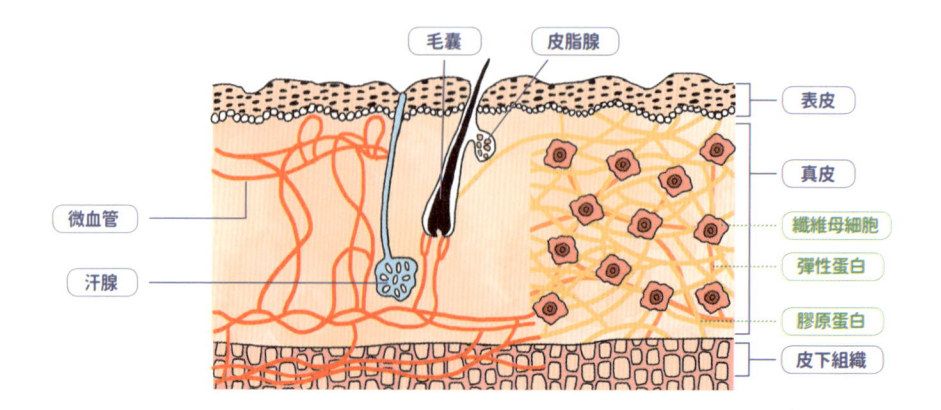

毛囊　皮脂腺　表皮　真皮　纖維母細胞　彈性蛋白　膠原蛋白　皮下組織　微血管　汗腺

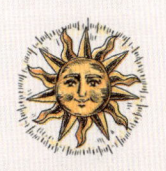

利用植物的「成分」，還是利用植物的「能量」

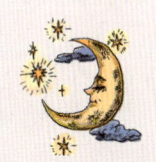

我們同時受惠於植物所蘊含的多樣成分與能量。雖然無法嚴格分類，但根據植物療法的種類，各自所著重的面向也有所不同。

在芳香療法和香草療法中，香氣的魅力與植物之美往往能夠療癒心靈。然而，為了有效發揮其功效，則需考慮其中所含的「成分」種類、作用與比例。例如，真薰衣草的精油富含具鎮靜作用的成分（酯類與芳樟醇等），用於芳香浴可幫助睡眠與放鬆。玫瑰果的香草富含抗氧化作用的成分（類黃酮與維生素C），若以香草茶等形式攝取入體內，有助於皮膚抗老及預防感染。

另一方面，有些療法則著重於植物本身釋放的「能量」。例如在森林療法與園藝療法中，我們也從充滿生命力、積極進行光合作用的樹木與花草中，獲得心理上的療癒。我想很多人都有過在森林或草原中放鬆心靈的經驗吧。

嫩芽療法是將萃取自新芽或花蕾的成分，以水稀釋後飲用。透過分析這些精華，可以檢測並查明其中所含的有益成分。另外還有一種觀點認為，飲用來自生長期細胞分裂旺盛的植物部位所萃取的成分，可以將再生與回春的能量融入身心。

花精通常是將花朵漂浮於泉水上，並在陽光下曝曬數小時後，再添加白蘭地等製成，基本上是稀釋後飲用。雖然不含植物的物質性有效成分，但融合了花朵的生命力與療癒力，力求身心的調和。

順勢療法中口服的療劑，也不含有植物等的有效成分。透過攝取極少量與引發不適的原因物質相似的成分，來激發自然治癒力。

植物給予了我們「成分」與「能量」的恩惠。請根據需求善加利用，為身心健康帶來助益吧！

植物療法的基礎知識

植物的多元作用

植物和人類個體一樣，各自擁有複雜的特性。
有時可能會發現它們展現出看似矛盾的特徵。
在此，我們將聚焦於植物的各種作用上。

直接作用與間接作用

刺激五感的多樣作用

在芳香療法中使用的精油可通過皮膚塗抹等方式發揮作用，而香草療法中使用的香草則可通過飲食等方式，對皮膚、肌肉、循環系統、消化系統等產生直接影響。與此同時，植物的香氣和視覺之美，也間接地對心靈產生作用。

例如，柑橘精油含有大量促進消化系統運作的成分（D-檸檬烯），若加入腹部按摩油中有助於腸胃蠕動。同時，該精油還含有能緩解焦慮的成分（鄰氨基苯甲酸甲酯），因此其芳香也具有放鬆作用。

此外，藍錦葵（Blue Mallow）的香草因含有豐富的黏液質，常被用於緩解乾燥、感冒引起的喉嚨痛與腫脹、皮膚的保濕等。香草茶呈現鮮豔的藍色，加入檸檬後會瞬間變成粉紅色，因此也被稱為「黎明的香草茶」、「驚喜茶」。這種色彩之美也能讓人感到愉悅。

在森林療法與園藝療法中，森林中大量存在的芬多精和負離子對人體的直接影響已經被闡明，而透過嗅聞香氣喚起懷舊記憶與過往情緒的「普魯斯特效應」也受到關注。基於此種香氣喚起記憶的作用，森林療法、園藝療法及芳香療法的應用開始在失智症照護領域逐漸受到重視。基於香氣能夠喚醒記憶的這項特性，森林療法、園藝療法、芳香療法等的芳香也開始活用於失智症的照護。

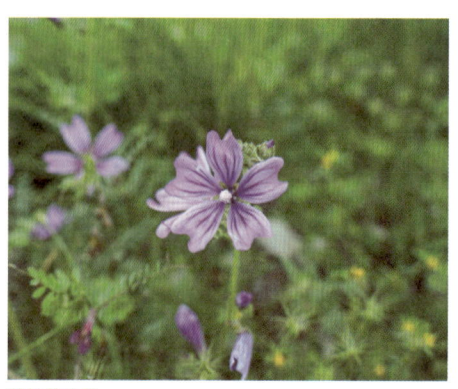

藍錦葵的花

52

協同作用與拮抗作用

植物成分的組合與作用

植物中含有多種多樣的成分,各個成分的作用像「1+1=2」一樣單純相加的結果稱為相加作用,像「1+1>2」一樣超過單純相加的結果則稱之為相乘作用。相加作用與相乘作用合稱為協同作用。反之,若成分並用後反而使作用減弱或消失,則稱為拮抗作用。

就像藥物混用時需要小心一樣,精油或香草的混合、花精與療劑的並用,也需要注意協同作用與拮抗作用。

精油與香草的混合

芳香療法中使用的精油,往往含有數十到數百種的芳香分子,因此當2種以上的精油混合使用時,可能會出現成分間的協同作用或拮抗作用。

例如,當多種具有抗菌作用的精油混合時,可能會因為協同作用而加強對特定細菌的抗菌效果。反之,有實驗結果顯示,檸檬草精油中可能引發皮膚刺激的成分(香茅醛),能被柑橘類精油中富含的 D-檸檬烯削弱。這就是拮抗作用對人體產生積極影響、緩解皮膚刺激的例子。

此外,像洋甘菊或聖約翰草這些具有鎮靜作用的香草,通常在混合使用時會產生協同作用。同樣地,當蒲公英或馬尾草等具有利尿作用的香草並用時,效果可能會更加顯著。

花精與療劑的組合

另一方面,花精不含植物的物質性有效成分,因此即使2種以上混合使用也不會引發化學性的拮抗作用。反之,很多情況下都會產生協同作用,並對心靈產生影響,所以同時服用多種花精或與其他療法並用基本上沒有問題。

在順勢療法中,基本上不建議同時服用2種療劑或與其他藥物並用。然而,療劑與花精一樣不含物質性有效成分,因此並用不會妨礙其作用。

提醒您,無論使用哪種植物療法,與其他療法並用時仍可能彼此互相影響。如果有任何疑問或不安,請隨時諮詢醫師或專家。

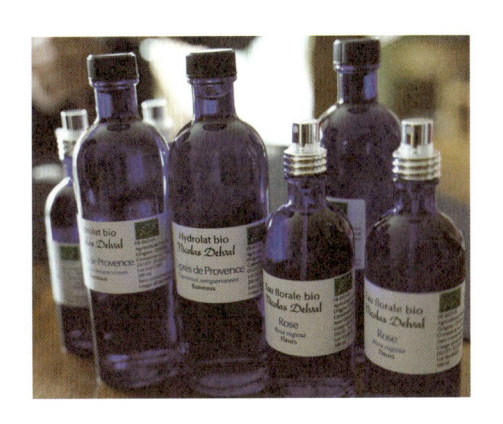

法國取材記 1

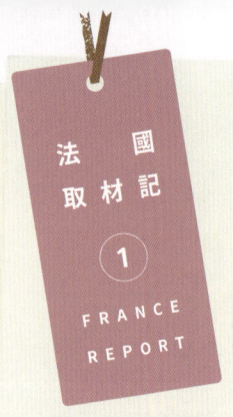

FRANCE REPORT

COLUMN 1

堅持傳統農耕法的南法農場

Valyherba
https://www.valyherba.com/

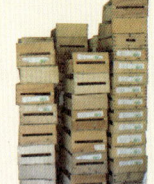

農場取材的開始

我一直很好奇那些總是帶來美好恩惠的精油、純露、植物油等究竟是如何製作出來的，想看看它們在裝瓶之前的樣子。某天，我夢見自己在法國南部的一座農場裡愉快地工作著。於是，我突然決定「去農場吧！」，並立刻向法國的 10 多座農場發送了這樣的電子郵件。

「您好，我是來自日本的芳療講師。我希望進行取材，不知是否能在下個月或下下個月參觀您的農場呢？」

如果在植物收成和蒸餾等繁忙時期，突然收到來自日本的電子郵件，而且不是用法語而是用英語……不管怎麼想，通常都會保持警覺吧！現在回想起來，這真的是一個無謀又冒昧的提議，但當時的我還是等了好幾天，期待能得到回覆。當然，絕大多數的農場都沒有回應，少數回覆的也只是簡短寫了拒絕的話。在這當中，只有一家農場接受了我的請求，那就是瓦萊麗・梅奧（Valérie Méo）女士的農場。

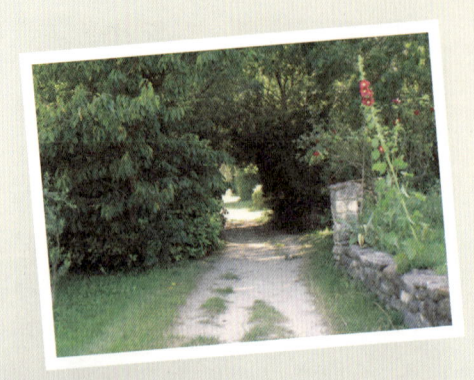

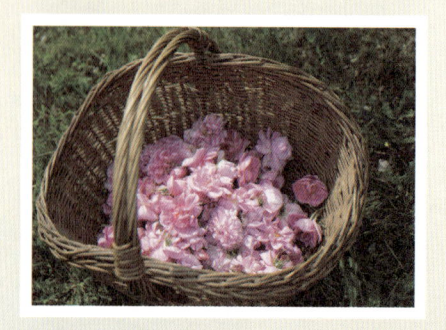

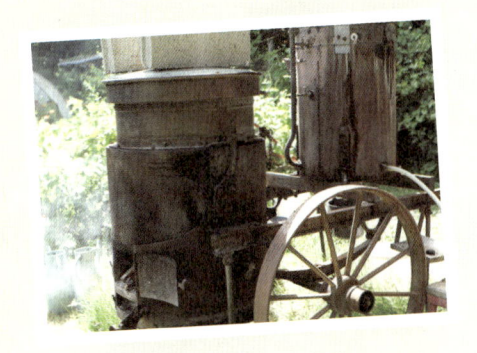

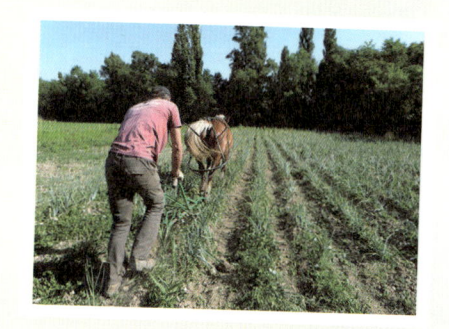

名為「Syndicat Simples」的協會

瓦萊麗女士的農場，是隸屬於「Syndicat Simples」香草農業協會。這個協會於 1982 年成立，專為從事香草、芳香植物、香料、化妝品原料、染料植物等採集與生產者服務。旨在實現地產地消及環境保護，同時為消費者提供高品質的產品。加入該協會要經過非常嚴格的審查，也必須遵守所有關於生產、採集和加工的詳細規範條件，並且要持續保持這些審核需求。生產者至少每年 1 次，要審查自己所在區域的其他農場。而這些生產者，同樣需接受其他農場生產者的審查。換句話說，協會成員之間會相互審查。這些審查結果會以報告書的形式提交給協會。持續遵守這些條件並不容易，取得 Syndicat Simples 商標的生產者，可謂已通過了比法國政府有機栽培認證 AB（Agriculture Biologique）更嚴格的標準。

加入協會的多為小規模農場，他們採用手工採摘、利用動物耕作、重複利用舊蒸餾器等環保做法。瓦萊麗女士的農場也採用手工採摘和馬拉耕作等傳統農法。馬不會像拖拉機那樣壓實土壤，耕作時不會損傷植物，並且可以穿過狹窄的地方。馬還能幫忙搬運砍伐的樹木和植物，是相當可靠的得力助手。瓦萊麗女士表示：「雖然比使用機械更花時間，但這種慢工出細活的方法更適合這座農場」。

話雖如此，這並不意味著傳統農法是一成不變的。例如，他們重複利用代代相傳的古老蒸餾設備，但會更換零件，並為蒸餾器的放置場所搭蓋屋頂，

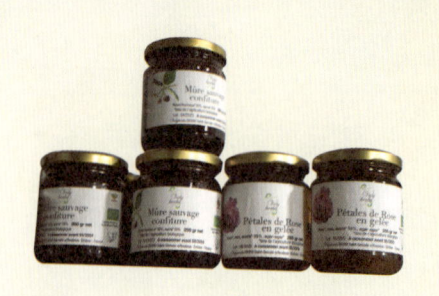

以逐年提升性能。此外，為了響應法國政府減少一次性塑膠的政策，他們曾停用人氣商品護唇膏的塑膠容器，並開始試作紙製容器。但因便利性欠佳而放棄，雖然成本會提高，最終還是決定改用玻璃容器。像這樣，在遵循協會政策的同時仍持續進化，致力於為消費者提供更好的產品。

在 Syndicat Simples 所揭示的目標中，也包含了培養農業實習生、提供資訊，以及與全球藥用植物和芳香植物生產者進行經驗與知識的交流。能夠接待素昧平生的我，並持續維繫這份交情，也許是因為瓦萊麗女士的溫和個性，以及如上所述的協會政策。

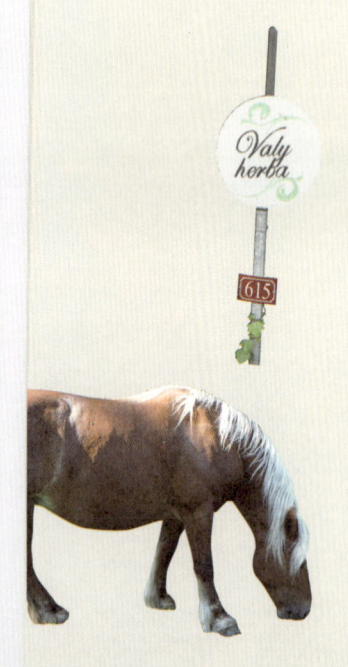

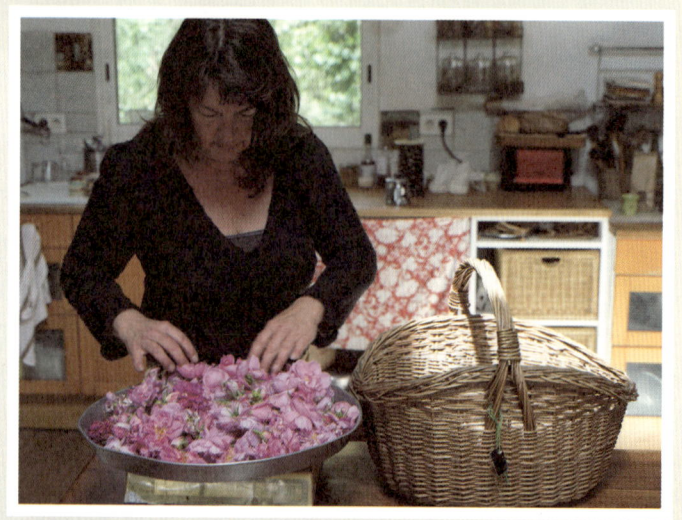

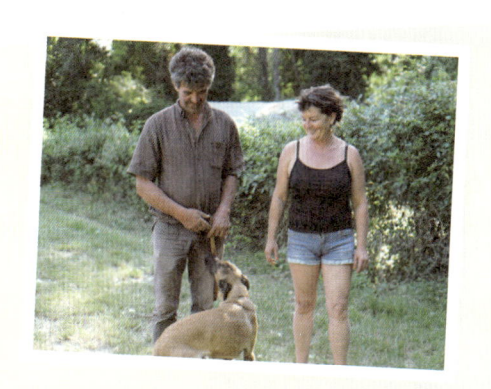

對自然的敬意

瓦萊麗女士的農場，並不是像「薰衣草田」、「洋甘菊田」這樣按照植物種類將田地分開，而是將各種植物種在同一片田地裡。這樣做是有原因的，透過把彼此能夠搭配的植物種在一起，能促使植物為了保護自己而產生大量的植物性化學成分。故意讓植物處於稍微嚴苛的環境中，可以激發植物本身的潛能。當瓦萊麗女士向我解釋這一點時，她接著說道：

「也許這和人類一樣吧。透過與各種各樣的人相處，每個人的個性才會更加突出，心靈也會變得更加強韌。」

這是一段讓我回味不已、觸動心靈的溫暖話語。

在這裡培育的植物，最終將會變成香草茶、純露、精油、化妝品等產品，並冠上以瓦萊麗女士的名字命名的品牌「Valyherba」推向世界。然而，產品的數量絕對不多。原因是，他們並不會採收所有的植物，而是會刻意保留一些，讓這些留存的植物枯萎、腐化並回歸土壤，這是一種對自然的敬意。細心顧慮著不破壞環境，以感謝之心對待自然，精心製作每一件產品。

在嚴峻的自然環境中，瓦萊麗女士和她的家人用愛細心培育植物，持續生產高品質的產品。明年、後年，希望能再次造訪，見證這座持續變化與成長的農場。

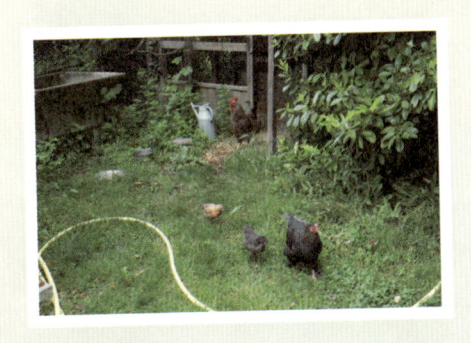

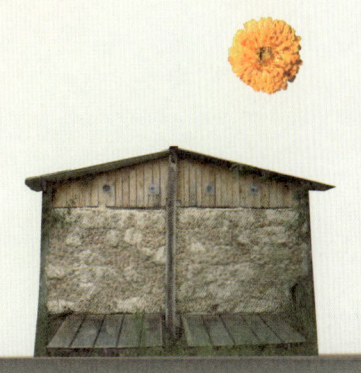

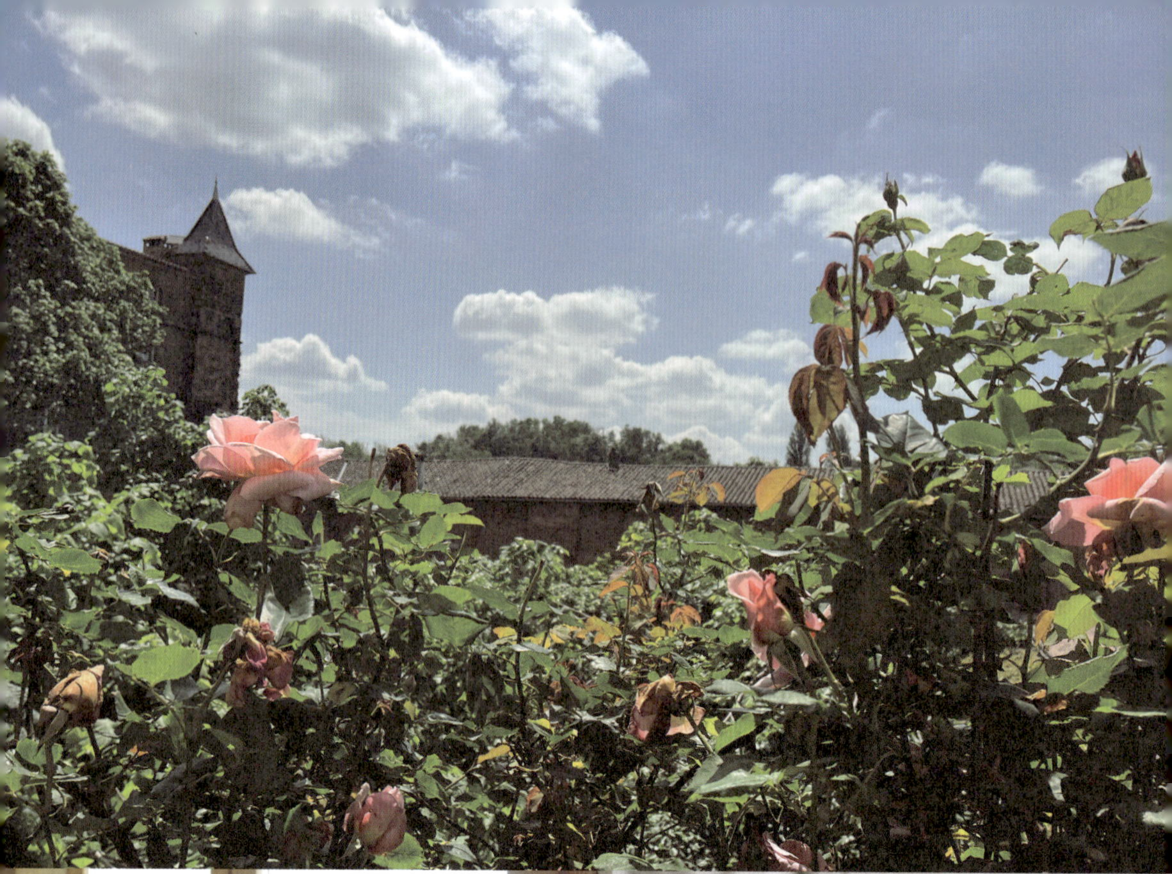

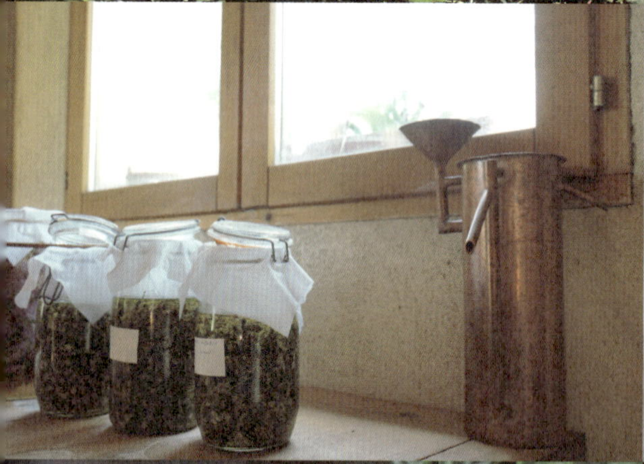

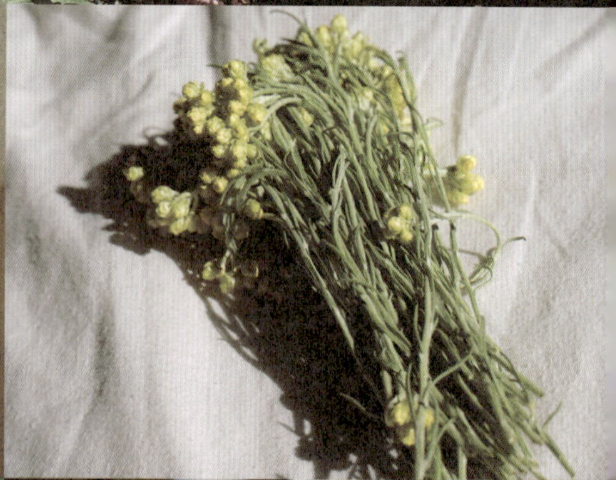

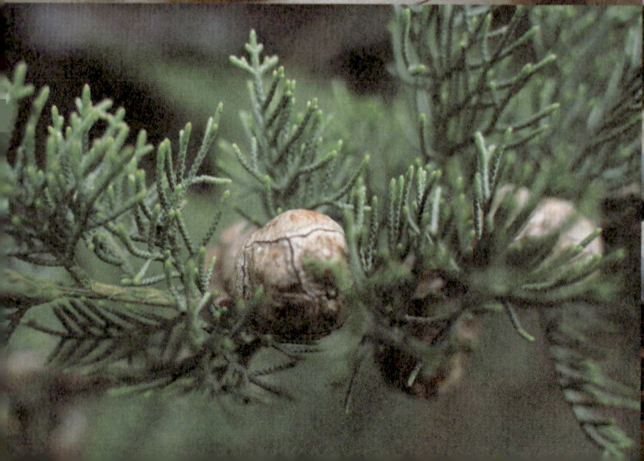

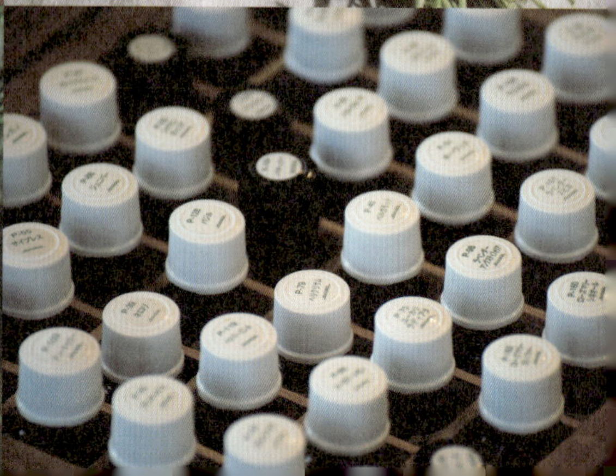

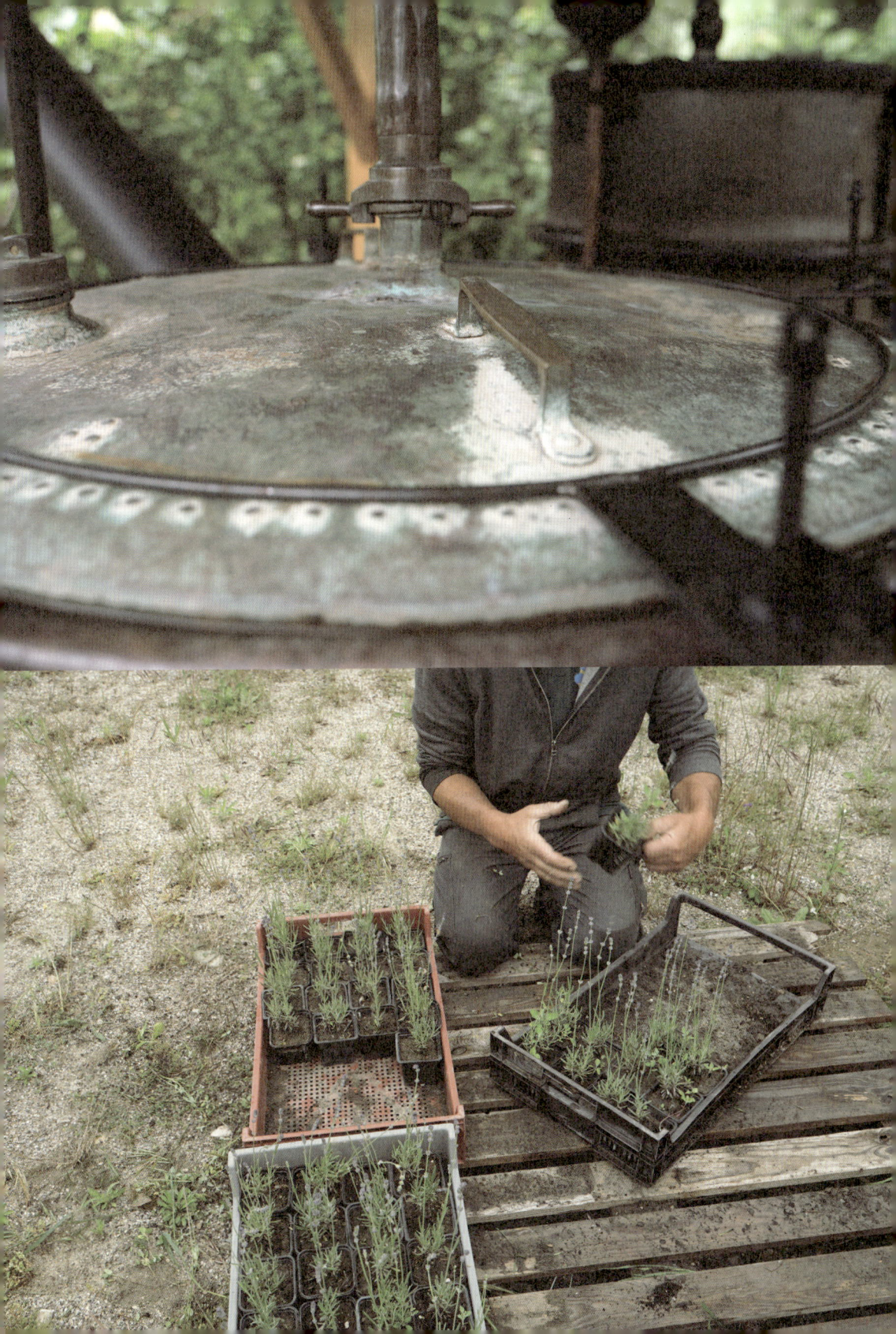

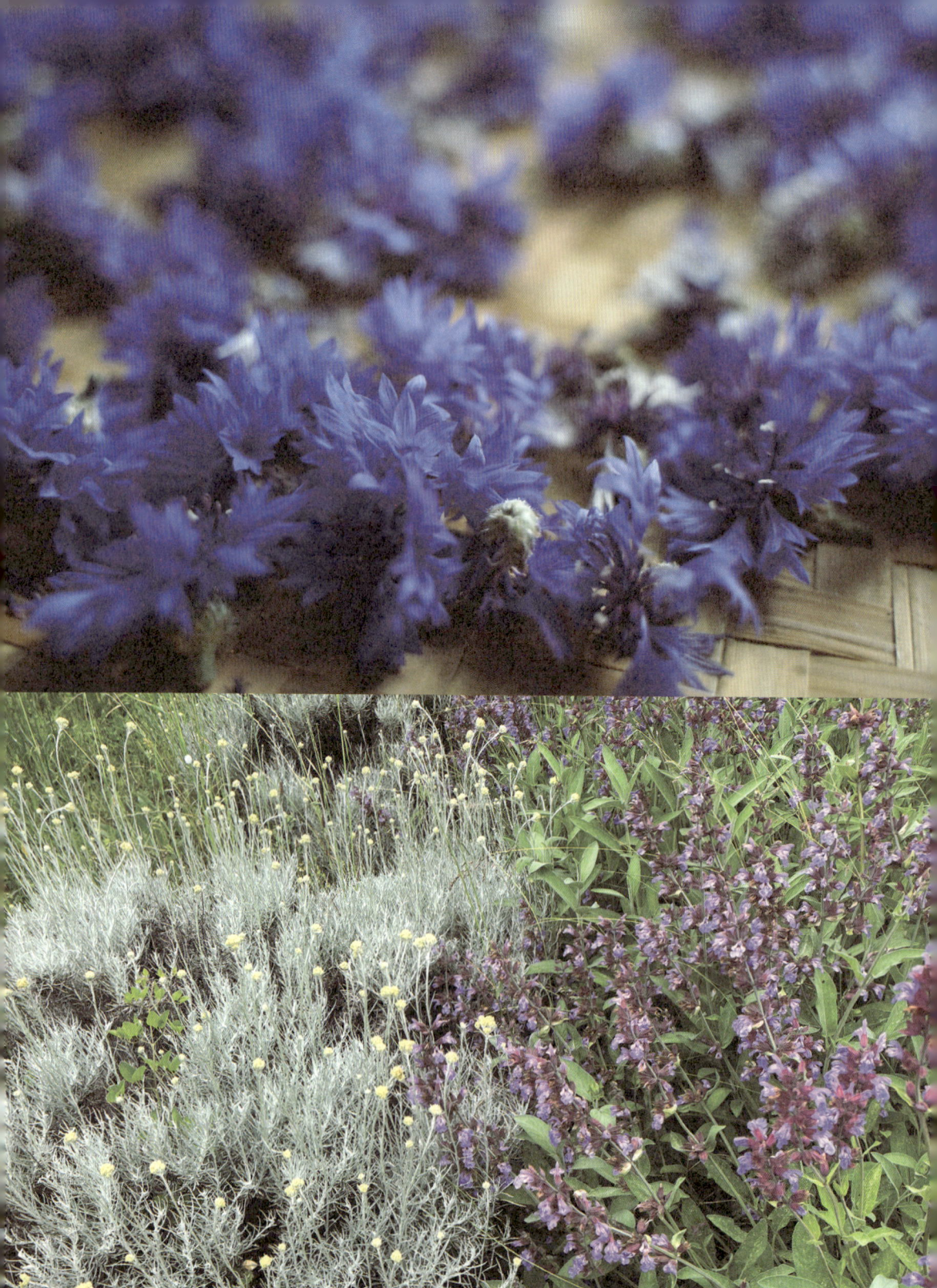

PART 2

植物療法的
歷史巡禮

PART2 將揭開植物療法從古至今的演變歷程，
並解析其歷史脈絡。
內容涵蓋宗教儀式、擾亂人類的瘟疫、
當時的權力者和植物的關係、
以及東西方重要的本草書等內容。

植物療法的歷史年表

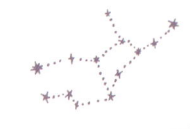

在PART2中，將依據時代、地區、不同植物療法，
以及與當時權力者和戰爭的關聯等主題，系統性梳理植物療法的發展軌跡。
首先，讓我們將透過年表來俯瞰全貌。

	時代	國外的事件	日本的事件
古代	～約西元前 3000 年	◆在美索不達米亞文明中，蘇美人使用香料。 ◆在埃及，肉桂、沒藥、乳香、芫荽等被用於醫療和巫術。	
	約西元前 3000 年～ 約西元前 1000 年	◆透過焚燒乳香、沒藥、奇斐(Kyphi)向太陽神拉(Ra)祈禱。木乃伊製作逐漸盛行，沒藥和肉桂等香料被活用。 ◆在印度地區，被視為阿育吠陀的聖典《吠陀經》開始編撰。	●黃藥的樹皮被用作生藥。
	約西元前 1000 年～ 約西元 1 年	◆被稱為「醫學之父」的希波克拉底(Hippocrates)實行重視臨床和觀察的治療方式。 ◆泰奧弗拉斯托斯(Theophrastus)撰寫了《植物誌》，將植物進行分類並系統化。 ◆中國現存最早的醫學理論典籍《黃帝內經》開始編撰。 ◆克麗奧佩脫拉七世(Cleopatra)巧妙運用玫瑰和素馨等香氣，實現政治與外交上的成功。	
	約西元前 1 年～ 約西元 500 年	◆老普林尼(Pliny)撰寫《博物誌》，彙整了植物及其作用相關的廣泛資訊。 ◆迪奧斯科里德斯(Dioscorides)撰寫了《藥物論》，觀察和研究藥草等藥用植物，闡明其作用與使用方法。 ◆蓋倫(Galen)發展並鞏固了希波克拉底的體液學說，對後來的醫學產生了深遠的影響。 ◆中國現存最早的中醫學專書《神農本草經》編撰完成。張仲景撰寫了醫方書《傷寒雜病論》。	
中世紀	6 世紀左右～ 8 世紀左右	◆伊斯蘭世界開始研究煉金術，生產精油和純露的蒸餾設備也逐漸發展起來。	●聖德太子(廄戶王)建立的四天王寺內附設有施藥院，負責栽培與調製藥草，並提供給窮人。 ●在奈良縣的兔田野，舉行了採集藥草這項被視為宮中行事的藥獵活動。 ●鑑真東渡日本，傳入中國的醫學與生藥的知識。
	9 世紀左右～ 10 世紀左右	◆薩勒諾醫學院成立，使用阿拉伯醫學書籍教授最新的醫學。	●醍醐天皇下令編撰《延喜式》，將朝廷所收納的生藥等進行系統化整理。 ●丹波康賴撰寫了日本現存最早的醫書《醫心方》。

	時代	國外的事件	日本的事件
中世紀	11 世紀左右～13 世紀左右	◆阿維森納(Avicenna)撰寫了被譽為尤納尼醫學聖經的《醫典》，介紹了許多藥草的作用及使用方法。 ◆隨著十字軍東征，東西方的香草、阿拉伯的醫學、精油與純露的蒸餾法等傳入歐洲。 ◆修女聖賀德佳(Hildegard von Bingen)撰寫了《自然學(Physica)》與《病因與治療(Causae et curae)》，展示了許多香草的活用方法。	●臨濟宗祖師榮西撰寫了《喫茶養生記》，闡述了以茶及桑為主的養生方法。
	14 世紀左右～15 世紀左右	◆人們透過燻蒸藥草及撒播香草來預防肆虐的鼠疫。	
近世	16 世紀～17 世紀	◆帕拉塞爾蘇斯(Paracelsus)否定希波克拉底與蓋倫的「體液學說」，運用鍊金術技術將化學物質用於治療。 ◆葡萄牙、西班牙、荷蘭、英國等國家爭奪香料的時代。 ◆威廉·透納(William Turner)、約翰·傑拉德(John Gerard)、約翰·帕金森(John Parkinson)、尼可拉斯·寇佩珀(Nicholas Culpeper)等人出版藥草書，使香草在歐洲也被平民所接受。 ◆義大利的香料製作技術日益提升，香水文化在上流階級中逐漸發展。	●據說織田信長曾在伊吹山建立藥草園。 ●林羅山將《本草綱目》獻給德川家康。 ●江戶幕府在江戶及京都設立了栽培藥用植物的御藥園。 ●恩格爾貝特·坎普弗(Engelbert Kaempfer)抵達長崎出島。向歐洲介紹日本的植物、動物、氣候與歷史等。
	18 世紀	◆卡爾·林奈(Carl von Linné)對動植物進行簡單易懂的分類，使用二名法簡化命名，為混亂的生物判別方法帶來了一定的秩序。 ◆德國醫師塞繆爾·哈內曼(Samuel Hahnemann)提倡順勢療法的原理。	●貝原益軒撰寫了《大和本草》，後來又出版了《養生訓》。 ●杉田玄白與前野良澤等人翻譯解剖學書籍《Tafel Anatomie》，並以《解體新書》之名出版，使人們的興趣從漢學擴展至蘭學。 ●卡爾·彼得·通貝里(Carl Peter Thunberg)抵達出島，調查研究日本植物，並在祖國瑞典發表研究成果。
近代·現代	19 世紀	◆德國藥劑師弗里德里希·瑟圖納(Friedrich Sertürner)從罌粟果實中分離出具有鎮痛作用的嗎啡，藥學的主題也從藥草等生藥轉向提取有效物質。之後，從植物中分離出奎寧、古柯鹼等，1897 年合成出阿司匹靈。	●小野蘭山撰寫了《本草綱目啟蒙》。 ●菲利普·法蘭茲·馮·西博爾德(Philipp Franz von Siebold)登陸出島，開設教授西方醫學與自然科學的鳴瀧塾及植物園。 ●明治政府正式採用德國醫學，將日本醫學的基礎建立在西醫之上。 ●札幌農學校成立。駒場農學校、德川育英會育英黌農業科相繼創立。 ●制定《日本藥局方》。
	20 世紀～現代	◆英國細菌學家亞歷山大·佛萊明(Alexander Fleming)發現了世界上第一種抗生素——青黴素(盤尼西林)。 ◆愛德華·巴哈(Edward Bach)醫師奠定花精療法的基礎。 ◆雷內·摩利斯·蓋特佛賽(René-Maurice Gattefossé)研究了精油的作用及療法，並將其命名為「Aromatherapie(芳香療法)」。 ◆比利時醫師保羅·亨利(Pol Henry)注意到新芽的生長力與再生力，開始了構成嫩芽療法基礎的研究。 ◆20 世紀中葉以來，人們不僅重視治療疾病，也開始追求提高自然治癒力與調整身心平衡的護理，結合植物療法等替代療法與西醫擅長領域的整合醫療備受關注。	●20 世紀中葉以來，人們對健康長壽與預防疾病的意識逐漸提升，並開始追求提高人生與生活品質的護理。包括植物療法在內的替代療法因此受到關注。

※古代、中世紀等的時代劃分，以及西亞、伊斯蘭世界等的地區劃分，存在著各種不同的見解，本書為了介紹植物療法的歷史而採用容易理解的劃分方式。

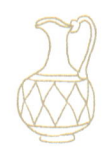

古代的植物療法

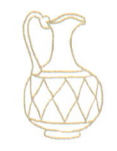

（史前時代～500年左右）

植物療法的歷史巡禮

在古代，人們認為疾病是由惡魔或惡靈引起的，
而藥草則被認為具有驅邪的神祕力量。
植物所具有的療效，是人們透過經驗的累積逐漸發現的，
過去也曾有人因服用毒性強的植物而喪命。
植物療法自遠古以來便已存在，底下將依地區揭開它的歷史脈絡。

西亞

開始使用香料的史前時代
（～西元前3000年左右）

西亞中最早繁榮起來的，是被稱為世界最古老文明「美索不達米亞文明」的發源地，也就是現在的伊拉克一帶。該地區擁有溫暖的氣候和肥沃的大地，最晚在西元前7000年左右便已開始農耕畜牧，到了西元前3200年左右出現都市文明，並且形成了廣泛的貿易網絡。

此外，在敘利亞東部出土的西元前7000年左右～6500年左右的石製容器中，其中一些被推測曾經盛裝將樹脂等溶於膏狀油中的「香膏」。還有，主要在古代美索不達米亞出土的泥板上，用楔形文字記載了各種香味的使用情況。

在都市文明中
使用香氣的古代前期
（西元前3000年左右～西元前1000年左右）

隨著都市文明的發展，人們開始制定法律來維持社會秩序。在西元前1700年代頒布的《漢摩拉比法典》中，也詳細制定了醫師收取的費用及罰則等規範。例如，書中便記載了「如果患者因手術而死亡，或因眼球切開而失明，那麼醫生就要被砍掉雙手」等內容。

近年來，考古學家解讀並翻譯了西元前1700年左右的美索不達米亞泥板，揭示了據說是世界最古老食譜的內容。其中記載了多種將芝麻菜、芫荽、蔥、蒜等香草與香辛料搭配肉類或蔬菜一同料理的食譜。

在敘利亞的遺跡中，挖掘出土了一座可追溯至西元前 1700 年左右～1600 年左右的香爐。其上部仍殘留著燃燒香料時產生的煙煤，因此推測是某種儀式中使用的器具。

　此外，從伊拉克的亞述古城遺址中，挖掘出土了西元前 1300 年左右～1200 年左右的印章，其中一枚描繪了禮拜者向供桌獻上焚香的圖畫。

　這個時代的墓葬中，經常挖掘出土與死者一同埋葬的陪葬品，其中包括裝飾著美麗彩繪、工藝極其精細的小瓶與小壺。雖然這些器物內部未檢測出任何殘留物，但普遍認為這些是曾裝有死者生前喜愛的香水、香膏，或是用於祭祀死者的香油。

以香氣作為權力與祈禱象徵的古代後期
（西元前 1000 年左右～西元 500 年左右）

　在這個時代的出土文物中，也包括一些由特殊精煉的陶土製成，並施以細緻彩繪紋樣的土器與壺。一直以來，人們推測這些器物是用來盛裝珍貴的香油或香水。然而，最近的研究發現，在現今敘利亞與黎巴嫩一帶的腓尼基地區出土的陶瓶上，殘留著肉桂的成分。這顯示產自東南亞與印度南部的肉桂，被長途運輸至此，並且以特殊的容器保存起來。

　自西元前 6 世紀左右開始繁榮的波斯帝國，也就是現在的伊朗，與香氣相關的插曲不勝枚舉。根據西元前 5 世紀的歷史學家希羅多德（Herodotus）所著的《歷史》一書記載，衣索比亞人等每隔 1 年便向波斯國王進貢 200 根黑檀木圓棒，而阿拉伯人則是每年獻上 1000 塔蘭同的乳香。雖然說法不一，但據說 1 塔蘭同約等於 20～40 公斤的黃金，因此 1000 塔蘭同是相當龐大的數量。

　此外，老普林尼（p.136）於西元 77 年完成的《博物誌》中，也記載了如下一段有意思的話。

>「香油原本應該屬於波斯人。他們將大量的香油塗抹於身體上，藉此獲得暫時的魅力，掩蓋不潔身體散發的惡臭。」
>《老普林尼的博物誌：植物篇》（老普林尼著、大槻真一郎編、八坂書房、1994 年、p.52）

　一度成為波斯國教的瑣羅亞斯德教（查拉圖斯特拉），在宗教儀式中，會將去除樹皮並乾燥的木柴、香料葉片、小塊動物脂肪投入火中作為祭品。此外，根據波斯古經《阿維斯陀（Avesta）》記載，葬禮儀式中需用白檀、安息香、沉香、石榴的香氣來驅除污穢之氣。

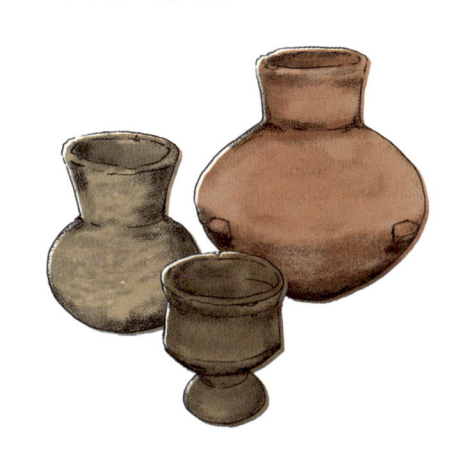

埃及

已經實行植物療法的
史前時代
（～西元前 3000 年左右）

縱貫埃及南北的尼羅河，每年定期發生漲水與氾濫，為農業提供了必要的肥沃耕地與灌溉用水。此外，也是南北運輸物資與資訊的重要交通要道。據說西元前 5500 年左右～5000 年左右，就已經開始農耕和畜牧業。

關於這個時期的植物療法，在相當於現代醫學書籍的文獻《埃伯斯紙草書》中也記載了肉桂、沒藥、乳香、芫荽等多種植物及其使用方法。《埃伯斯紙草書》被認為是西元前 1500 年左右的著作，但也有說法指出，它是根據西元前 3400 年左右的文獻抄寫而成的，由此可知植物療法在很久以前就已在埃及廣泛使用。

古代前期
宗教與儀式中的香氣
（西元前 3000 年左右～西元前 1000 年左右）

西元前 3000 年左右，統一整個埃及的王朝出現了。這時期的許多壁畫都描繪了花和花束。古埃及人認為花具有神聖性和象徵性，並在祭神和祭祀中使用它們。其中尤以紙莎草和睡蓮特別常用。

這個時代的香水和香膏容器現在也在大英博物館中展出，其中包括了曾裝有乳香、沒藥、雪松、奧勒岡、杜松、芫荽等香水和香膏。

他們除了直接把香水、香油、香膏塗抹在身上之外，還有另一種獨特的用法，那就是將香草或香辛料混入動物性的固體脂肪中，將其塑造成圓錐形後放在假髮或王冠上，讓身體散發香氣。隨著體溫逐漸加熱，香脂會慢慢變軟融化，使帶有香氣的油滲透至身體和衣服上。儘管最近也有人對此提出質疑，但這仍被視為一種配戴香氣的方式，在許多壁畫中可以看到頭上頂著圓錐形物體的女性。

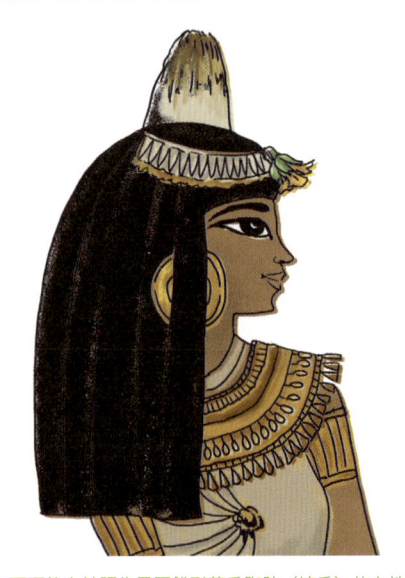

在頭頂放上被認為是圓錐形芳香脂肪（練香）的女性。

此外，古埃及人會以焚香的方式向太陽神拉祈禱。日出時焚燒乳香、正午時焚燒沒藥、日落時焚燒奇斐。

奇斐是以葡萄酒、葡萄乾、蜂蜜為基底，混合多種芳香植物與樹脂所製成。除了用於神殿的宗教與儀式，日常生活中也被用於居家芳香及口臭防治。

此外，因為古代埃及人相信來世的復活與再生，為了永久保存肉體作為靈魂回歸的場所，早期就發展出了製作木乃伊的技術。製作木乃伊也會使用香料，據記載，埃及人從遺體取出心臟以外的內臟與大腦後，會填入沒藥和肉桂等香料，並用帶有杜松香味的油塗抹遺體，並使用洋茴香、馬郁蘭、孜然、丁香等香料來進行防腐處理。

圖坦卡門可說是古埃及的法老（國王）中最著名的一位。1922年發現這位國王的陵墓時，挖掘出土了大量的陪葬品，其中包括多個裝有香膏的瓶子，有些甚至還殘留了內容物。儘管香膏本身已經凝固，但發現其中含有乳香與甘松等成分，可知當時墓中曾有大量的香膏。此外，裡面還放了裝有芫荽、香葉芹等香草種子的籃子。

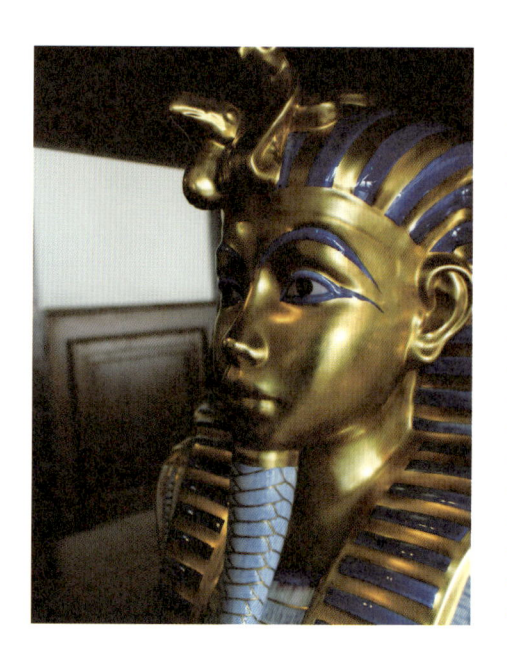

克麗奧佩脫拉七世善用香氣的古代後期

（西元前1000年左右～西元500年左右）

這個時期的埃及，香料產業以首都亞歷山大為中心蓬勃發展。據說古代最大且最重要的圖書館「亞歷山大圖書館」內，還設有一座藥草園。

當時登上王位的正是克麗奧佩脫拉七世。她全身塗滿珍貴的香油與香料，沐浴在灑上玫瑰與素馨的浴池中，身穿以香草染製的華麗衣裳。她精通多種語言且有教養，被認為極具魅力的她，巧妙運用香氣的力量，在政治與外交上取得了輝煌的成就。當她邀請羅馬的政務官兼著名軍事將領馬克‧安東尼參加晚宴時，特意在寬敞的宴會廳內鋪滿了深及腳踝的玫瑰花瓣，令安東尼與其他軍人對她刮目相看。

古代前期～後期的埃及醫學，大量使用了馬郁蘭、芫荽、歐芹、肉桂、孜然等藥草與香辛料。這些植物除了內服外，還被用於貼布、香膏塗抹、吸入等療法。當時的醫師們對於特定植物為何具備療效，及其成分與效用原理尚未充分理解，主要是透過實踐與經驗學會使用方法。

印度

香辛料的運用

印度生長的草木中，許多具有濃烈的香氣。例如白檀等香木，以及胡椒、丁香、肉桂、薑、小荳蔻、薑黃等多種香料與香辛料都是產自這片土地。這些香料可以促進因炎熱而減退的食欲，或防止因酷暑多溼帶來的惡臭。

此外，在火化亡者時，會習慣燃燒白檀、沉香、香料等，以香氣將亡者送往來世。現在富裕階層的葬禮中，有時也會使用最高級的白檀。

阿育吠陀

在古印度，盛行崇拜空、地、日、風、火等自然神的婆羅門教。在其聖典《吠陀經》中，記載了貴族們塗抹植物製成的香膏、焚燒香木享受香氣的生活方式。

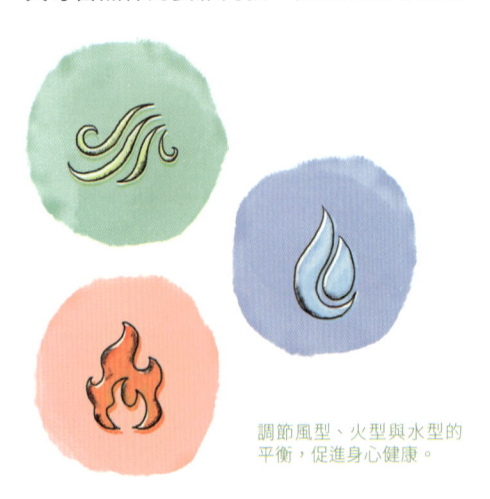

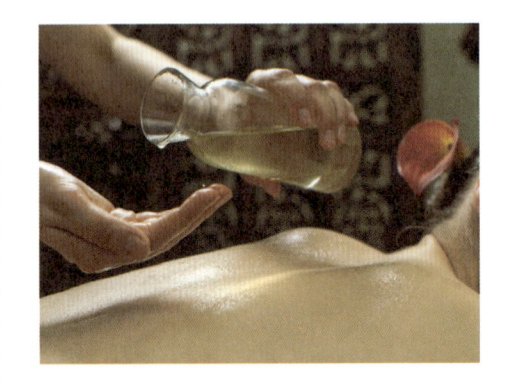

從《吠陀經》中融會了與生命相關知識的集大成者，便是阿育吠陀（p.46）。阿育吠陀認為，疾病是由於「風型（Vata）」、「火型（Pitta）」、「水型（Kapha）」這3種能量的平衡被破壞所引起的。

阿育吠陀的治療，包括口服藥草、油療、飲食建議、生活指導等。

例如，在古典醫學書籍《遮羅迦本集》中，記載了塗抹植物油可使皮膚變美麗、能夠緩解疲勞、提升運動耐力，並且在寒冷時進行油療來溫暖身體。此外，也記載了甘草有改善氣色、止癢的作用，白檀具有退燒、緩解身體疼痛的作用等內容。

該書介紹的香料和香辛料，也隨著佛教傳入日本。如今，奈良的正倉院內仍保存著這些藥物與香料。

調節風型、火型與水型的平衡，促進身心健康。

中國

古代的中醫

古代中國，在西元前 6000 年左右開始進行農耕，到了西元前 2000 年左右，出現了中國歷史第一個王朝──夏朝。

傳說中，在此王朝之前還有神農和黃帝等帝王的存在，據說神農奠定了中國藥用植物的基礎，而黃帝則為中國醫學奠定了根基。這些中國的藥學和醫學，之後對東亞地區產生了深遠的影響。

陰陽五行說

在中國，自然界中存在的所有事物和現象都被劃分為「陰」和「陽」這兩種對立的元素，而自然界是由「木、火、土、金、水」這 5 個元素構成，彼此之間有著相互關係。

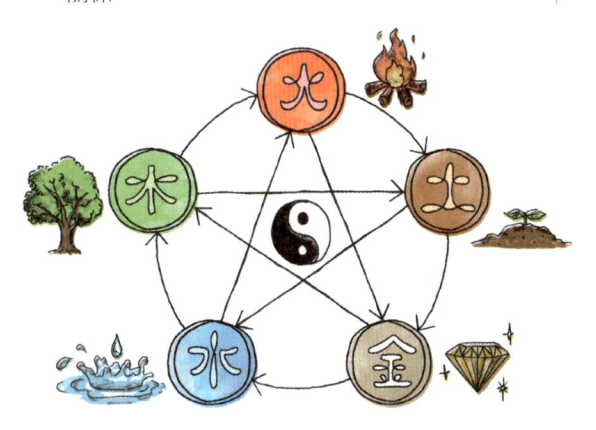

結合上述兩者的「陰陽五行說」成了醫學和哲學的基礎，如果人體中與陰陽和五行對應的臟器取得平衡則是健康的，一旦失衡就會進入未病狀態，若無法恢復平衡就會生病。為了調和這些失衡，活用了各種藥草、針灸和按摩等療法。

香草與香爐的使用

中國自古以來就會在祭祀中使用香草。中國最早的詩歌總集《詩經》中，便記載了人們在祭祀前採摘某種艾草，用牛脂燃燒，讓香氣傳送至天上以祭天。

《詩經》中還描述了多種植物的形狀、產地、採集方法、適合食用的季節等。這些動植物雖然未被特別註明具有藥用價值，但其中的 100 多種被編入後世的本草書中，被認可為具有藥用價值。

此外，專為燃燒香料設計的「香爐」，從戰國時代的末期開始出土。例如，從西元前 2 世紀左右湖南省的墓中出土的香爐內，便發現了炭化的香草。由此可知，早在漢代就已經進行了燃燒香料的「薰香」。

隨著佛教的傳入及東西方交流的興盛，來自西亞和印度的香料被帶進中國，各種材質與設計精美的香爐也大量出土。

希臘

獻給神明的香氣

古希臘國家於西元前 8 世紀左右在地中海巴爾幹半島南部建立，並在各地建立了都市國家。在那裡，哲學、科學、天文學、文學、藝術等先進文化蓬勃發展，對後來的歐洲文化產生了巨大的影響。

古希臘人認為，純粹且稀有的香氣是眾神的恩賜，因此他們向神明供奉香氣。希臘神話中有很多關於花和香草的故事，據說玫瑰是與美之女神「阿芙洛狄忒（Aphrodite）」一同誕生的。

充滿香氣的生活

另一方面，他們廣泛運用香草於藥用、食用、化妝、衛生等用途。他們會在宴席桌上放置了裝滿濃郁香氣的花草香袋，或是將乾燥香草填充在枕頭內，甚至撒在道路上以消除異味，並讓劇場、神殿、法庭等人群聚集的地方，經常飄散著被踩踏的香草所散發的香氣。

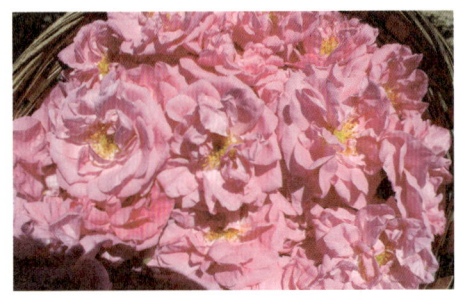

此外，市民沐浴後還會用香草擦拭身體，並根據不同的部位選擇適合的香草，例如象徵力量的薄荷會擦在手臂上，而代表勇氣與美德的百里香則塗抹於胸口。

到了西元前 7 世紀左右，玫瑰、堇、百合等製成的香油與香膏廣受愛用。雅典政治家梭倫（Solon）曾試圖禁止因過於流行而價格高昂的玫瑰香油、香膏、玫瑰水的買賣，但這項禁令並未奏效，這類商品依然被大量交易。

此外，據說希臘人自古以來就已經使用香草吸煙。最初是將香草放在加熱的石頭上，享受升騰煙霧散發出來的香氣。後來隨著煙斗的發明，人們開始將百里香、薄荷、馬郁蘭、羅勒等的葉片與花朵填入其中。香草還被用來為葡萄酒、沙拉等多種料理增添香氣，希臘人的生活中處處洋溢著植物的香氣。

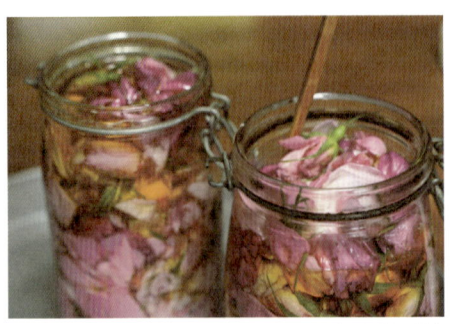

將玫瑰花浸泡在葵花油、杏桃核仁油、荷荷芭油等製成的美容油。

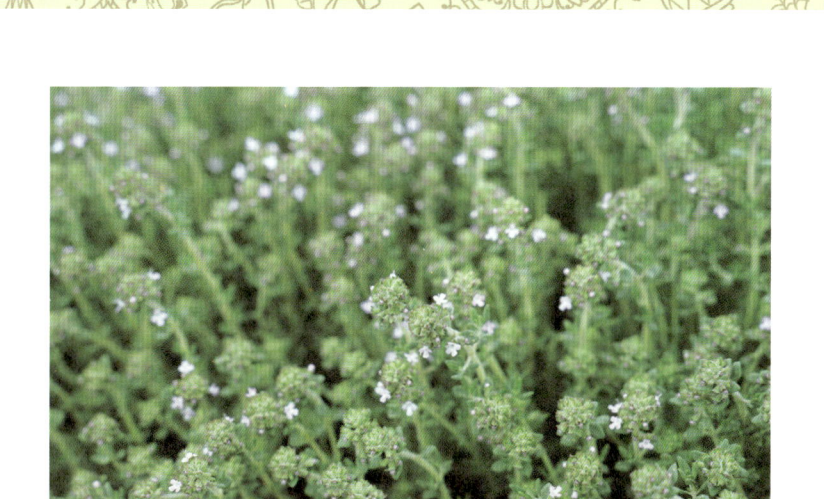

百里香。據說人們會用來在沐浴後擦拭身體。

植物療法的重要人物

　　文化高度發展的古希臘，孕育了眾多傑出的思想家、科學家與藝術家等知識分子。被譽為「醫學之父」的希波克拉底（p.130）便是其中之一。他對於當時以巫術為基礎的治療方式提出質疑，重視臨床與觀察。他提出了「體液學說」，認為人體由4種體液所構成，當這些體液取得平衡時是健康的，一旦失衡就會生病。為了調整體液的平衡，飲食與生活習慣很重要，並運用香草等芳香植物進行薰香或入浴，有助於預防疾病及治療。

　　希波克拉底的體液學說，後來由蓋倫（p.142）集大成，並逐漸傳入伊斯蘭世界與中世紀歐洲。此外，被譽為「植物學之父」的泰奧弗拉斯托斯（p.134），對植物進行了詳細的觀察與記錄，並撰寫了《植物誌》，在植物的分類與系統化方面對後世產生了深遠的影響。

匯聚世界文獻的亞歷山大圖書館

　　當時統治位於希臘北方的馬其頓王國的亞歷山大三世（亞歷山大大帝），出了名的喜愛香料。他被譽為戰術天才，僅僅10年左右便將希臘、波斯、埃及、印度等地納入版圖。

　　據說他進軍的理由之一，便是為了得到各地珍貴的香料和香辛料。

　　這場戰爭促進了東西方文化的融合，香草與香辛料的貿易也變得更加興盛。亞歷山大三世在其征服的埃及建立了亞歷山大城。後來這裡還設立了致力於收藏世界各地書籍的「亞歷山大圖書館」，包括先前提到的希波克拉底等人的希臘醫學文獻，也是在這裡彙編的。

71

羅馬

喜歡泡澡的古羅馬人

羅馬自西元前 3 世紀起，便不斷對外發動戰爭，逐步擴張領土。到了西元前 1 世紀末，幾乎已掌控整個地中海地區。從戰場上凱旋歸來的軍人頭上都會戴著月桂葉編成的花冠。雖然在文學、哲學、藝術方面有很多模仿希臘的地方，但在軍事、土木工程、法律制度等領域則非常強大，市民生活也相對富足。

古羅馬人非常熱愛泡澡，作為都市政策的一環，皇帝建造了名為「Thermae」的公共浴場。當時的情景，也可以從山崎麻里的漫畫《羅馬浴場》一窺究竟。公共浴場任何人都可以使用，有的甚至設有蒸汽浴室、供運動的球場、圖書館等設施，成為人們進行飲食、運動、閱讀、討論等活動的場所，甚至成為社會生活的一部分。

古羅馬的浴場中總是瀰漫著花卉與藥草的香氣。羅馬人尤其鍾愛使用玫瑰、薰衣草與薄荷等香草入浴。大型公共浴場內設有多座浴池，並準備了各種不同香氣的藥草湯，讓人依喜好享用。

浴場文化與香料的發展

以這樣的浴場文化為基礎，羅馬人對香料的熱情愈發高漲。特別是對玫瑰香味的喜愛更是狂熱，除了把花插在衣物或頭髮上，也會用來裝飾室內，或是添加到沙拉和葡萄酒中。當時的人們相信，玫瑰花具有延緩醉意的效果。上流階級的人甚至會

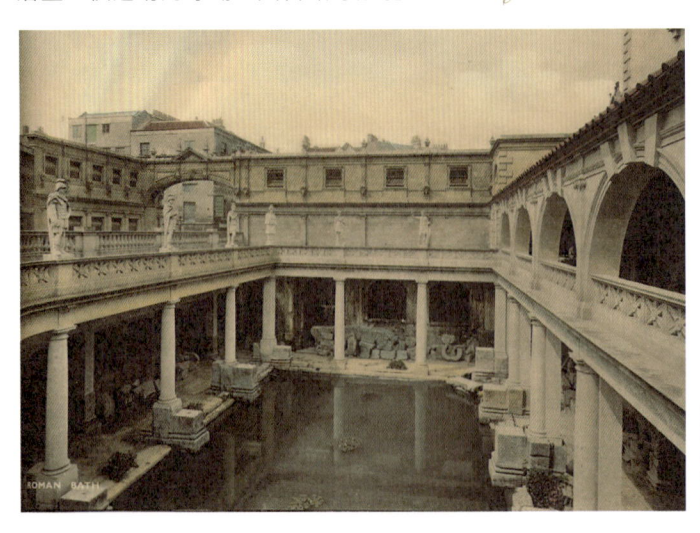

攝影：Print Collector
收藏：Hulton Archive
Great Bath, Roman Baths,
Bath, Somerset, c1925.
Getty Images

在派對上讓噴泉噴出玫瑰水，或是睡在鋪滿玫瑰花瓣的床上。

西元 1 世紀的皇帝尼祿也對玫瑰情有獨鍾，據說在宮殿中他只要一聲令下，天花板就會打開，並灑下玫瑰花瓣和玫瑰水。

西元 3 世紀初的皇帝埃拉加巴盧斯，會喝玫瑰酒、泡在充滿玫瑰水的浴池中，甚至在生病時下令將玫瑰作為藥物的主要成分使用。相傳，他曾在宴會上將數噸玫瑰花瓣傾瀉在賓客的頭上，並欣賞賓客因窒息而喪命的模樣，這一景象甚至被描繪成《埃拉加巴盧斯的玫瑰》這幅畫作。

包括皇帝在內，羅馬人對香料的喜愛極為瘋狂，以至於有人揶揄「城中有四分之一的店鋪都是香料店」。

老普林尼（p.136）在其著作《博物誌》中，記載了市面上流通的乳香、沒藥等，充斥著用混合物製成的摻假香料。由此可見羅馬人相當熱愛香料，甚至大量消費到供需失衡的程度。

此外，藥草的研究也有了進一步的發展。據傳，尼祿皇帝時代的軍醫迪奧斯科里德斯（p.140）徹底觀察與研究藥草，並在其著作《藥物誌》中闡明其功效與使用方法。這本書在接下來的約 1500 年間，一直被視為歐洲藥學的基本文獻。

西元 313 年，羅馬皇帝君士坦丁大帝正式承認基督教。這結束了自尼祿時代以來對基督徒的迫害，使各地的教會逐漸展現存在感。並且，病人的治療和照護也逐漸從神殿轉移到修道院。

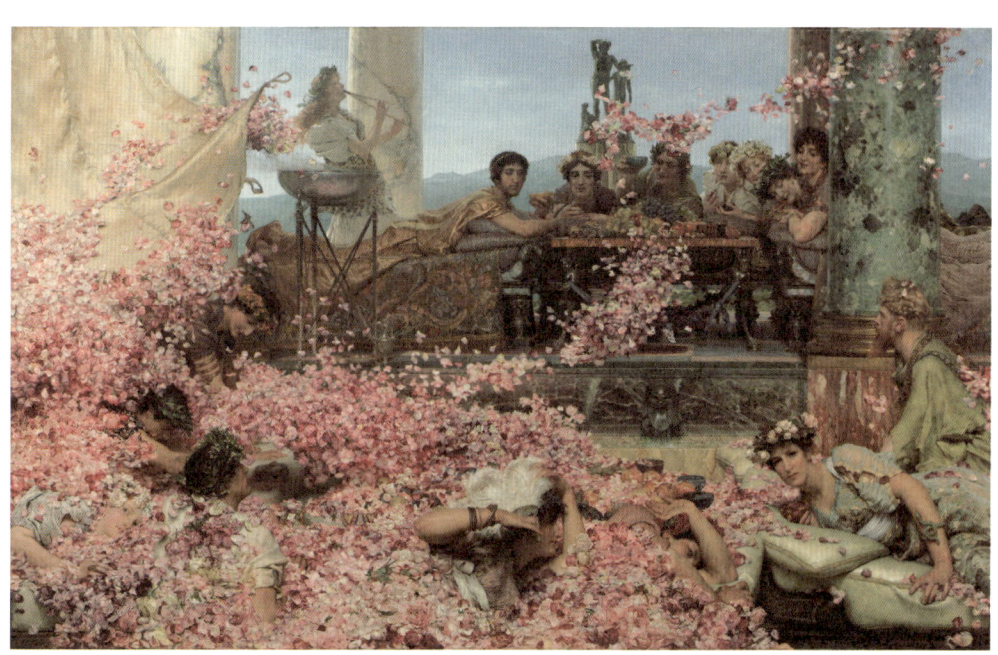

勞倫斯・阿爾瑪 - 塔德瑪《埃拉加巴盧斯的玫瑰》1888 年
Lawrence Alma-Tadema（1836–1912）: The Roses of Heliogabalus（1888） Juan Antonio Pérez Simón, Mexico
Painting / History painting / Oil on canvas / Height: 132.1 cm（52 in）; Width: 213.9 cm（84.2 in） Public domain, via Wikimedia Commons

73

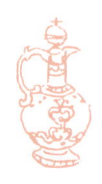

中世紀的植物療法

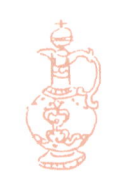

(500 年左右～1500 年左右)

古希臘與古羅馬時代發展起來的文化、醫學、科學技術等，在西元 5 世紀隨著西羅馬帝國統治能力的喪失而急遽衰退。哲學家、科學家、醫生等知識分子遷往東羅馬帝國和中東，文化的中心逐漸轉移至伊斯蘭世界及其周邊地區。

植物療法的歷史巡禮

伊斯蘭世界

阿拉伯煉金術的發展

回顧歷史，伊斯蘭世界對植物療法與香料文化的影響是非常深遠的。在 8 世紀建立的阿拔斯王朝的時代，貿易非常繁榮，有大量香草與香辛料的往來。例如，從印度運來肉桂、胡椒和白檀，從印尼輸入丁香與肉豆蔻，從印度支那輸入沉香，從中國輸入麝香。

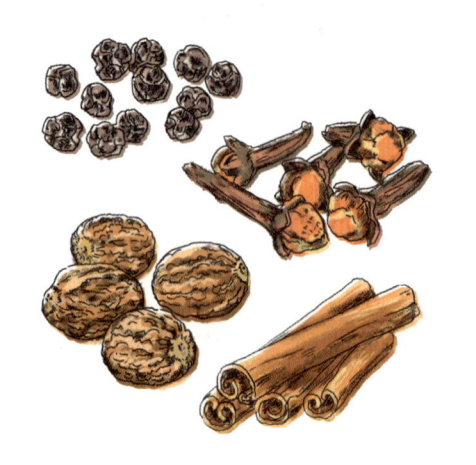

此外，在這個時代，阿拉伯國家也非常盛行煉金術。煉金術是一種試圖將不完全物質轉化為完全物質的研究，例如嘗試將鉛等普通金屬轉化為金或銀等金屬，或者試圖創造出長生不老的萬能藥等。被譽為「阿拉伯科學之父」，並且精通化學、藥學、哲學、天文學、物理學、音樂等廣泛領域的賈比爾‧伊本‧哈揚（Jabir ibn Hayyan）和他的門徒們，提出「所有金屬都是由硫與汞組成」的理論，並建立了致力於調和這些元素的化學理論。

蒸餾技術的確立

透過對煉金術的研究，有了許多發現，

而這些成果也被應用於醫學領域。雖然眾說紛紜，但普遍認為在這過程中，發展出了能夠製造精油與純露（芳香蒸餾水）的蒸餾設備。

此外，被認為確立了當地傳統醫學「尤納尼醫學」的阿維森納（p.150），也將蒸餾取得的玫瑰水等活用於治療。

就像這樣，從阿拉伯煉金術發展而來的蒸餾技術，對後來的精油、純露等的蒸餾，以及藥劑的調配等產生了深遠的影響。

此外，優秀醫師和科學家輩出的這個地區，還擁有高度發展的醫學教育。貿易帶來的各地香草、香辛料、香料等也被運用在治療過程中。被譽為尤納尼醫學聖經的阿維森納著作《醫學典範》中，也介紹了許多藥草。

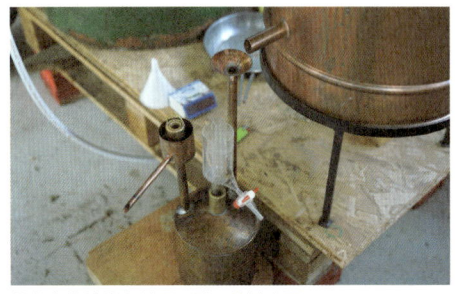

蒸餾出的精油和純露一點一滴地出現。

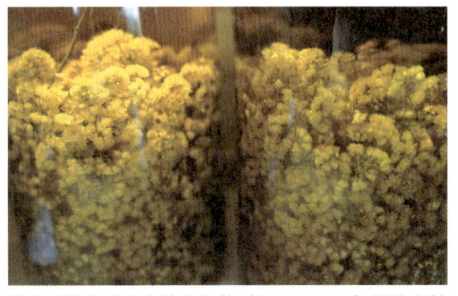

將有助於皮膚再生的永久花（Helichrysum）浸泡在植物油中。

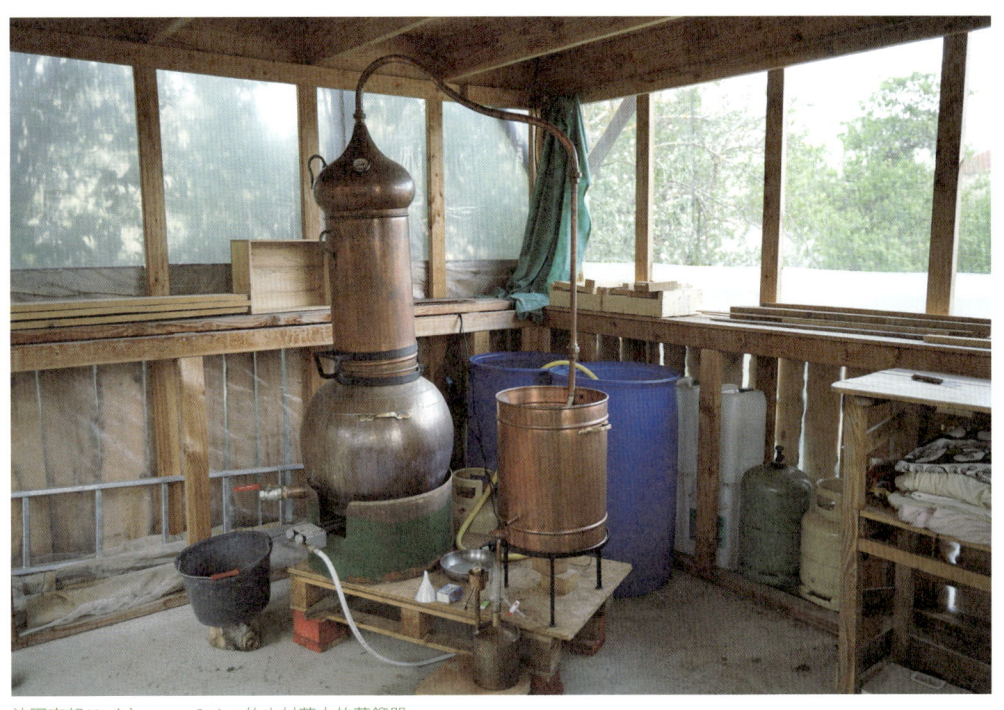

法國南部 Vachères-en-Quint 的小村莊中的蒸餾器。

歐洲

基督教的普及與醫學
(6世紀左右～13世紀左右)

中世紀的歐洲可以說是基督教普及，該信仰的價值觀深植人心的時代。新約經常描繪耶穌基督創造奇蹟和治癒病人，而聖徒則成為醫學和治癒的象徵。《新約聖經》中多次描寫了耶穌基督施展奇蹟、治癒疾病的場景，而聖人們則成為醫療與治癒的象徵。

此外，在此時期，法語、義大利語、德語、荷蘭語、英語等多種語言逐漸發展起來。希臘語的醫學書籍在醫療現場不再頻繁使用，希波克拉底（p.130）所提倡的重視臨床和觀察的醫療方式也逐漸式微。醫療開始回歸到尋求神明和聖人救贖的宗教性與巫術性的形式。

到了11世紀末，為了奪回聖地耶路撒冷，歐洲的基督徒對伊斯蘭世界發起遠征。他們被稱為十字軍，在大約200年的時間裡，多次嘗試奪回聖地。十字軍的往來促進了東西方交通與商業的發展，並將阿拉伯世界蓬勃發展的科學、數學、醫學、文化等傳入西歐。

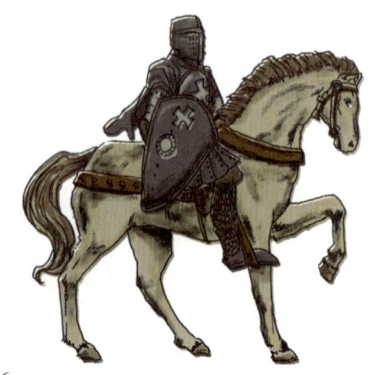

隨著這些交流，希波克拉底、蓋倫（p.142）、阿維森納（p.150）等學者具有經驗主義與科學視角的文獻，以及東南亞的香辛料、阿拉伯半島的乳香、沒藥、蒸餾設備、玫瑰水等，對歐洲後來的植物療法產生了深遠影響。

此外，當時的女性們還會為參加十字軍的丈夫和戀人，送上繡有百里香幼枝的圍巾。百里香自古希臘時代起，便被視為勇氣與美德的象徵性香草。

薩勒諾醫學院與修道院的醫學
(10世紀左右～12世紀左右)

阿拉伯世界傳入的醫學在地中海沿岸蓬勃發展，並在義大利建立了「薩勒諾醫學院」。當時，薩勒諾這座城鎮作為通往聖地耶路撒冷的中繼站而繁榮興盛，也吸引了許多人來此療養。雖然薩勒諾醫學院的起源眾說紛紜，但一般認為，在10世紀後期已開始實行醫學教育，並於11～12世紀達到鼎盛。不僅是異教徒，女性也能夠學習醫學，由此可知天主教世界不允許的價值觀，在靠近阿拉伯的這片土地上得到

76

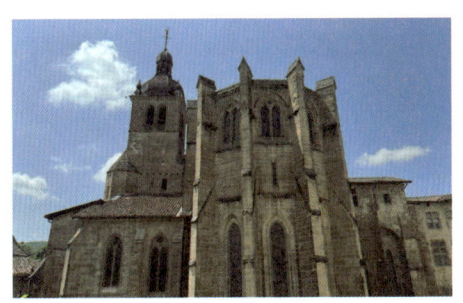

南法的 Saint-Antoine 修道院。現在中庭裡還種著藥草。

了認可。

此外，來自阿拉伯的知識與技術也傳入了修道院，修道士們翻譯文獻並製作抄本。修道院內建立了栽培香草的藥草園與藥局，以及供朝聖者使用的住宿設施，在某種程度上發揮了醫院的功能。在香草栽培方面，廣泛活用了迪奧斯科里德斯（p.140）被視為藥草學基礎文獻的《藥物誌》。

修道士與修女中，也有人在醫學領域名留青史。例如，德國修女聖賀德佳（p.152）撰寫了關於自然學與醫學的著作，以修女獨特的視角，介紹了許多利用植物、礦物、動物等自然物來平衡靈魂與身體的方法。

防範鼠疫的植物
(13 世紀左右～ 15 世紀左右)

14 世紀的歐洲，爆發了導致約 3 成人口喪命的鼠疫。由於是個貿易繁榮的時代，鼠疫很快就沿著貿易路線擴散至西班牙、法國、英格蘭、挪威等國家。當時人們認為疾病是由有毒排放物所造成的污濁空氣與水引起的，因此製作了在乾燥橘子內塞滿香草與香辛料的「香丸（Pomander）」、將香氣濃烈的香草鋪在地板上踩踏，或是用熟成的香草和香辛料與花朵製成香氛乾燥花，藉此淨化空氣來保護自己免受鼠疫的侵害。

在這個時期，修道院開始製作將香草混合於蒸餾酒中的藥草酒「利口酒」。利口酒被認為能夠減輕感染鼠疫時的痛苦，因此也被用作珍貴的藥物。其中以「匈牙利之水（Hungary Water）」最為著名，這是一款以迷迭香為主要成分的香氣濃郁利口酒，後來更成為歐洲香水發展的原型而廣為人知。

這時，香草栽培在英國也日漸普及，上流階層中的愛好者也隨之增加。特別是在倫敦，許多教堂及民宅的外牆上都會裝飾用來淨化空氣的香草與花環，此外，街頭上也出現了被稱為「香草女人（Herb Woman）」的人在販賣香草。

鼠疫造成的影響
(14 世紀左右～ 15 世紀左右)

直到 14 世紀末反覆流行的鼠疫，導致歐洲的社會和價值觀發生了變化。在人口銳減的農村中，農民的地位提升，待遇得到了改善。此外，人們對無力應對鼠疫的神職人員和教會的不信任感加劇，導致了隨後的宗教改革。

儘管一度因鼠疫蔓延而中斷的貿易重新開放，但由於物流變得更加謹慎，並且發現了不需要經過中東的新貿易路線，使得與歐洲貿易頻繁的阿拉伯國家受到了衝擊，文化重心逐漸從伊斯蘭世界轉向歐洲。

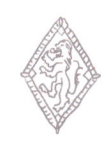

近世的植物療法
(1500 年左右～1800 年左右)

這個時代的歐洲，人們積極追求自由與解放，以教會為中心的禁欲生活徹底轉變，追求更具人文品格與美感的思想逐漸蔓延。在這樣的背景下，尋求香辛料和香料的人們日益增加，醫學與科學也取得了飛躍性的發展。

植物療法的歷史巡禮

香辛料和香料人氣高漲
(16 世紀左右)

文藝復興時期

中世紀的歐洲是基督教普及、植物學與醫學根據教會的教義實踐的時代。然而，到了 14 世紀左右～16 世紀左右的文藝復興時期，隨著古希臘與羅馬文化的再生與復興，掀起了追求更具人文品格與美感的運動。這也促使基督教普及前的自然科學得以復興。

同一時期，活字印刷術在歐洲開始普及，植物學相關的書籍也被翻譯，並在各個國家出版。隨著植物相關知識的傳播，城鎮的藥局開始備有大量的香草，並逐漸扎根於人們的生活中。

在英國，威廉‧透納、約翰‧傑拉德、約翰‧帕金森、尼古拉斯‧寇佩珀等英國植物學家（p.162）出版了記述香草等植物的特徵與作用的本草書，深受大眾喜愛。

就這樣，香草開始在整個歐洲普及，成為民眾生活的一部分。而上層階級的人們則轉向追求更高級的香料與香辛料，尤其是胡椒、丁香、肉豆蔻、肉桂等。這些產自印度和東南亞的香辛料，被稱為「Spice」以與香草加以區別。由於香辛料比傳統香草具有更濃烈且刺激的香氣，因此成為貴族美食盛宴中不可或缺的調味料，此外還被用於驅邪與催情。

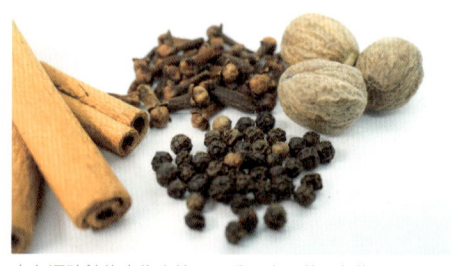

由左順時針依序為肉桂、丁香、肉豆蔻、胡椒。

大航海時代

隨著香辛料及高級香料的需求高漲，以及大型帆船建造技術的發展，歐洲開闢了新的航線，進入了大規模航海的「大航海時代」。

1498 年，瓦斯科・達伽馬（Vasco da Gama）開闢了經由非洲通往印度的航線，並帶回大量香料，讓作為達伽馬資助者的葡萄牙王室因此獲得了巨大的財富。

就這樣，夢想著一夜致富的冒險家及其資助者紛紛從歐洲前往亞洲，隨後，葡萄牙、西班牙、荷蘭、英國等國便展開了激烈的利益爭奪戰。這是一個香料影響歐洲權力關係的時代。

香水文化的發展

此時期，歐洲主要城市禁止公眾浴場的營運。其中一個原因是，男女混浴的浴場內出現飲酒與賣淫等行為，為了整治風紀而下令關閉浴場。另一個原因是，由於鼠疫再次爆發，人們認為是透過受污染的水或空氣感染。因此，隨著入浴習慣的消退，為了暫時掩蓋體臭，對香水的需求大幅增加。

在這樣的背景下，香料技術於 16 世紀初在義大利逐漸成熟。從中世紀開始就在修道院的庭院栽培草藥，擁有植物學與化學知識的修道士們，在這個時期也積極投入蒸餾與香水製作。

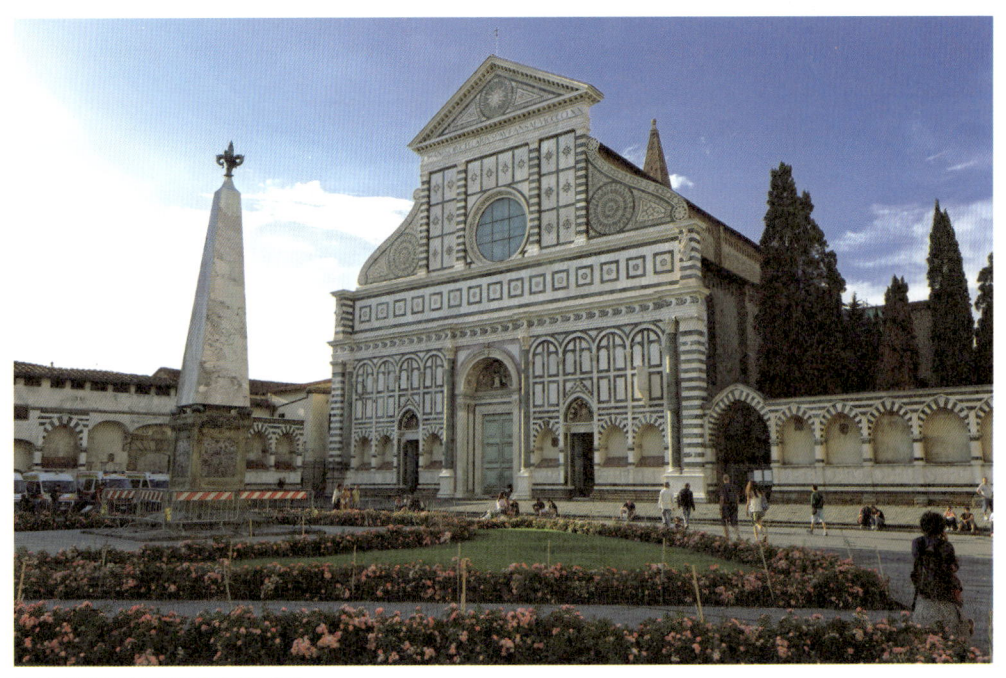

義大利佛羅倫斯的新聖母瑪利亞教堂。

在威尼斯日益高漲的香料熱潮，很快就傳到了佛羅倫斯。作為現存最古老藥局而備受關注的「新聖母瑪利亞教堂（Santa Maria Novella）」，其前身於1221年設定，後來在修道院內調製藥劑、軟膏與鎮痛劑等。1381年開始銷售玫瑰水，也被用於鼠疫流行時的消毒。到了16世紀，還設立了香料製造研究所。

　此外，佛羅倫斯的富豪麥第奇家族，擁有專屬的調香師製作香水與利口酒。1533年，凱薩琳・德・麥地奇（Caterina de' Medici）嫁到法國時，隨行的調香師、裁縫師、廚師，也將香氣文化、洗鍊的時尚、料理傳入法國。

獵殺女巫

　就這樣，歐洲迎來了文藝復興、遠航的大航海、香水製造等新時代的開始，但幾乎與此同時，許多人成了「獵殺女巫」的犧牲者。當社會出現氣候異常、歉收、飢荒、傳染病等不安因素時，人們就會將其歸咎於與魔鬼勾結的女巫，年老的婦女、窮人、異教信仰者就會成為目標，並被處以火刑等懲罰。據說從15世紀到18世紀，有數萬人被視為女巫而慘遭處決。

令上流階層著迷的香水
（17世紀左右～18世紀左右）

國王與皇后鍾愛的香水

　到了17世紀左右，上流貴族們會請調香師為自己調製喜愛的香味，訂製專屬於自己的香水瓶。法國國王路易十四對香料情有獨鍾，甚至被稱為「最香的國王」。他經常讓專屬調香師進入他的私室，且每天都使用不同的香水，以掩蓋因不洗澡而散發的體臭、假髮的氣味，以及手套、腰帶、帽子等皮革製品的味道。

　現今被稱為「香水之都」的法國南部小鎮格拉斯，過去是製造鞣革的盛行地，尤其是皮革手套非常受歡迎，但其缺點是，皮革的獨特氣味在手套脫下後仍會殘留。格拉斯的氣候溫和，適合芳香植物的生長。因此，當地開始將花朵製成的香水塗在手套上出售，從此成為香料中心而繁榮起來。

　此外，路易十六的妻子瑪麗・安東妮（Marie Antoinette）以熱愛植物與香水聞名。當時的凡爾賽宮廁所數量很少，拜訪

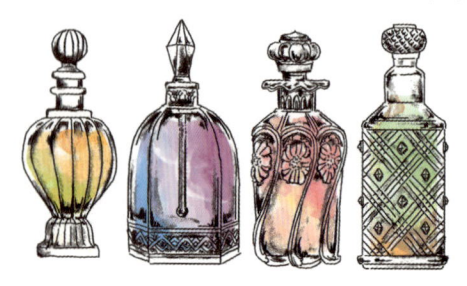

宮殿的貴族需要自備便壺，導致宮殿內總是彌漫著難以忍受的糞尿味。為了消除這些氣味，貴族們大多會使用動物性香料等香氣濃烈的香水。然而，瑪麗・安東妮更喜愛堇和玫瑰等植物來源的自然香氣。她在凡爾賽宮的一角建造了一座名為「小特里亞農宮」的別墅，種植了大量用於製作香水的花卉。堪稱當時的時尚領導者的她，在貴族中掀起了一股溫和花香調的香水熱潮。

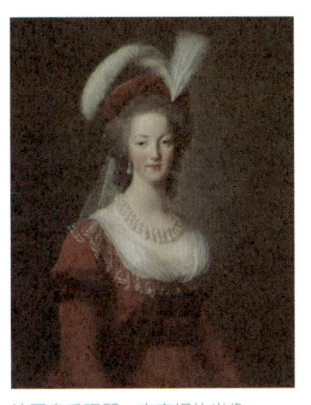

法國皇后瑪麗・安東妮的肖像
提供：東京富士美術館

世界最古老的古龍水

這個時期，以香檸檬等柑橘為基調，混合迷迭香等香草，浸泡在高濃度酒精中的酒精水開始在德國科隆發售。最初是用來擦拭身體或作為消毒藥，後來逐漸被用來享受香氣。

雖然眾說紛紜，但這種酒精水由當時駐德士兵帶回法國並廣為流傳，成為世界上最古老的古龍水。愛乾淨且對香味十分講究的拿破崙，據說每天要使用好幾瓶這種香氣清新的古龍水。順帶一提，古龍水的法語為「Eau de Cologne」，直譯有「科隆之水」的意思。其命名由來是源自於「來自科隆的芳香之水」。

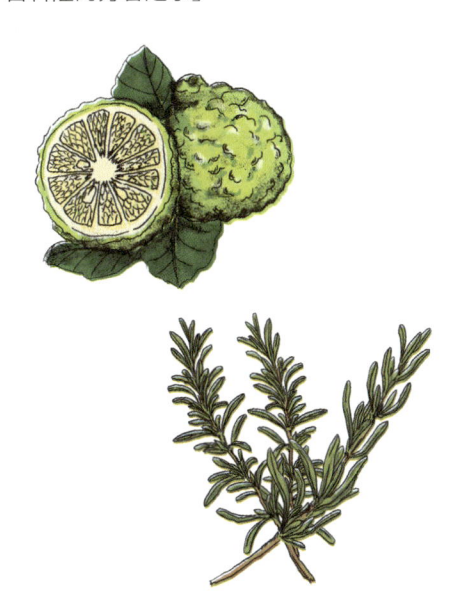

醫學的發展與林奈的二名法

從16世紀後半到17世紀期間，由於顯微鏡的發明和改良，使得人們能夠發現與觀察細胞、血球、微血管等。到了18世紀，已經可以相當精確地掌握人體結構，解剖學和外科的重要性也得到了認可，並且開始嘗試種痘，也就是接種天花疫苗。

此外，林奈（p.171）對動植物進行了簡單易懂的分類，透過使用拉丁語記述的二名法簡化名稱，為混亂的生物辨別方法帶來了一定的秩序。

綜上所述，16～18世紀期間，醫學與自然科學急速的發展。

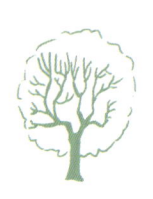

近代・現代的植物療法

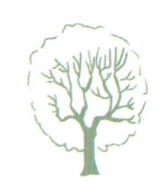

（1800 年左右～現在）

19 世紀後，隨著天然物合成技術的發展，化學合成藥物及合成香料等相繼問世。在西方醫學的發展中，植物療法的地位也逐漸改變。

植物療法的歷史巡禮

化學合成技術的發展
（19 世紀左右）

化學合成藥物的誕生

18 世紀後半至 19 世紀，可說是化學合成藥物誕生的時代。隨著技術的進步，人們能夠從植物中分離出有用的成分，並利用化學方式合成所需的成分。

19 世紀初期，德國藥劑師弗里德里希・瑟圖納（Friedrich Sertürner）從罌粟果實的提取物鴉片中分離出了鎮痛劑嗎啡。由此，藥學的主題逐漸轉變為從藥草等生藥中提取有用的物質。

隨後，科學家從金雞納樹皮中分離出治療瘧疾的特效藥奎寧，從古柯葉中提取出可作為麻醉劑的古柯鹼，1897 年，又成功從柳樹皮中合成出作為解熱鎮痛劑的阿斯匹靈。此外，炭疽桿菌、結核菌、霍亂弧菌、鼠疫桿菌等病原菌的發現，使得直接作用於病原菌來治療疾病的藥物研究加速發展。

使用合成香料的香水

到了 19 世紀中葉，開始出現合成香料。人們也確立了使用藥劑從花朵中有效萃取精油的方法，隨著製造技術的進步，合成香料與玻璃瓶得以大量生產，香水不再是特權階級專屬，市民階層也開始普遍使用。

1882 年，受到瑪麗・安東妮及龐巴度夫人等法國皇室貴族青睞的香水品牌霍比恩特（Houbigant），推出了使用合成香料香豆素的「皇家馥奇（Fougère Royale）」香水，瞬間成為潮流。1889 年，嬌蘭（Guerlain）則運用香豆素與香草醛等合成香料，推出了經典香水「姬琪（Jicky）」。

隨著藥劑與香料製造的積極發展，人們能夠製造出價格低廉且作用強烈的合成物，使得香草與精油等在醫療及香料領域中的使用機會逐漸減少。

植物療法的新地位
（20 世紀～現在）

香水大流行的時代

20 世紀前半期，香奈兒（Chanel）、蓮娜麗姿（Nina Ricci）、克里斯汀・迪奧（Christian Dior）等品牌，相繼推出運用合成香料製作的香水。埃米爾・加萊（Émile Gallé）、都慕兄弟（Daum Brothers）、雷內・拉利克（René Lalique）等玻璃工藝家製作的高藝術性香水瓶，更是讓香水文化達到了巔峰。

此後，香水的瓶身、標籤、包裝盒、廣告等都會契合品形象進行設計。香水就此成為一個龐大的產業。

魔法子彈「盤尼西林」

在醫學的世界，1928 年英國細菌學家亞歷山大・弗萊明（Alexander Fleming）發現了世上第一個抗生素──盤尼西林（Penicillin）。儘管花費了 10 多年才得以投入實際應用，但它能有效抑制細菌繁殖，成功拯救了許多以往難以治療的肺炎和破傷風患者。在第二次世界大戰期間被用於治療傷口，戰後也廣泛應用於民間，對折磨人類的各種傳染病展現出顯著療效。由於其驚人的效果，抗生素也被稱為能戰勝疾病的「魔法子彈」，但漸漸地，人們也開始注意到副作用及藥害問題。

西方醫學與替代療法

人們還重新意識到，僅依賴專注於疾病局部治療的西方醫學療法，仍有力所不及的領域。例如，涉及精神因素的疾病、原因不明且發病因素複雜的慢性疾病，以及身體有不適感的亞健康狀態。

到了 1960 年代，以美國西海岸為中心掀起了一場回歸自然運動。面對越南戰爭的泥沼化、與蘇聯冷戰的擴大、新藥、合成調味料、添加劑等的副作用，以及工業化造成的公害問題，年輕人以「回歸自然」為口號發起運動。在這股潮流中，人們對植物療法的關注再度升溫。

近年以已開發國家為中心，「整合醫療」的概念逐漸普及。這是一種將植物療法等替代療法與西方醫學結合的方式，平衡活用各自的優勢。

今後，人們對健康維持、疾病預防、提高生活品質的照護需求將日益增加，符合個人自身需求的保健方式也會有更多的選擇。植物療法在這樣的需求下，勢必將發揮重要的作用。

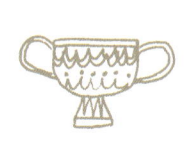

植物療法
各自的歷史

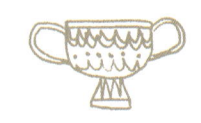

植物療法的歷史巡禮

到目前為止，已經介紹了從古至今在不同文化和地區中，
植物療法經歷了怎樣的變遷。
那麼，每種植物療法是如何起源和發展的呢？
讓我們來分別詳細探討各個療法吧。

芳香療法的歷史

從煉金術誕生的純露

芳香植物與人類的關係可以追溯至西元前，早在古文明發展時，植物療法便以多種形式融入生活當中。

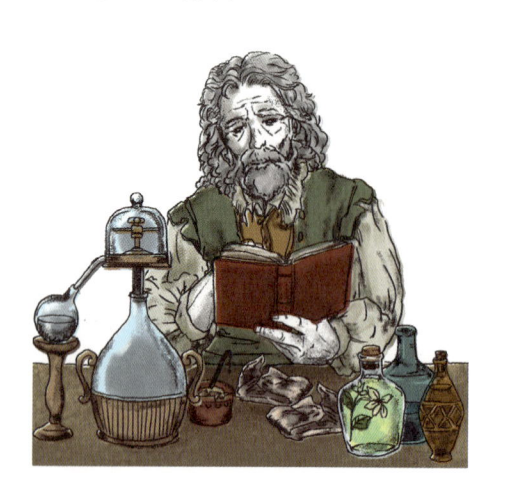

生產現在的芳香療法中使用之精油與純露（芳香蒸餾水）的水蒸氣蒸餾法，其歷史需追溯至 8 世紀以後的阿拉伯鍊金術。在以從所有物質中提取最精華元素「精髓」為目的的煉金術中，這個時代尤其發達的是從自然界萬物中萃取其本質的蒸餾技術。也因此在蒸餾植物的過程中產生了精油和純露的原型。被認為確立了「尤納尼醫學」的阿維森納（p.150），也曾將蒸餾出的玫瑰水等活用在治療中。

酒精蒸餾技術也隨之發展，後來被應用於歐洲修道院製作的藥草酒「利口酒」，以及將香草浸泡於蒸餾酒中的「酊劑」。修道士與修女實行的修道院醫學中，除了利口酒與酊劑，使用精油與純露的療法也很盛行。

對身心產生作用的精油

「芳香療法（Aromatherapy）」一詞是在20世紀初，由法國人雷內・摩利斯・蓋特佛賽（p.190）所提出。他因將薰衣草精油塗抹於燒傷處而顯著改善傷勢，促使他投入精油的研究。

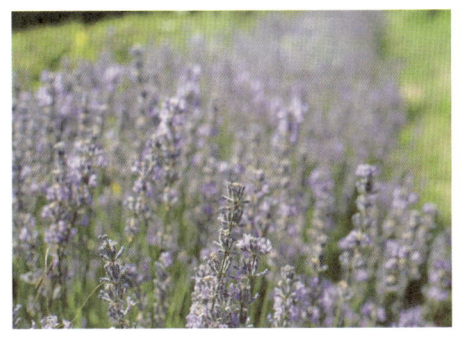

法國的芳香療法，在珍・瓦涅（p.200）對精油進行更深入的化學分析並將其特性系統化後，推動了可活用於醫療領域的植物療法。

在英國，摩利夫人（p.196）在探索多種替代療法的過程中，發現精油對神經系統有良好的影響，提出了將精油以植物油稀釋後進行護理的理論與實踐結果。她主張芳香療法不僅作用於身體某一部位，更能照顧到包括身體、心靈、情緒與精神在內的整體。她所倡導的「整體芳香療法」理念，隨著芳香療法師羅伯・滴莎蘭德（Robert Tisserand）的著作《芳香療法的藝術（The Art of Aromatherapy）》而更加廣為人知。

在被稱為壓力社會的現代，能同時作用於身心的芳香療法，今後將發揮越來越重要的作用。

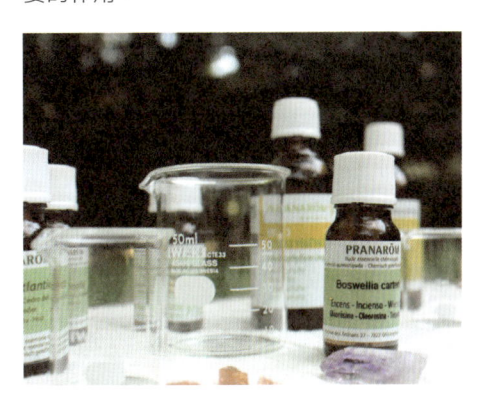

香草療法的歷史

希波克拉底的「體液學說」

自古以來，人類便利用身邊的藥草來治療疾病。當時，人們認為疾病是由惡魔或邪靈引起的，因此神官或祈禱師經常使用草藥進行淨化。

對這種醫術提出質疑，重視觀察與經驗的是西元前400年左右的古希臘醫師希波克拉底（p.130）。他提出「體液學說」，認為人體是由血液、黏液、黃膽汁、黑膽

汁這4種體液所構成，體液的平衡失調會導致疾病。雖然眾說紛紜，但據說為了調整平衡而使用了香草。

重要文獻的誕生與醫學的普及

到了1世紀，醫師兼植物學家迪奧斯科里德斯（p.140）撰寫了《藥物誌》，廣泛介紹了藥草的特性與實用方法。這本書在歐洲被視為藥學的基本文獻，長達約1500年之久。

同時期的1世紀左右～2世紀左右，中國編撰了彙整藥物知識的《神農本草經》，記載了365種藥用植物、動物、礦物，其中植物占250種以上。中國的傳統醫學與植物性生藥，在7世紀左右透過遣隋使與遣唐使傳入日本，並在日本發展出獨特的體系。

希波克拉底時代以來的希臘與羅馬醫學，隨後傳入中東，至10世紀左右發展成尤納尼醫學。醫師阿維森納在11世紀初撰寫的《醫典》中，則是按照不同症狀記錄了多種藥草的使用方法。

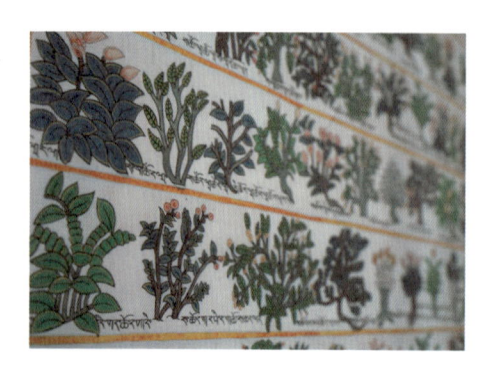

此外，在中世歐洲的修道院中種植了各種草藥，並由修道士和修道女進行香草療法。12世紀時，德國修女聖賀德佳（p.152）撰寫了關於香草與醫學的書籍，並廣泛提倡透過香草茶、葡萄酒、料理等將香草融入日常生活中。

通過貿易傳播的香草與香辛料

15世紀至17世紀中葉的大航海時代，東南亞與非洲等的香草與香辛料被帶入歐洲，使香草療法變得更加多樣化。

在日本，16世紀中葉與葡萄牙的貿易開始後，基督教與西方醫學也隨物資一同傳入。新的藥草配方也隨之傳入，織田信長曾在現在的岐阜縣和滋賀縣交界的伊吹山，建立了廣大的藥草園。

醫學的發展與香草療法的未來

到了16～17世紀，人類逐漸了解人體的結構，迎來了現代醫學的黎明。然而，尼可拉斯·寇佩珀（p.165）提出的占星術醫學與傳統香草療法依然盛行。

進入19世紀，已經可以從植物中分離出有用成分，並透過化學方法合成必要的成分，使得直接利用草藥進行醫療或治療的機會逐漸減少。然而近年來，為了維持健康、預防疾病及提高生活品質，利用香草茶等即可輕鬆進行的香草療法，其需求再次高漲。

森林療法的歷史

世界矚目的森林療癒

「森林浴」一詞，是日本在 1982 年由當時的林野廳長官秋山智英先生所提出。就如同海水浴或日光浴一樣，森林浴旨在讓人浸潤於森林的空氣中，接觸大自然以促進身心健康。

日本雖然是森林浴的發源地，但將森林有意識地運用於恢復和維持身心健康的「森林療法」，在歐洲和加拿大等地早已率先推行相關活動。例如德國早在 100 多年前，就設立了自然環境豐富、適合增進健康的「療養地」，並設有治療設施，且多數地方還常駐專業醫師和自然療法師。

此外，英國在 20 世紀初期，便開始嘗試利用森林等自然豐沛的環境進行散步以促進健康。而丹麥和德國早在 1960 年代就建立了沒有特定園舍或園庭，孩子和保育人員每天都在自然環境中度過的「森林幼兒園」。

「森林療法」一詞，在日本是於 1999 年舉辦的日本林學會大會上被正式發表。農學博士上原巖先生報告指出，在森林中進行休閒活動、職能活動、休養、心理諮詢等，有助於身心的復健。

2003 年，日本林野廳發表「綜合利用森林環境以促進健康的療法稱為森林療法（Forest Therapy）」。

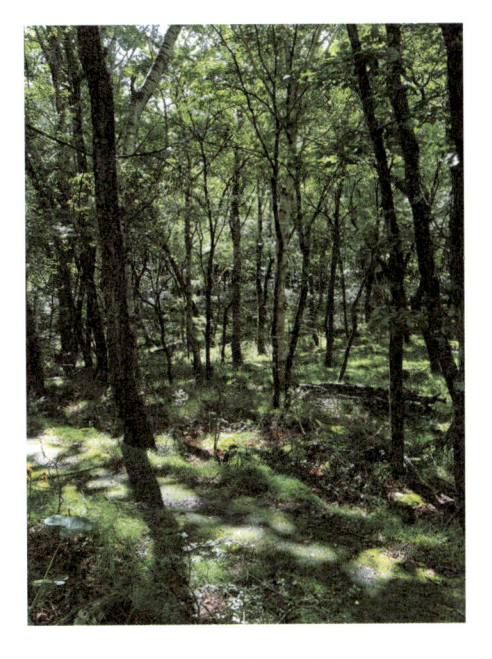

森林活用所創造的未來

從 2004 年起，日本林野廳和厚生勞動省成立了「森林療癒研究會」。隔年，該研究會的成果被實際應用，並設立了認證制度來劃定適合進行森林療法的「森林治療基地」和「森林治療之路」。

就這樣在日本，利用森林進行休閒、復健、心理諮商、教育等目的的森林療法也逐漸普及。近年來，地方政府主導進行宣傳活動、招募和培訓志工，也實現了森林的有效利用、振興城鎮、培育人才等目的。

園藝療法的歷史

心靈療癒與園藝

　　園藝療法的歷史悠久，據記載從古埃及時代起，醫生就會建議患者在庭園中散步。此後，在歐洲和美國，在精神醫學尚未確立之前，園藝便被用於心靈照護。

　　從18世紀末到20世紀中葉，主要在有精神疾病患者的設施中進行農作業，並在過程中發現其對治療有助益的效果。

　　從18世紀末到20世紀中葉，許多專門接收精神疾病患者的設施開始鼓勵患者從事農作活動，並逐漸發現其對治療的幫助。

園藝療法的確立

　　現代園藝療法的正式開端是第二次世界大戰後的美國。為了作為傷殘軍人們的復健與回歸社會的職業訓練，園藝被引進了職能治療中。此外，許多因越戰而身心受創的軍人們透過園藝重新獲得積極心態的案例，使得園藝療法的評價也水漲船高。

　　隨後，許多大學開始教授園藝療法的相關課程。1970年代，美國和英國陸續成立了推廣園藝療法及培育療法師的專業機構。美國的機構後來發展為「美國園藝治療協會」，在醫療領域中進行了園藝療法的確立與普及等各種活動。

　　近年來，不僅是需要身心復健或社會支持的人，日常生活中感到壓力的人、高齡者、園藝愛好者等，各種各樣的人都開始享受園藝。愛好者團體或協會、志工團體等也在不斷增加。

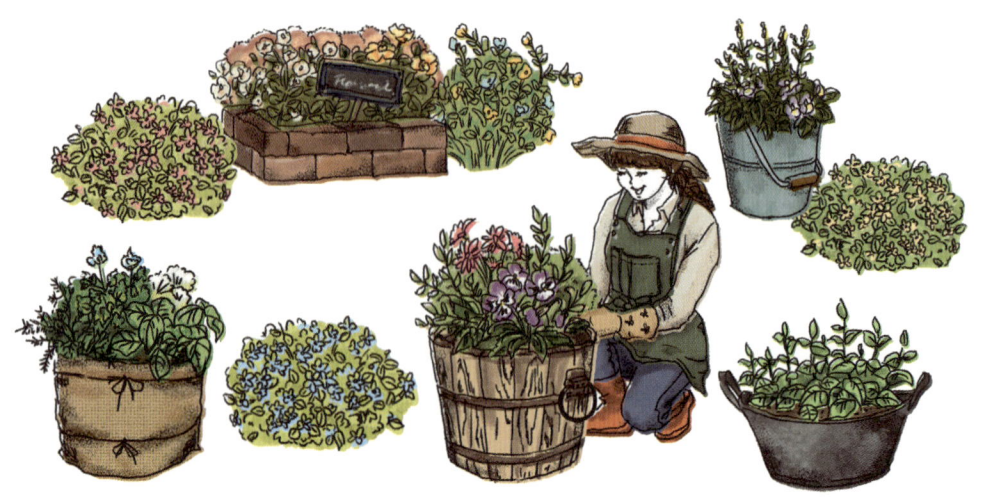

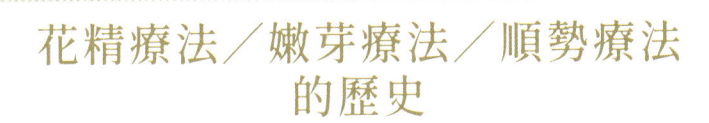

花精療法／嫩芽療法／順勢療法的歷史

3 種療法的共通點

花精療法與嫩芽療法，都是由具有順勢療法醫師經驗的人發展而成的療法。也因此，這些療法有幾個共通點。

例如，它們都認為可以將植物的能量或精神融入人體，且不只關注疾病本身，還會考量患者的性格與體質來找出解決方案。

那麼，這些療法各自是如何誕生並發展起來的呢？

順勢療法的體系化

在現代西方醫學剛剛興起的時代，並非所有的醫師都依賴化學合成藥物。仍有一些醫師使用植物、動物、礦物等自然界的素材來治療疾病或維持健康。

將順勢療法體系化的是一位德國醫師哈內曼。18 世紀末，他讀到一篇關於治療瘧疾的植物金雞納樹皮的文獻，並親自煎煮後飲用。結果出現了類似瘧疾急性症狀的狀態。對瘧疾患者有效的藥物，對健康的人卻可能引發瘧疾的類似症狀，哈內曼由此受到啟發而提出了「相似法則」，並將其體系化為順勢療法的基本原則。

可影響情緒的花精療法

花精療法的起源是來自於花瓣上積聚的晨露。自古以來，人們就認為花朵的晨露蘊含著花本身的能量，並將其用於身心的護理。將此原理體系化的是愛德華・巴哈（p.194）博士。

1928 年，他根據順勢療法的理論，使用鳳仙花、龍頭花、鐵線蓮這 3 種植物製作了被稱為「療劑」的花精。隨後，他開發出針對恐懼、不安等日常情緒的療劑，最終完成了作為現代花精療法基礎的 38 種花精療劑。

利用再生力的嫩芽療法

將新芽、新葉、花蕾等植物細胞分裂活躍的部位用於治療的嫩芽療法，其起源可以追溯到中世紀，但正式的研究則是始於 1950 年代。

比利時醫師保羅・亨利注意到新芽具備的生長力與再生力，並進行了從新芽中萃取的精華對人體產生的影響等各種研究。之後，順勢療法醫師馬克斯・泰托等人進一步發展了相關研究，將其命名為嫩芽療法並延續至今。

日本的植物療法
起源與演變

植物療法的歷史巡禮

日本的植物療法在融入其他國家的療法和文化的同時，
也隨著時代的發展形成了獨特的進化。
近年來，海外對日本精油和香草的需求不斷增加。
以下將介紹日本植物療法的起源與演變，
以及日本特有的發展脈絡。

植物扎根於生活中的
繩紋時代～古墳時代

在狩獵採集時代作為糧食的植物

即使現在，日本國土中仍有近7成被森林覆蓋。在古代的狩獵採集時代，人們也享受著森林的恩惠，與植物共同生活。

繩紋時代，許多樹木的果實是人們的食物來源。在遺跡和出土文物中都可以找到過去的痕跡，例如人們在豐收季節會在地上挖掘儲藏坑來保存果實，留待採集量稀少的冬季食用，或是為了食用苦味強烈的橡實而進行去澀處理和加工。此外，從居住遺址中還挖掘出栗樹和櫟樹的果實，以及黃蘗的樹皮，而這也是考古學上確認日本最早使用的生藥。

繩紋時代後期，稻作從中國大陸傳入九州北部，並在約半個世紀內傳至東海地區的西部。然而，在落葉樹較多、糧食充足的東日本，因為對稻作的需求不大，加上農業需要繁重勞力而未能普及，人們仍以狩獵採集為主要生計方式。

開始利用稻作與藥草

到了彌生時代，稻作迅速地擴展至全國。關於其原因眾說紛紜，其中一種說法認為這與氣候變冷有關。從繩文時代末期開始，東日本原本豐富的植物採集量逐漸減少，導致食物短缺。為了穩定糧食來源，人們開始接受稻作。

到了 4 世紀左右的古墳時代，中國大陸及朝鮮半島的藥草和使用知識也傳入日本。

現存日本最古老的文獻《古事記》中，記載了幾則與藥物相關的故事。例如「因幡之白兔」中，大國主大神教導一隻受傷的兔子使用香蒲的花粉來止血和抗炎。

此外，聖德太子（p.146）於 593 年建造了四天王寺，並在寺內設置了施藥院，負責藥草的栽培與調配。

《日本書紀》中記載了 595 年時，淡路島漂來一塊名為沈香的香木。島上的居民當柴薪燃燒時，一股濃郁宜人的香氣飄向遠方，他們覺得這是一種特殊的木材，於是將其獻給朝廷。

《日本書紀》中還記載了 611 年時，曾在現在的奈良縣兔田野舉行了被視為宮中行事的藥草採集活動。

由此可見，自古以來日本就將植物用作食物與藥物，並逐漸將其香氣應用於宗教。

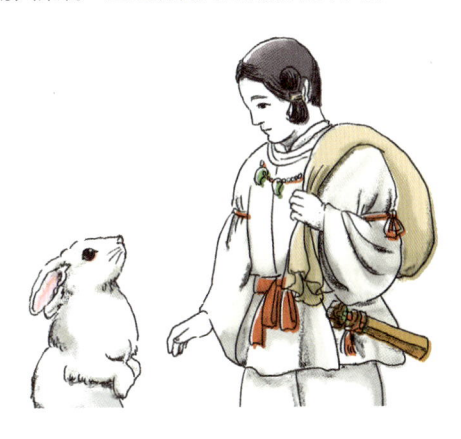

從大陸運來了醫藥的飛鳥時代～奈良時代

鑑真帶來的植物

從飛鳥時代開始，日本透過遣隋使和遣唐使受到了大陸文化的深遠影響，以隨行的形式，從日本到隋唐學習藥物和醫療的人們也出現了。

到了奈良時代，來自唐朝的僧侶逐漸進入日本。他們帶來了許多關於醫藥的知識，鑑真（p.148）也是其中之一。他的東渡歷經 5 次失敗，直到第 6 次才終於踏上日本的土地。在第 2 次嘗試渡航時，曾準備了一份帶往日本的物品清單，該清單記載於《唐大和上東征傳》文獻中，其中包含了麝香、沈香等香料，以及作為藥材的原料。

貴重的藥物清單《種種藥帳》

此外，這個時代獻納給東大寺盧舍那佛（大佛）的藥物清單在《種種藥帳》書冊中，記載了約 60 種藥草的名稱、數量、包裝狀態等內容。其中包含了至今仍用於中藥或香料中的麝香、人參、大黃、甘草、胡椒、桂心等藥材。

享受香氣的平安時代
注重實用的鎌倉時代

作為教養與文化的香氣

奈良時代後期至平安時代，除了供奉佛像的香料外，貴族們也開始將香氣融入日常生活中。他們將沉香、白檀、丁香等香料磨成粉末，與蜂蜜或梅肉等混合後加以熟成，然後用炭火等方式加熱，使香氣滲入衣物、頭髮、房間或信件中。這種習俗被稱為「薰物」或「空薰物」，貴族們根據四季變化使用不同的香氣，甚至擁有自己專屬的香氣。《枕草子》與《源氏物語》等宮廷文學中，經常描寫貴族們優雅享受香氣的模樣，也有利用香氣來展現自己，或是憑藉殘香追憶心愛之人的場面。

此外，宮中每逢 5 月 5 日的節日時分，會舉行一種名為「草合」的遊戲，人們收集各種不同的草，競比其香氣與色彩之美。到了鎌倉時代，逐漸流傳到民間成為孩童們的遊戲。

藥物書與醫學書的出現

平安時代，中東與印度的物產經由中國傳入日本，備有多種藥物、香料、染料的藥店增加了，藥物交易也十分興盛。也因此，《本草和名》與《延喜式》等書籍中，清楚地列出了藥物的產地及進貢朝廷的品項。

984 年，丹波康賴編撰了被視為日本現存最早的醫書《醫心方》。該書彙整了隋朝、唐朝等各種醫書的引文，內容涵蓋藥物功效、醫師須知、疾病成因、治療方法、養生之道等，共計 30 卷。

此外，禪僧榮西撰寫了《喫茶養生記》，闡述飲茶對養生具有極大的助益。自此之後，飲茶的習慣在日本逐漸普及。與此同時，隨著禪宗的傳播，仔細觀察香木並鑑賞其香氣的「聞香」，逐漸從公家貴族擴展至武家階層。

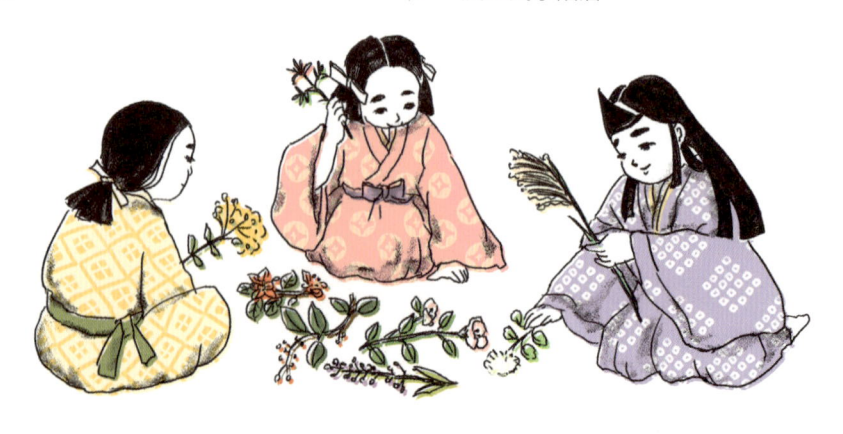

確立香道的室町時代
南蠻醫學興起的安土桃山時代

追求香氣的藝道

到了室町時代，來自中國大陸的香木供應逐漸穩定，聞香文化進一步擴展。到室町幕府第 8 代將軍足利義政的時代，注重禮儀與儀態的聞香作為藝道被體系化，確立了「香道」，與茶道、花道等並列為傳統藝術之一。其中，還包括了根據古典文學或和歌的意境來搭配香氣，然後讓人猜測該香氣的「組香」遊戲，考驗參與者的教養與品味。將香氣文化洗鍊發展並昇華為藝道，可說是日本特有的文化成就。

在日本獨自發展的中國醫學

室町幕府時期，與當時中國明朝的貿易十分頻繁，前往明朝學習醫學的醫師與針灸師也逐漸增多。學成歸國的他們融合了自身的經驗與創意，從這個時代至江戶時代，中國醫學在日本形成了獨特的發展。

之後，隨著戰亂時代的來臨，學術性的醫藥發展一度停滯，但戰場上針對傷患的治療技術卻有所進步，並且廣泛運用了各種藥草。

葡萄牙醫學的傳入

16 世紀中葉，與葡萄牙的貿易開始後，基督教和西方醫學也隨著物資傳入日本。1552 年，葡萄牙的貿易商路易斯・德・阿爾梅達（Luis de Almeida）來到日本，他同時擁有醫師執照。他在日本與傳教士們的交流中，深受他們宗教奉獻精神的啟發，開始致力於基督教的傳播，並進行醫療活動以拯救人們，並在現在的大分縣用自己的財產建立了孤兒院。之後，他又建設了包括外科、內科、麻風科在內的綜合醫院進行醫療。這被認為是日本西醫治療的開端，當時人們稱之為「南蠻醫學」。在南蠻醫學中，皮膚病的藥物是使用植物油與樹脂混合製成的藥劑。

織田信長鼓勵與葡萄牙的貿易，對南蠻文化有深刻理解。他協助在京都修建基督教的布教據點「南蠻寺」，並響應宣教師的建議，在岐阜縣與滋賀縣交界的伊吹山建設了一片廣大的藥草園，用來栽培救濟民眾的草藥。

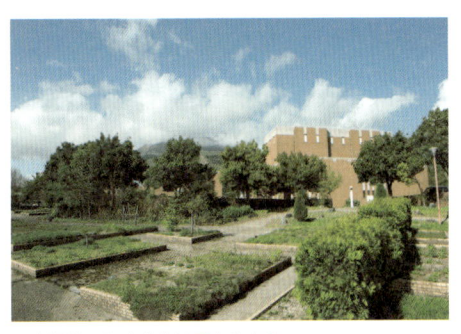

圖片提供：伊吹藥草的里文化中心

蘭學隨著日本獨特的學問傳播開來的江戶時代

本草學與養生論的確立

進入江戶時代後，隨著印刷技術的普及，大量中國醫書得以刊行。同時，研究藥用植物、動物、礦物的作用與形態的「本草學」，也在此時於日本成立。

儒學家林羅山在長崎獲得《本草綱目》後，遂將其獻給了德川家康。這本文獻是明朝李時珍以超過 25 年的歲月編撰而成的本草書，是一部彙集超過 1800 種藥物的名稱、產地、藥效、處方等資料，共 52 卷的巨作。《本草綱目》在江戶時代經過多次印刷，成為本草學的基本文獻，對江戶時代的博物學產生深遠的影響。之後，本草學家小野蘭山（p.180）對這部著作進行研究，並根據自己的觀察，總結書中記載的動植物和礦物的名稱、產地、分布狀況、形態、特徵等，著成了《本草綱目啓蒙》。

隨著本草學的普及，藥用植物的需求不斷增加，作為栽培、養護、觀賞藥用植物的場所，名為「御藥園」的藥用植物園應運而生。現在的小石川植物園的前身，也是幕府在這個時期建立的。

江戶時代是個長期不穩定的戰亂結束，人們開始有餘裕關心健康的時期。因此，福岡藩的儒學家貝原益軒（p.168）編著的《養生訓》中，闡述了如何享受人生、保持健康長壽的教誨，深受許多人的喜愛。

蘭學與西洋植物學的傳入

這個時期持續實行鎖國政策，禁止進口洋書，但第 8 代將軍德川吉宗放寬了禁書制度。民眾得以接觸更多洋書，對西方學問的興趣也大幅提升。1774 年，醫師杉田玄白與前野良澤等人翻譯了解剖書《Tafel Anatomie》，並以《解體新書》之名出版。自此，人們的興趣從以中國古典為基礎的漢學，擴展到透過荷蘭語學習西方知識的蘭學。

此外，坎普弗、通貝里、西博爾德（p.174）這三位學者常駐於長崎縣的出島，對日本的自然與文化進行調查，並以博物學家的身分將西醫與植物學的知識帶入日本。

1854 年，日本與美國簽訂《神奈川條約》，結束持續超過 200 年的鎖國時期。自此，西洋的學問與醫學逐漸被廣泛接受。

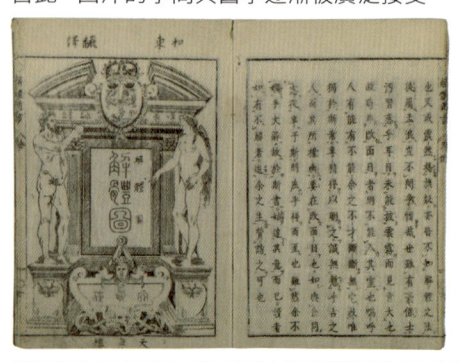

《解體新書 4 卷附序圖 1 卷》（京都大學附屬圖書館收藏）部分

植物療法的衰退與再評價的
明治時代～現在

醫學的西化與農學校的創立

明治維新以後，西方文化的流入以及海外貿易的擴展持續推進。新政府以醫療的現代化為目標，決定將日本的醫學基軸奠立於西方醫學。這意味著日本將獨自發展的中國醫學轉變為西式醫學。當然，治療所使用的藥劑也轉向西式，暫時將藥草和漢方排除在外。

此外，為了培育農業從業者，農學校也在此時期相繼創立。1876 年，北海道大學的前身札幌農學校開校；1878 年，東京大學農學部的前身駒場農學校成立；1891 年，東京農業大學的起源德川育英會育英黌農業科創立。

再次受到關注的植物療法

1886 年，日本制定了被視為醫藥品規格基準的《日本藥局方》，當中記載的藥物成為政府認可的「法律核可藥品」。而迄今為止熟悉的生藥和藥草，如果沒有被收錄在日本藥方中，則被歸類為「規格外藥品」。

進入 20 世紀後，抗生素與手術等西醫療法拯救了無數生命。

在現代，除了治療疾病外，還追求提升自然治癒力及調整身心平衡的照護，因此以植物療法為首的替代療法也受到關注。

自 20 世紀末起，各類植物療法相關的民間團體相繼成立。1995 年，日本芳療協會（JAA）成立；1996 年，日本芳香環境協會（AEAJ）成立。1998 年，NARD 芳療協會成立，隔年成立醫藥宣傳中心，後來改為日本醫藥草協會（JAMHA）。

近年來，日本生產的精油、香草、花精等也逐漸受到海外的關注。

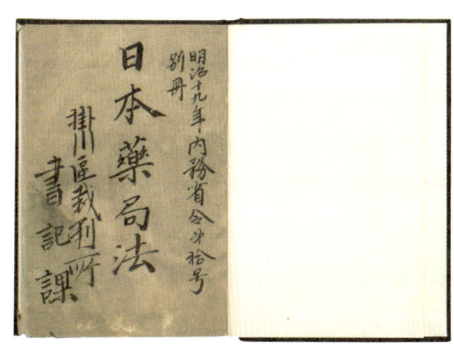

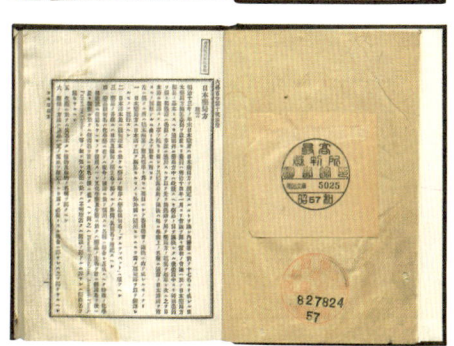

上、下／內務省 編《日本藥局方》，內務省，1886。國立國會圖書館數位典藏 https://dl.ndl.go.jp/pid/2938123 （參照 2023-10-27）

95

宗教和儀式中的香氣應用

植物療法的歷史巡禮

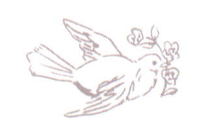

香氣自古以來就被認為是驅邪、召喚神靈、祈福的必需品。穿越不同的時代和地區，有許多香料被用於宗教和儀式中的場面，從壁畫、出土文物、聖典、祭品中都可以追溯到這些痕跡。

★ 古埃及的祈禱與復活 ★

向太陽神拉的祈禱

古埃及人，將每天清晨從東方天空升起、照亮大地並帶來豐饒收成的太陽尊為神明，並在神殿中每天向太陽神拉焚香3次，舉行祈禱儀式。

根據時辰的不同，焚燒的香料也有所不同。早晨太陽順利從東方升起時焚燒乳香，正午太陽在頭頂時焚燒沒藥，而在太陽西沉時，則會焚燒用以安撫不安、引導人們安穩入睡的奇斐。已發現的奇斐配方有數種，主要是以葡萄酒、葡萄乾、蜂蜜等為基底，混合杜松、檸檬草、番紅花、菖蒲、肉桂等芳香植物，以及乳香、沒藥等多種樹脂調製而成。

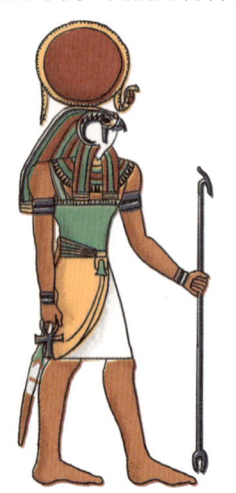

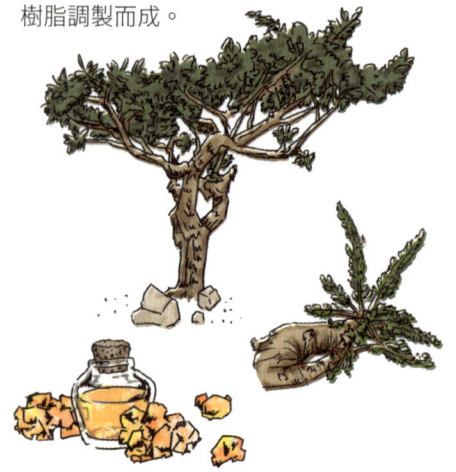

祭壇上焚燒的香料被製成類似錠劑的形狀，國王用右手將其投入左手握持的香爐中，使香氣升騰。香料的調配本身也被視為極其重要的儀式，在神廟製作奇斐時還會誦讀聖典。

製作木乃伊祈求重生與復活

古埃及人相信來世的存在。他們認為，現世的一切行為都是為了來世所做的準備，因此努力行善。人們期望死後能在來世繼續以自己的身分生活，這也就是他們所期盼的重生與復活。此外，人們認為前往來世的靈魂每年都會回到這個世界1次，與留在人世的家人見面。也因此，他們會將屍體製成木乃伊，以確保作為靈魂返回之地的肉體不會腐壞。

最初，只有國王被允許擁有再生與復活的權利，但隨著時間的推移，逐漸擴展到一般民眾，木乃伊製作技術也隨之發展。有時不僅是人類，連被認為與神有聯繫的羊或牛等動物，也會被製成木乃伊。

木乃伊的製作步驟

在製作木乃伊的過程中會使用各種類型的香料，據傳在木乃伊製作極為盛行的西元前2600年左右，就消耗了數量龐大的香料。
來看看主要的製作步驟吧。

1. 將遺體清洗乾淨，除去頭髮和體毛。從左側腹部切開，取出內臟，僅保留心臟。

2. 使用棕櫚酒等消毒後，在腹腔內塞入沒藥、肉桂等香料與香草，以及亞麻布、泡鹼（Natron）等填充物。之後，在鼻腔內鑿洞，取出腦髓。

3. 用泡鹼覆蓋遺體，置放約40天使其乾燥。也有將杜松果與泡鹼混合後用來乾燥遺體的作法。

4. 與保護身體免受災厄的「護符」一起用繃帶包裹就完成了。在此過程中，有時也會將繃帶浸泡在雪松等芳香物質中。

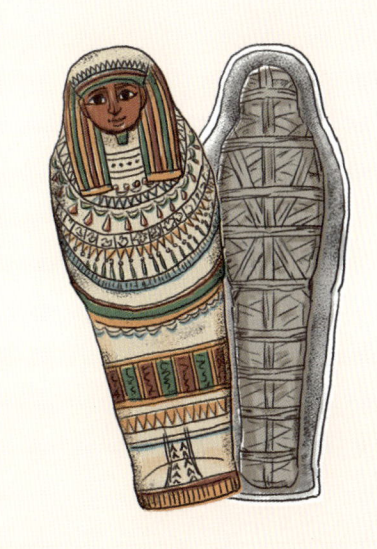

像這樣，在木乃伊製作的每一個環節中都會用到芳香植物。這些植物具備防腐與殺菌作用，使得木乃伊即使經過數千年仍能防止微生物的侵蝕，外觀依舊保存完好。此外，人們相信這些芳香植物也具有為身體增添純淨香氣的意義，以便將其奉獻給神靈。

古代美索不達米亞的儀式

獻給神明的香氣

在古代西亞的神殿和宗教儀式中，香氣具有重要的意義。例如，用焚燒香料產生的煙燻神像的行為，被認為是淨化神像，同時也是向神明奉獻的象徵。在當時，神像被視為神明的真身，人們相信神明居住在由人類建造的神殿中，食用人類供奉的食物，嗅聞人類焚燒的香氣來生活。

此外，焚燒香料產生的煙霧還被認為能淨化人體，驅除帶來災厄的各種不祥之物。

在亞述和巴比倫尼亞，人們為了宗教儀式、治療疾病、驅逐惡靈等，會在神前焚燒雪松、菖蒲、絲柏等植物進行祈禱。在巴比倫尼亞的遺跡中，發現了寫有這些活動的泥板。此外，相傳歷代的國王在生病後，都有掛香爐和松木火炬來淨化住所的習慣。

位於伊拉克中部的亞述遺址中，曾發掘出約西元前 2500 年的神殿，同時還出土了模擬祈禱的男女人物像，以及擺放著香爐臺的祭壇。

瑣羅亞斯德教和香料

用來焚燒的香料與樹木

西元前 1000 年左右成立的瑣羅亞斯德教（祆教），一度成為波斯的國教。將火、水、空氣、土等視為神聖之物，舉行各種宗教儀式，尤其重視對火的儀式。根據聖典《阿維斯陀》記載，人們會將去除樹皮後乾燥的柴薪、葉片的香料、動物脂肪的小塊奉獻於燃燒的火焰之中，並在每日 3 次的祈禱時供奉薪材與香料。

此外，在西元前 6 世紀左右出土的小雕像中，有一座手中持有幾根小樹枝的瑣羅亞斯德教祭司像。這些樹枝被稱為「香脂」，具有芳香氣味，而祭司所持的樹枝數量則根據儀式內容而定。

在葬禮中，遺體會交由禿鷹等食肉鳥類啄食，這種儀式稱為「鳥葬」，並規定過程中要用 4 種香氣來淨化穢氣。這些香料被認為是白檀、安息香、沉香與石榴。

正教會和吊爐

象徵祈禱與敬意的香氣

在基督教教派之一的東正教中，保有從舊約聖經時代延續下來的傳統——焚香儀式（香爐儀式）的習俗。在婚禮、葬禮、夜間進行的晚禱，以及每週日舉行的重要聖體禮儀等多種場合中，都會使用香爐。

執行香爐儀式的是主教、司祭、輔祭等人，他們會將乳香等香料放入用長鏈垂吊的吊爐中燃燒。

這項儀式象徵著敬畏與祈禱，同時也包含了對神所創造的人類內在神性表示敬意的意涵。因此，香氣不僅送至祭壇、聖體、聖像等敬拜的對象，同時也送達祈禱者身上，人們伴隨著香氣向神祈禱。

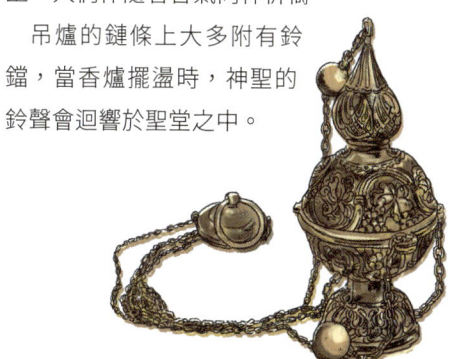

吊爐的鏈條上大多附有鈴鐺，當香爐擺盪時，神聖的鈴聲會迴響於聖堂之中。

日本的儀式和香氣

在大嘗祭與春日祭中使用的大葉釣樟

根據《日本書紀》記載，西元595年，一塊沉香木漂流至淡路島。當地居民將此木當作柴薪燃燒時，散發出極為濃郁的香氣。他們認為這種木頭非常珍貴，遂將其獻給朝廷。這個故事充分展現了香氣在日本也被視為特別的事物。

在天皇繼承皇位時舉行的重要儀式「大嘗祭」中，有一項將沸水倒在用大葉釣樟製成的柴垣柵欄上，藉此產生香氣的儀式。整個會場瀰漫著大葉釣樟的神聖香氣，增添儀式的莊嚴感。

此外，奈良縣的春日大社在每年3月13日會舉行「春日祭」。這場重要的例大祭中，會迎接來自宮中的敕使為國家安泰與人民繁榮祈禱。而在儀式中使用的御榊，也是由大葉釣樟製成的。

植物療法的歷史巡禮

時代權力者著迷的植物

自古以來，植物就被應用於治療與預防疾病、宗教儀式與埋葬死者等各種場合，有時甚至被用作權力的象徵。以下將逐位介紹歷史上的權力者所著迷的植物。

亞歷山大三世
（西元前356年～西元前323年）

追求香料的戰術天才

　　古馬其頓王國的亞歷山大三世（亞歷山大大帝），他在短短約10年間就建立了從希臘延伸到北印度的大帝國，因此被稱為「戰術天才」。

　　他對香料的喜愛也廣為人知，經常焚燒乳香和沒藥。他不斷東征的原因之一，就是因為他的家庭教師亞里斯多德曾勸告他：「在征服盛產香料的示巴王國之前，必須節約使用乳香」。

　　亞歷山大三世親自遠征渴望獲得的香料，除了乳香和沒藥之外，還包括胡椒、丁香、肉桂、肉豆蔻等香料，以及麝香、靈貓香等以動物分泌物為原料的香料，這些全都是極為昂貴的高價品。

克麗奧佩脫拉七世
（西元前69年～西元前30年）

用香氣迷倒眾生的女王

　　埃及托勒密王朝的末代女王克麗奧佩脫拉七世，是一位善於交際，兼具教養與品格的迷人女性。

　　她全身塗抹昂貴的香料與香油、浸泡在飄浮著玫瑰和素馨的浴池中、偏愛麝香和靈貓香等濃郁的動物性香料，甚至連羅馬帝國的英雄尤利烏斯·凱撒（Julius Caesar）和馬克·安東尼皆為之傾倒。

　　據說有次她乘船時，除了自己，連船帆和船員都沾染了香氣，加上數座香爐持續散發香氣，使周圍的人都為之陶醉。

　　此外，在她舉辦的晚宴上，會場地面鋪滿足以淹沒腳踝的玫瑰花，藉此向受邀的軍官們展示她的權威。她巧妙地運用植物香氣的力量，在政治和外交上也取得成功。

尼祿
（37年～68年）

異常消耗香料的皇帝

羅馬帝國第5代皇帝以「暴君尼祿」之名廣為人知，但他其實也有感性豐富的一面，熱愛藝術與植物。

其中尤其鍾愛玫瑰，據說在宮殿中他只要一聲令下，天花板就會打開，並灑下玫瑰花瓣和玫瑰水。此外，當他的妻子波培婭去世時，葬禮上使用了大量的香料與香油，這些用量甚至超過當時供應羅馬香料的阿拉伯地區一整年的產量。

不僅尼祿，歷代羅馬皇帝對香料的喜愛都近乎瘋狂，甚至有傳言指出他們為了購買香料，在短時間內花費大量的白銀，成為削弱羅馬帝國國力的一大原因。

埃拉加巴盧斯
（203年左右～222年）

執著於玫瑰的惡名昭彰皇帝

羅馬帝國第23任皇帝埃拉加巴盧斯以荒唐行徑而著稱，甚至被評為「羅馬帝國史上最兇惡的皇帝」。他對玫瑰的迷戀更是出名，喝玫瑰酒、泡玫瑰水浴，甚至在生病時下令在藥物中加入玫瑰。

此外，在p.73介紹的畫作《埃拉加巴盧斯的玫瑰》中，也描繪出了廣為人知的宴會軼事。據說他曾經將數噸玫瑰花瓣一次傾倒在受邀賓客的頭上，致使他們窒息而亡，並將此視為娛樂。這無疑是具體展現他荒誕行徑的經典寫照。

楊貴妃
（719年～756年）

香氣環繞的傾國美人

楊貴妃是唐朝皇帝玄宗的愛妃，因玄宗皇帝對她過度寵愛而疏忽國政，最終引發戰亂，故有「傾國美人」之稱。

她有許多與香氣相關的逸事。例如，她喜愛被稱為芳香水果的荔枝、覲見皇帝時會在口中含著沉香或丁香等香料。

據說，玄宗在冊封她為貴妃數年後，曾贈送她一個香袋。袋中裝有龍腦樹的樹脂結晶龍腦、動物性香料麝香，以及多種香料的混合物。

她在成為貴妃約10年後，因為在「安史之亂」這場戰爭中被認為是國難的根源而遭到處刑。勉強倖存下來的玄宗，命人將她的遺體運往長安厚葬。當時，他看到曾經送給她的香袋還留在遺體旁，為此悲痛不已。後來在改葬時，打開棺木還飄散出龍腦的香氣。

伊莉莎白
（1305 年～ 1380 年）

手持返老還童水的皇后

　　以迷迭香浸泡於酒精中的「匈牙利之水」是歷史悠久的芳香水之一，數百年來持續被使用。其起源據說與匈牙利皇后伊莉莎白有關。

　　傳說她在 70 歲時，因身體麻痺般的疼痛而苦惱。一位隱士（也有說是修道士或煉金術士）獻上了用迷迭香、玫瑰、薄荷等浸泡在酒精中製成的化妝水。皇后經常使用這種水，不僅緩解了疼痛，還恢復青春，容貌更加出眾，甚至被波蘭國王求婚。

　　雖然這僅是傳說，但匈牙利之水的配方中，包含有助於緊緻肌膚與保養毛孔的植物成分。

亨利八世
（1491 年～ 1547 年）
伊莉莎白一世
（1533 年～ 1603 年）

著迷於香料與園藝的父女

　　被譽為英格蘭黃金時代的女王伊莉莎白一世非常喜愛香料，愛用從義大利與法國進口的玫瑰水、玫瑰粉、乾香水，並穿戴浸有香水的皮革斗篷與鞋子。

　　她的父親亨利八世同樣對香料情有獨鍾，常使用由玫瑰和麝香等混合的濃郁香氣。此外，他對於庭園造景也傾注了非比尋常的熱情。

　　亨利八世在他的官邸漢普頓宮建造了嶄新的廣大庭園。後來建造的無雙宮，深受其女兒伊莉莎白一世的喜愛，將其作為別墅，並在精心整修的花園中賞花及狩獵。

凱薩琳・德・麥地奇
（1519 年～ 1589 年）

將香料推廣至法國的王后

　　凱薩琳・德・麥第奇（Catherine de Médicis）出身於佛羅倫斯富豪梅第奇家族。1533 年，當她 14 歲嫁往法國時，不僅帶著鉅額的嫁妝，並讓喜愛的調香師和化妝品技術專家同行。

　　她將浸透香水的「香氛手套」帶入法國，並在宮廷內掀起了一股流行風潮。在那個時代，上流階級的淑女們出門時習慣配戴鞣製皮革手套，但許多人在意其獨特的氣味，於是添加了動物香料來掩蓋異味。

　　丈夫亨利二世國王去世後，凱薩琳奪回了曾被愛妾占有的舍農索城堡，並打造新的庭園。她在這裡燃放煙火，利用圍繞庭園的河川舉行水上表演。甚至她還將財產投入楓丹白露宮的庭園，建造了動物園與乳製品工場。

在缺乏愛情滋潤的情況下丈夫便早逝的她，或許是透過香料與庭園來彰顯自己的存在感，藉此維持身分認同。

瑪麗・安東妮
（1755年～1793年）

沉浸於花香中的皇后

法王路易十六的妻子瑪麗・安東妮曾隨侍專屬的調香師，並擁有一座用來調製專屬香水的專用花園。

當時的宮廷主要使用動物性香料等成分製成的濃烈香水，但她卻偏愛菫、玫瑰等植物製成的香氣，帶動了花香調香水的流行風潮。

這樣的奢華品味也體現在化妝品與服飾上，最終對法國國內財政造成沉重負擔，引發民眾的反感。

拿破崙一世
（1769年～1821年）

愛用古龍水的皇帝

法國皇帝拿破崙以潔癖聞名，大量使用肥皂與古龍水。據說他偏愛基調為柑橘或香辛料氣味的肥皂，還喜歡使用橙花精（Neroli）香皂。他尤其熱衷於大量噴灑清淡的古龍水。

另一方面，皇后約瑟芬則喜歡充滿異國風情且濃烈的動物性香水，她的化妝室總是充滿著濃厚的香氣，以至於拿破崙經常抱怨。

日本的權力者

選中者所鍾愛的香木

奈良與平安時代的重要寶物皆收藏於正倉院。對當時的最高權力者們來說，正倉院的寶物是既具吸引力又特別的存在。正倉院的門只有在天皇的「勅封」許可下才能打開，而能夠打開正倉院的門，意味著自己是這個國家的最高權力者。

歷史上有多位權力者曾開啟正倉院的門，有時甚至取走寶物。其中一例是高貴的香木「蘭奢待」。據記載，足利義政、織田信長、明治天皇都曾切取過一部分。

此外，這塊香木上留有不同年代被切割過共約50次的痕跡，據說足利義滿及其子義良可能也曾切取過。

無論在哪個國度或時代，擁有特殊身分地位的人，想要利用香氣作為權力的象徵，或是發揮鼓舞士氣的作用，或許是全世界共通的價值觀。

戰火中的療癒植物

植物療法的歷史巡禮

在戰火紛飛之際，植物療法為無數傷患帶來療癒契機。
此外，戰爭導致大量人員與物資的流動，
使得文化與技術跨越國界進行傳播，
其中也包含了許多與植物療法相關的香草與香辛料。

★ 治療戰士傷口的歐蓍草 ★

英雄阿基里斯的藥草

歐蓍草經常在植物療法中用作精油和香草。這種植物的學名是 *Achillea millefolium*。據說希臘神話中的英雄阿基里斯曾用它來治療受傷的戰士，因此以他的名字命名為「Achillea」，這個故事也被記載在老普林尼（p.136）的《博物誌》中。

> 「Achilleus 發現了一種能治療傷口的植物，因此這些植物被稱為 Achilleos（意指各種被認為能治療傷口的植物）。據說，他用這種植物治癒了忒勒福斯。」
> 《老普林尼的博物誌：植物篇》（老普林尼著、大槻真一郎編、八坂書房、1994 年、p.317, 318）

「Achilleus」指的是英雄阿基里斯，而「Achilleos」則是指能用來治療傷口的植物。忒勒福斯是被阿基里斯追擊而受傷的一位國王，據說後來阿基里斯用這種植物替他療傷。

歐蓍草自古以來被廣泛用作止血藥，被認為是一種可以治療劍或匕首造成之各種傷口的植物。如今，在芳香療法與香草療法中，歐蓍草除了用於傷口護理外，還廣泛應用於皮膚的抗炎、肌肉與關節的護理，以及消化系統與呼吸系統的養護。

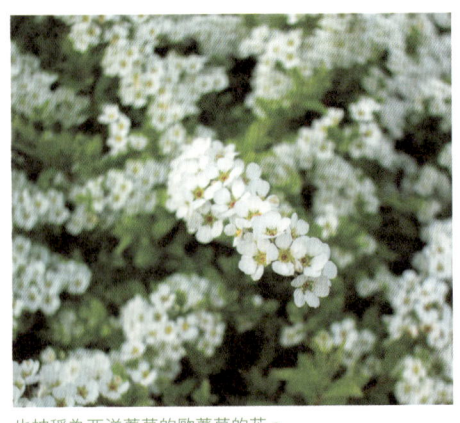

也被稱為西洋蓍草的歐蓍草的花。

軍醫珍・瓦涅和精油

使用茶樹精油與薰衣草精油的治療

珍・瓦涅（p.200）持續從化學角度研究精油，被稱為「芳療之父」。他在第二次世界大戰期間擔任外科醫生助手，為傷者進行治療。

自 1950 年起，他被派往印度支那戰爭擔任軍醫，在艱困的戰況中，對前線送來的許多戰傷者使用茶樹與薰衣草等精油，成功改善了傷勢和感染。

戰後他也活用這些經驗，基於臨床與化學的觀點，繼續進行研究，使精油能夠在醫療領域與其他治療方法或藥物結合使用。

十字軍帶來的植物

香辛料、香料、大馬士革玫瑰等的流入

自 1096 年第一次東征以來，12～13 世紀期間，十字軍多次被派往中東。他們是由歐洲的基督徒所組成，目標是從伊斯蘭勢力手中奪回聖地。

在第 1 次東征時，阿拉伯醫學與歐洲醫學有著天壤之別。阿拉伯醫學透過香草療法與飲食療法等來治療症狀，而歐洲醫學主要採用把血液排出體外的放血療法與祈禱驅邪等方法。十字軍士兵們親眼目睹了阿拉伯國家遠超過自己國家的技術、知識與文化，感到極為震驚。

雖然十字軍東征並未達成軍事目標，但卻促成文化與技術的交流。

例如，胡椒、丁香、肉桂、洋茴香等香辛料被引入；無花果、椰棗、扁桃仁、檸檬、橘子等也逐漸出現在歐洲的餐桌上。此外，阿拉伯半島的乳香和沒藥等香料，以及玫瑰水等芳香蒸餾水也被帶回歐洲。

如今，玫瑰水與玫瑰精油大多取自一種名為「大馬士革玫瑰」的品種，這種玫瑰正是由十字軍士兵從敘利亞古都大馬士革傳入西歐的。

此外，為了治療因十字軍東征受傷而歸國的士兵，歐洲的外科技術也得到了提升。

西班牙戰爭

尋找香辛料的產地

因戰爭而被帶到歐洲的香辛料，諷刺的是，反倒成為引發新戰爭的導火線。

16世紀時，歐洲的香辛料變得相對容易取得，甚至在平民之間也大量消費。然而，胡椒、丁香、肉荳蔻等部分香辛料，只在印度和印尼周邊的部分地區生產，因此歐洲各國圍繞這些地區展開了爭奪戰。特別是在16～17世紀期間，葡萄牙、西班牙、荷蘭、英國等國的攻防愈發激烈。

然而，這場持續了100年以上的領土爭奪戰，卻因法國的意外策略逐漸平息。法國並未直接掠奪香辛料的產地，而是從生長地偷取香料的苗木，將其移植到法國的殖民地種植。之後，英國也採取了相同的策略。

就這樣，隨著香辛料的產地逐漸擴大，領土爭奪的意義逐漸減弱，香辛料戰爭自然地迎來了終點。

用園藝療法進行戰後護理

有益於身心復健的園藝

園藝療法（p.42）也是因戰爭而受到關注並有所發展的其中之一。

美國在第二次世界大戰結束後，為了協助傷殘軍人重返社會，做出了各種努力。其中，將園藝作為職能療法的一部分取得了顯著的成果。此後，許多退伍軍人醫院開始實施園藝療法計劃。

例如，在加州的長灘退伍軍人醫院，為了協助戰前務農的人們重返職場，治療師改良了農具以利於復健使用。志願者們也努力讓退伍軍人更容易參與各種與植物和庭園相關的專案，使園藝療法的認知度大幅提升。

1950年左右，被譽為「復健醫學之父」的霍華德‧魯斯克醫師（Howard Rusk）成立了全球首座復健專門機構，使參加第二次世界大戰的士兵們受益。後來還設置了溫室，將園藝融入治療流程中。

戰爭與作為食材的香草

第二次世界大戰與飲食文化

士兵們在被派往海外時，接觸到不同的飲食文化，逐漸培養出新的口味。無論是敵國的料理，還是從盟軍士兵間學到的食材和食譜，他們都帶回了自己的國家。

第二次世界大戰期間，來自美國東北部新英格蘭的士兵們第一次接觸到源於德州的燒烤料理和具有墨西哥風味的料理，香草和香辛料也隨之傳開。歐洲士兵學會了美國料理，而美國士兵則在義大利嘗到了披薩，回國後還將乾奧勒岡引入了美國的餐桌。

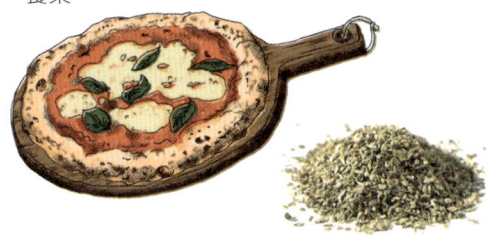

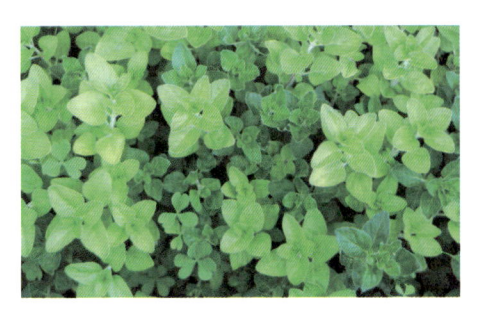

第二次世界大戰結束後，各國曾生產戰鬥機的工廠轉而生產汽車和客機，使得國內外的旅客增加了。隨著越來越多的人嘗試在家鄉重現旅行中的美食，並在觀光地提供地方美食，香草和香辛料的進出口也隨之蓬勃發展。

越戰與香草

1960年代的美國，反越戰的年輕人興起了回歸自然運動，反戰意識使他們關注東南亞的文化和飲食，並因對印度哲學和佛教的興趣而對異國料理產生了關心。

越戰結束後，隨著難民等群體從越南移居美國，有些人為了提供家鄉的味道而開設餐廳。由於有些草藥在美國是買不到的，因此改用當地的香草替代並調整烹飪方式，逐漸發展出新的越南料理。

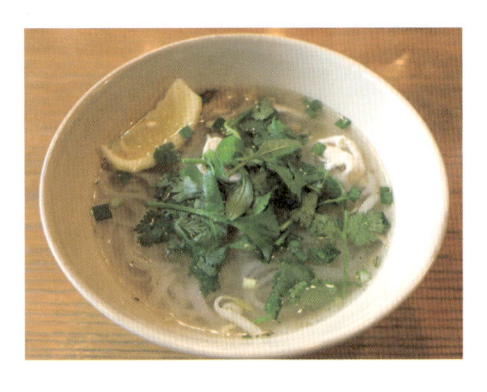

就這樣，這些原本不太熟悉、使用了香草與香辛料的異國料理開始普及，並逐漸融入當地的飲食文化。

107

對抗瘟疫的植物療法

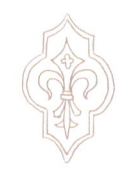

在人類歷史中，瘟疫一直威脅著人類社會的存續。
抗生素與合成抗菌劑的出現是比較近期的事，
在此之前，人類自古以來就善於利用植物來對抗疾病。
底下將介紹植物療法對抗瘟疫的相關應用。

植物療法的歷史巡禮

★ 藥草對抗鼠疫的防護對策 ★

襲擊歐洲的「黑死病」

鼠疫曾是一種奪去超過半數患者生命的致命疾病。人類至少經歷過 3 次鼠疫的全球大流行（Pandemic），而每次流行的周期甚至持續了數個世紀。

其中，在 14 世紀左右～ 18 世紀左右橫掃整個歐洲的鼠疫，由於感染後腫脹的皮膚會變黑，因此被稱為「黑死病」。據估計，這次疫情導致歐洲超過 3 成的人口死亡。在瘟疫發生之前，歐洲已因人口增加而導致連續幾年的農作物歉收，飢荒頻繁。再加上治安惡化、人們的免疫力下降，鼠疫迅速席捲整個歐洲社會。

人們對此未知疾病束手無策，城市到處都是屍體，被焦慮折磨的人們認為應該透過懲罰罪魁禍首來解決問題，於是開始懷疑被認為是女巫的人、異教徒、外國人、妓女等。他們被活活燒死或被毆打致死。

使用藥草的防護衣

為了打破這種情況，與鼠疫奮戰的醫生、神職人員和護理人員們，穿著專用的防護衣進行診察和治療。他們用寬邊的帽子保護頭部，而上蠟的褲子和斗篷則可抵禦危險的微粒。突出的喙狀面罩可放入藥草，以保護自己免於吸入可能引起鼠疫的污濁空氣。例如，面罩裡放入了玫瑰和康乃馨等乾燥花、薄荷等香草、香辛料、樟腦、泡了醋的海綿等。手套也浸透香味，以幫助淨化空氣。

市民們的香草活用法

自我保護的芳香植物

市民們也利用各種方法進行自我防護。

◎燻蒸與煙草

自古希臘醫師希波克拉底（p.130）的時代起，人們便認為疾病是接觸腐敗的水或污染的空氣而引起的，這種觀念一直延續到了中世紀歐洲。鼠疫被認為是由於城市內瀰漫的惡臭引發的，因此開始實施針對惡臭的衛生政策，例如關閉屠宰場、迅速埋葬屍體等。此外，人們也會進行燻燒香草和芳香樹脂等來淨化空氣的「燻蒸」，使用的有乳香與安息香等。

從1500年代中葉以後，倫敦開始在城內焚燒芳香植物、木材和木炭來防範鼠疫。1665年大流行期間，曾下令晚上8點在城內焚火，並且每隔12小時重複一次。當時，人們認為松木等能釋放強烈氣味的木材效果最佳。此外，基於「煙能驅走死神」的宗教信念，人們也會在在受污染的房間內焚燒含樹脂的木炭。

出於同樣的想法，透過點燃植物產生煙霧的煙草也被認為是驅離瘟疫的物品，據說連孩童都被鼓勵吸食煙草。

◎香丸

配戴被稱為 Pomander 的香丸也是一種防疫方法。最初，人們會戴上由乳香、肉荳蔻、具有動物性香料的龍涎香和其他香草揉成的小圓球，或是用掏空的橘子裝滿芳香油、香草、香辛料的香丸。

漸漸地，更奢華的香丸也被製作出來，用金、銀或象牙製成的豪華容器，填入香草、香辛料等香料。經常盛裝打扮的王室貴族們將其作為珠寶配戴，在預防感染的同時也用於掩蓋體味。

由於一般人買不起這樣的高級品，他們就用手工製作的香丸，或是容器中裝有香草和香辛料的香氛乾燥花來預防。

◎撒播香草（Strewing Herbs）

中世紀的英國，幾乎沒有洗澡的習慣，且下水道系統尚未發展完善，導致城鎮裡瀰漫著惡臭。當時人們的衛生觀念也較低，街道上散亂著腐爛的肉類和魚類殘渣及垃圾。因此，為了防止瘟疫蔓延並減少惡臭，人們會定期將芳香的香草或花卉撒在家中的地板或街道上，這種做法稱為「撒播香草」。

撒播的植物吸附各種髒污與垃圾，當人們走在上面時，會散發出令人愉悅的氣味。有些香草還可以驅除害蟲和老鼠，在無形之中也幫助減少了瘟疫的傳播。迷迭香、薰衣草、羅勒、洋甘菊、檸檬香蜂草、鼠尾草等尤其受到重視。

市民們是自己撒播野生的香草，而王室裡則有一種名為「香草撒播師」的專門職業，負責收集香氣特別濃郁的香草，將其撒在城堡的地板上，並在香氣散盡或任務結束後立即清理乾淨。

香草蒸餾酒

　　中世紀的修道院開始釀造加入香草與香辛料的藥草酒「利口酒」，可以緩解鼠疫患者的痛苦，被視為珍貴藥物。

　　許多配方都是由能夠接觸到拉丁文獻、能夠學習蒸餾藝術的僧侶們所開發，創造出用杜松子添加香味的琴酒、薰衣草水和檸檬香蜂草水等各式種類。

四賊醋

　　在與鼠疫相關的諸多傳說中，有一個關於「四名盜賊」的故事流傳甚廣。據說17世紀南法鼠疫流行期間，有一群盜賊專門竊取死者的金銀財寶。然而，儘管他們與染疫者接觸，卻沒有受到感染。後來人們發現是因為他們使用了浸泡有鼠尾草、丁香、迷迭香等的香草醋來預防感染。

　　這個配方被稱為「四賊醋」，並作為一種感染預防方法而逐漸流傳開來。由於鼠疫大多是經由跳蚤傳播，而這些香草具有驅蟲作用，因此被認為是免於感染的原因之一。

瘟疫造成的影響

　　鼠疫對社會產生了巨大的影響，改變了人們的價值觀、人際關係、經濟、政治與宗教等各個層面。雖然也促使後世制定了公共衛生政策與加強海上檢疫，但同時也導致孤兒、貧困家庭與失業者激增。

　　病因和治療方法在疫情消退後仍然不明，使人們仍對鼠疫心存恐懼。直到19世紀，這些症狀的原因和治療方法才逐漸明朗化。這要歸功於稍後會提到的路易·巴斯德（Louis Pasteur）與羅伯·柯霍（Robert Koch）等人對微生物進的深入研究。

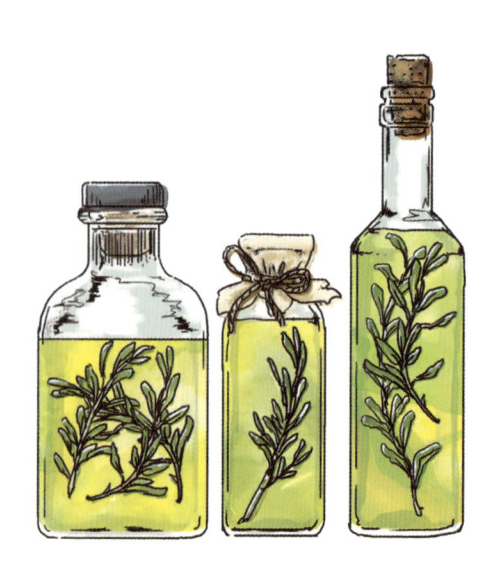

大航海時代的壞血病

拯救船員們的柑橘類

15世紀開始的大航海時代,許多水手感染了「壞血病」,儘管不是瘟疫,仍導致許多人死亡。如今,這是一種可以透過改善飲食、補充維生素來對抗的疾病,但在過去,可能會出現虛弱、牙齦出血、全身疼痛、下半身瘀青等症狀,若未及時治療,最終可能衰弱致死。病因是嚴重缺乏維生素C。

在大航海時代,在船上待了幾個月的水手們吃的是乾糧和醃製食品等保存食,這些食品明顯都缺乏維生素。隨著壞血病導致大量水手死亡,因而被稱為「水手病」。

18世紀中葉,英國海軍的船醫詹姆斯·林德(James Lind)對患有壞血病的水手進行了不同飲食方案的比較實驗。結果顯示,食用橘子和檸檬等柑橘類的患者恢復得最快且最明顯。他透過著作發表了此項研究成果,但直到40多年後才得到英國海軍本部的認可。

此後,水手在航行2週後必須每天攝取混合了糖和檸檬汁的食品。這一措施大大減少了壞血病患者的數量,壞血病逐漸成為歷史。

儘管如此,要釐清壞血病的機制及其與維生素C的關係,仍花費了與研究鼠疫一樣長的時間。

尋找病因和藥物

傳染病的真面目

長期以來,人類利用植物來治療和預防疾病。這是個不斷嘗試和修正錯誤的過程。

然而,進入19世紀後,路易·巴斯德與羅伯·柯霍等研究者致力於微生物學的研究,並證實傳染病是由特定病原體引起的。

這些研究,徹底改變了「疾病是由腐敗的水或空氣所引起」的觀念。

1894年,北里柴三郎與亞歷山大·耶爾森(Alexandre Yersin)幾乎同時發現了鼠疫桿菌,從而使相關的藥物研究正式展開。也因此,源自植物的生藥,逐漸被抗生素和合成抗菌劑所取代。

養生學的歷史

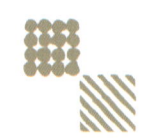

「養生」是指為了保持身心健康而養精蓄銳，
給生活帶來滋潤，啟動人體與生俱來的自然治癒力。
同時也涵蓋了從日常的用心到生活的智慧等自我的身心護理。
在此將介紹東西方的養生學，以及各地區的歷史發展。

植物療法的歷史巡禮

中國的養生學

莊子《莊子》

在中國，從戰國時代到後漢時期，許多思想家和醫學家研究了關於養生的理論與方法。

其中，具代表性的經典著作是《莊子》。現存的《莊子》33篇中有多處論及養生，並提出透過調整呼吸、避免身心過度消耗來「以靜養生」。此外，書中也批判過分執著於身體健康與長壽的觀念，提倡不被喜怒哀樂所左右、不執著於自我，順應自然生活的重要性。

此書不僅身體也重視精神的養生，對中國醫學經典《黃帝內經》及後來的日本養生學也產生了影響。

《黃帝內經》

現存中國最早的系統化醫學理論書《黃帝內經》，至今仍是中國醫學的核心文獻之一。

當中有非常多關於養生的記載，據說最早出現「未病」一詞的也是這本書。「聖人不治已病治未病」，即窮其道者並不是治療已經發生的病，而是事先便加以預防。這正是養生思想的基本態度。

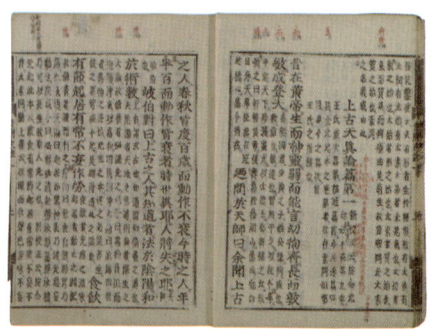

《重廣補注黃帝內經素問 24 卷》
（京都大學附屬圖書館收藏）部分

《神農本草經》

在悠久的中國醫藥史中，最早的藥學專著被認為是《神農本草經》。

該書將365種藥物分為上、中、下三品，並將預防疾病的藥物列為上品，治療疾病的藥物列為下品，以突顯養生的重要性。

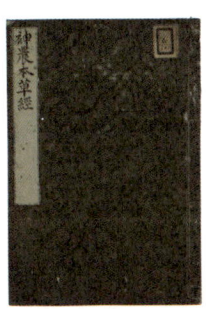

用來維持健康的「上藥」中，包括了甘草、人參、胡麻等這些至今仍廣泛應用於漢方中的植物及健康食品。

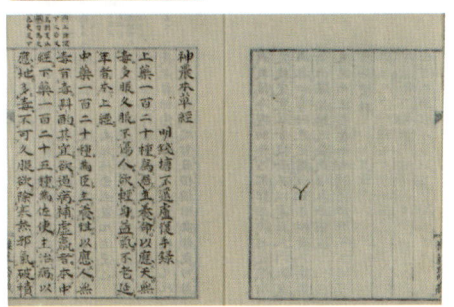

上、下／《神農本草經》（京都大學附屬圖書館收藏）部分

葛洪《抱朴子》

葛洪是對中國三大宗教之一道教的發展有重大貢獻的人物，在4世紀初完成了《抱朴子》一書。書中記錄了養生的理論與實踐、長生不老藥的製作方法、修行的方法等，為養生學提供了理論基礎。

他詳細地寫了成為長生不老仙人之靈藥的食譜，比如把黃金浸泡在豬油和醋中等。材料多以礦物為主，植物則僅限於少數幾種。該理論的理論基礎是，植物是有生命的，即使攝入體內也無法達到不死。雖然如今這些想法看似荒誕無稽，但另一方面，他也介紹了似乎能直接應用於現代人生活的養生方法。

例如，他提倡不吃米、麥、粟、黍、豆類等五穀的「辟穀」，持續一段時間狀態會變好，也會節約伙食費。此外，現在呼吸法也很重視的「丹田」概念也是葛洪所創，一邊意識到能量中樞丹田一邊進行呼吸，對於獲得長生不老的肉體也是很重要的。

西方的養生學

《希波克拉底全集》

西元前460年左右，希波克拉底（p.130）出生於古希臘的科斯島。在那個疾病與迷信的咒術密切關聯的時代，他以理性為基礎，用合理、科學的角度來看待醫學，並宣揚環境、飲食和生活習慣對健康具有重大影響。

約70篇的《希波克拉底全集》，詳細記載了飲食、睡眠、休息、沐浴、運動等養

生方法，並建議根據春夏秋冬的季節變化來進行，以了解當下身體的狀態，從而掌握疾病的徵兆。書中也有關於草藥的記載，例如列舉出了普列薄荷、馬郁蘭、香薄荷、百里香等能溫暖身體的植物。

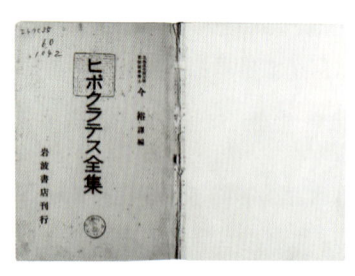

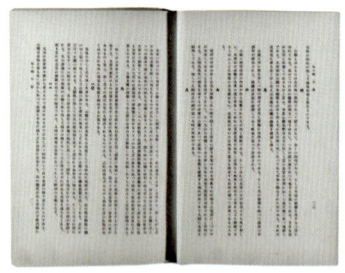

上、下／今裕 譯編《希波克拉底全集》，岩波書店，昭和6年。國立國會圖書館數位典藏 https://dl.ndl.go.jp/pid/1051763 （參照 2023-10-25）

伊本・巴特蘭《健康表》

11世紀初，伊拉克醫師伊本・巴特蘭（Ibn Butlan）以巴格達學到的醫學為基礎，撰寫了關於健康的文獻《健康表（Taqwim al-sihha）》。這本書非常受歡迎，後來從阿拉伯語被翻譯成拉丁語，並以附有精美插圖的手抄本《健康全書》發表。

此文獻將各種植物的特性，分類成溫暖身體或冷卻身體、分泌體液或排出體液，並將其數值化後記錄下來。比如馬郁蘭是

「熱性3、乾性3」，因此建議在秋冬季節或寒冷地區使用，適合體質偏寒濕的人，對胃部及大腦的寒冷症狀也有幫助。

此外，書中還列出了獲取健康應該重視的6項要點：適度的飲食與飲品、新鮮的空氣、運動與休息、睡眠與清醒、體液的分泌與排泄、情緒的控制。這些養生法，也被稍後將提到的《薩勒諾醫學院養生之道》繼承。

《薩勒諾醫學院養生之道》

阿拉伯國家的科學、數學、醫學和文化等，在11世紀末左右隨著十字軍的東征傳入西歐，並在義大利創立了「薩勒諾醫學院」。

該學院的教師們共同編寫了關於衛生學的教材《薩勒諾醫學院養生之道》。全篇以拉丁語的韻律詩形式撰寫，旨在讓人們能以朗讀方式記住關於生活習慣的注意事項及養生法等，並將其活用於日常生活。

序言中提到了「愉快的心情、休息與適度的飲食將成為你的良醫」這句健康指南，並用簡單的話語清楚解說為此應該做的事情。書中還記載了茴香、洋茴香、薄荷、薰衣草、神香草、芸香等許多關於香草的內容，並詳細描述了各自的作用。

此外，書中還可看到體液學說、飲食建議、四季養生法等與希波克拉底的養生法重疊的健康指南，也是其特徵。

後來被翻譯成英語、義大利語、法語等多國語言，並多次再版而廣為人知。

日本的養生學

丹波康賴《醫心方》

在日本，自古以來以藥草為中心的經驗療法及養生法便被代代傳承下來。雖然「養生」概念的具體形成時期不明，但《古事記》與《日本書紀》中都記載了植物來源的生藥及其使用方法。隨後，隨著遣隋使與遣唐使的派遣，大陸文化及醫書等也被引進日本，中國醫學得以系統化地傳播。

丹波康賴於 984 年向朝廷獻上的《醫心方》，是現存日本最早的醫學書籍。此書廣泛檢證隋唐時期超過 200 本醫書，將其整理成 30 卷的醫學大全。書中記載了大量關於養生的內容，在正確將中國成立的養生學普及到日本上發揮了重要的作用。

《醫心方》中，清楚整理了自《莊子》時代開始提倡的養生法及日常生活中的注意事項等。此書的引用非常正確，甚至能確認在中國已經失傳的醫書或養生書的內容，因而成為一部非常珍貴的文獻。

全書 30 卷中的第 26 卷，記述了關於長生不老及返老還童的方法，收集了「成為美人的方法」、「改善體味的處方」、「避寒驅暑的方法」等針對人類多種願望的處方，追求現世利益的內容。

處方中記載了許多植物來源的生藥，其中還包括《神農本草經》中歸類為「上藥」的成分。在「成為美人的方法」一章中，介紹了 10 種以上的處方，其中 1 個如下：

> 潔白肌膚的處方。
> 瓜瓣　三分
> 桃花　四分
> 橘皮　一分
> 白芷　二分
> 蘗米　二分
>
> 《醫心方　卷二十六：仙道篇》（丹波康賴著、慎佐知子全譯精解、筑摩書房、1994 年、p.73, 74）

瓜瓣指的是葫蘆科冬瓜的種子，桃花是桃樹的花，橘皮是芸香科的果皮乾燥而成，白芷是繖形科植物的根，蘗米則是稻米的芽。將所有材料篩過後與蜂蜜混合，製成

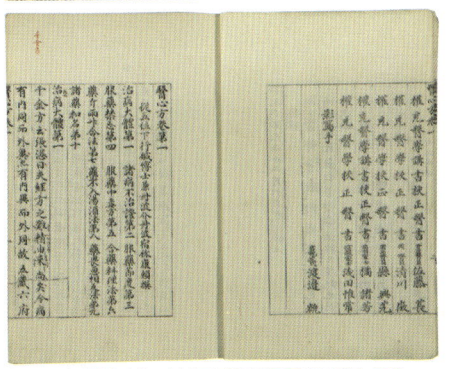

上、下／《醫心方》（京都大學附屬圖書館收藏）部分

直徑約 6 毫米的大小，每天 3 次配酒服用 5 粒。雖然是一個難度很高的處方，但是要在 100 天內得到美麗的雪白肌膚，這麼多的努力是必要的。

其他還有「變聰明的處方」及「致富的方法」等，甚至還記載了在大門內挖約 1 公尺深的土，再埋入約 1.5 公斤李子樹的灰，即可讓財富增加 100 倍等求神保佑的配方。

第 27 卷中記載了達到身心健康的方法，詳細描述了呼吸法、四季養生法、運動與休息、服裝與居住環境、生活智慧等，涵蓋了與前面提到的《希波克拉底全集》、《健康表》、《薩勒諾醫學院養生之道》中的健康指南相同的主題，頗有意思。

《醫心方》可說是總括古代至中世紀初期的中國醫學及養生論的最後文獻，此後，日本的養生學逐漸過渡到由禪宗僧侶實踐並留下記錄的時代。

榮西《喫茶養生記》

在日本，從鎌倉時代到戰國時代約 400 年間，幾乎沒有養生學的著作。造成這種情況的原因有很多種，這可能與武家社會中作為養生思想基礎的「長生不老」的願望逐漸淡薄有關。

在這樣的背景下寫成的中世紀日本代表性養生學之一，便是榮西的《喫茶養生記》。榮西在 2 次前往宋朝的留學期間修習禪宗，並持續修行，成為臨濟宗的創始人。

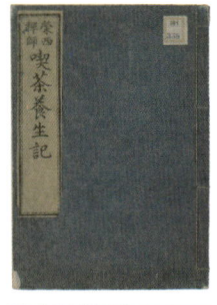

左、下／明庵榮西 記《喫茶養生記 2 卷》，錢屋惣四郎，刊年不詳。國立國會圖書館數位 典 藏 https://dl.ndl.go.jp/pid/2535733 （參照 2023-10-27）

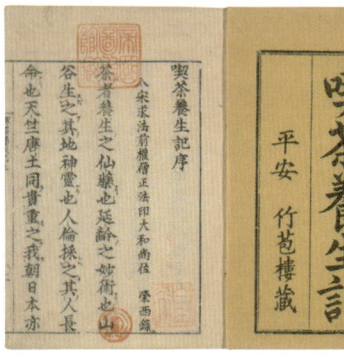

在禪寺中，為了消除打坐時的睡意，逐漸形成了飲用含有大量咖啡因的茶的習慣，並且後來演變為一種儀式。榮西在宋代的禪寺裡接觸到這些習俗，51 歲第 2 次留學歸國時帶回了茶樹種子，並鼓勵各地種植，對茶文化在日本的普及做出了貢獻。

榮西在晚年完成了《喫茶養生記》，全書分為上下兩卷。上卷描述了肝臟、肺臟、心臟、脾臟、腎臟的特性，並指出五臟之中心在於心臟，而茶能強健心臟以預防疾病。此外，還詳細說明了茶的性質、功效、採摘、加工方法等內容，並呼籲醫師深入研究茶的療效。下卷的內容以桑療法居多，介紹了利用桑葉、桑果、桑樹來預防與治療疾病的方法。

榮西認為歸國後立即在日本推廣禪宗還

為時過早，因此先解釋了茶所具有的功效及其養生法，為禪宗的傳播奠定了基礎。

貝原益軒《養生訓》

到了江戶時代，日本獨自的養生書開始與醫學專書分別出版。這些書籍也具有啟蒙人民健康的特性，也包含了日常生活中的各種注意事項和旅行的防備要點。其中，貝原益軒（p.168）的《養生訓》可說是日本養生書的代表之作。

他在 84 歲時完成這本書，書中反映了他克服自身的虛弱體質，為了健康度過晚年而努力的養生法。他認為珍惜自己的身體是對天地和父母的一種感恩表現，並用每個人都能理解的簡單語言，反覆闡述如何在享受人生的同時保持健康長壽的智慧。

此外，他也非常重視心靈的修養，主張保持心平氣和、抑制憤怒與慾望、減少憂慮、避免讓心靈受苦。他在 50 歲出頭時出版了《頤生輯要》一書，收錄古人關於養生的言論。這本書較偏重於身體的養生，但在約 30 年後完成的《養生訓》也重視心靈的養生，由此可見，在這 30 年間，他意識到了養生的根本在於心靈的狀態。

在這本書中，益軒對藥物使用有詳細的記載。例如，與中國的藥量相比，日本的藥量非常少。原因是，日本人的胃腸比中國人弱、日本的藥物種類少且依賴進口，因此大量服用會增加成本，且醫生也因擔心副作用或藥害而不會多開藥。同時又提到，如果藥量過少，當然會無法發揮療效而無法治癒疾病，因此也記錄了適合日本人的各種藥物劑量和服用方法。

他還提到了香氣的重要性，認為良好的香氣能夠幫助正氣、驅逐邪氣、消除惡臭、去除污穢，並保持精神的安定。他提倡在靜室中焚香靜坐，藉此修養心靈。

他並非一味奉行禁欲，而是主張滿足一定程度的欲望，同時容忍一定程度的奢侈，也就是懂得「適度」而為。在後世的養生學中，有的人會批評這種不徹底性，但益軒始終貫徹應當以和諧的中庸之道來享受人生的理念。

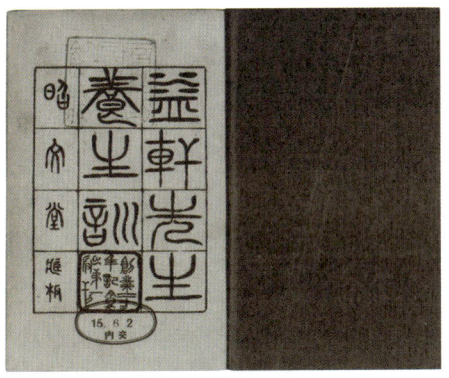

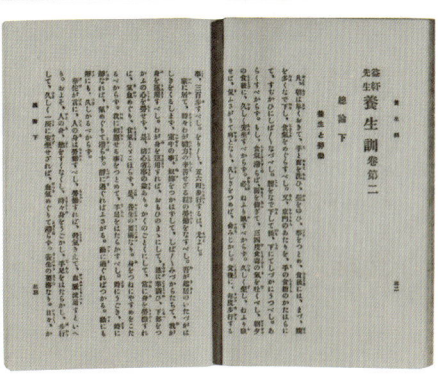

上、下／貝原益軒［原著］等人《益軒先生養生訓》，昭文堂，大正 15 年。國立國會圖書館數位典藏 https://dl.ndl.go.jp/pid/935735（參照 2023-10-27）

117

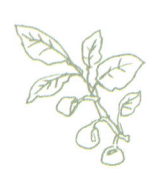

本草書的歷史

植物療法的歷史巡禮

本草學是研究藥用的植物、動物、礦物等自然物，探索其作為藥物之利用價值的學問。
本草書在中國自古以來就被編撰，後來在日本也有記載。
接下來將介紹各個地區中著名的本草書及其歷史。

★ 西洋的本草書 ★

泰奧弗拉斯托斯《植物誌》

泰奧弗拉斯托斯（p.134）在哲學、自然科學、歷史、法律、文學、音樂、政治等廣泛領域皆留下著作，其中占了全部文獻中約3分之2篇幅的巨作，正是《植物誌》和《植物原因論》。

《植物誌》開始撰寫於西元前314年左右。在這本書中，他重視葉、花、果實、根等植物的「部分」，並記載了必須先考察每種植物特有的部分，以及彼此類似的部分。此外，他還徹底觀察植物，並掌握其重要特徵。

例如，他將整個植物界分為喬木、灌木、小灌木、草本，並進一步細分為栽培植物與野生植物。此外，他還將埃及、利比亞、波斯、印度等地區特有的植物進行分類。

像這樣，透過根據形態及環境對植物進行分類，使得「植物的系統化」這一概念得以擴展。

他甚至在晚年仍持續進行增補與修訂，在沒有顯微鏡的時代，完成了令人驚嘆的詳細文獻。

作為了解古代植物、藥草、農業和林業情況的重要資料，《植物誌》至今仍未失去其價值。

老普林尼《博物誌》

古羅馬的博物學家老普林尼（p.136），於西元77年完成了歷史著名的巨作《博物誌》。該書涵蓋植物學、動物學、礦物學、生理學、天文學、地理學等大量的主題，不僅記錄了老普林尼親自見聞和驗證的事物，還參考了眾多文獻，並結合自身思想與觀察，整理出多元的豐富資訊。

在廣泛的主題當中，有關植物及其作用的記載特別多，在全書 37 卷中，「植物篇」占了 8 卷，而「植物藥劑篇」也占了 8 卷。在這 2 篇中，他毫不吝嗇地讚美自然界，追憶著農業國羅馬的美好時代，同時感嘆人們逐漸忘卻對自然的敬畏之心。

雖然大量引用了泰奧弗拉斯托斯《植物誌》的內容，但兩人在對待植物的態度上卻有很大的差異。相較於具有正確且科學的觀察力、試圖捕捉植物所有重要特徵的泰奧弗拉斯托斯，老普林尼則會時不時摻雜迷信或非科學的幻想故事來探討自然界，並坦率地表達對寫作的喜悅以及對社會的批判。具超越時代之客觀性的《植物誌》，和以人類獨特視角面對自然的《博物誌》，兩者都充滿了對植物的敬意，堪稱西方本草書的不朽之作。

迪奧斯科里德斯《藥物誌》

這是在談論西方本草書時不能忽視的文獻之一。迪奧斯科里德斯（p.140）透過醫生的工作走訪各地，與當地的醫生及病患交談，親自收集了大量資料。他徹底觀察與研究以植物為主的藥物，並明確記錄其作用與使用方法。

書中列出的生藥大多為藥草，其中不乏許多現今的芳香療法 (p.26)、香草療法 (p.30)、花精療法 (p.34) 等領域中廣為人知的植物。注重實踐，不按照字母順序或外觀相似性來排列藥草，而是根據用途與使用方式來組織內容，也是本書的特色之一。

這本書後來被製成許多手抄本，並長期作為實用性高的醫藥參考書。據說「只要知道症狀，治療方法都可以在《藥物誌》中找到」。之後約 1500 年間，在歐洲被視為藥學的基本文獻。

中國的本草書

《神農本草經》

中國有「中國醫學的三大古典」，分別是記述醫學理論及針灸療法等的《黃帝內經》、張仲景（p.144）在 3 世紀初所著的醫方書《傷寒雜病論》，以及中國現存最早的藥物學相關專門書《神農本草經》。

其中的《神農本草經》完成於約 1 世紀～2 世紀左右，系統性且全面地整理了藥物學及藥方的知識，奠定了中國藥物學的基礎，為臨床醫學的發展做出了巨大貢獻。關於作者有許多不同的說法，至今尚未定論。

此書收錄了與 1 年天數相符的 365 種藥物，其中植物就占了 250 種以上，如：人參、

芍藥、葛根、扁桃仁等。所有藥物根據藥效及性質分為「上藥」、「中藥」、「下藥」3個等級，各自的區別定義如下：

[上藥]
以預防和維持健康為目的，無毒或毒性弱，可長期服用，共120種。

[中藥]
具有增強體力的強健作用，根據使用方式可分為無毒或有毒，共120種。

[下藥]
用於治療目的，有毒性的占多數，不宜長期服用，共125種。

這種3分類法，被認為是中國藥學史上首次進行的分類。將預防用藥放在上位以示養生的重要性，並而明確指出依賴下藥是最後手段且不可長期服用，這與現代預防醫學的理念也相通。

書中還有系統地描述了藥物調配的比例，記載了多種藥物組合時的增強或加乘作用、拮抗作用、毒性相殺作用等。這些理念，也是精油或香草調配等現代植物療法也應該注意的重點。

《神農本草經》中所列的藥物，經過多年研究及臨床實踐，證明其多數藥效具有可靠性，可以說是一部奠定了中國藥物學的基礎，對後世影響甚鉅的書。

李時珍《本草綱目》

《本草綱目》對世界的本草學和博物學產生了巨大的影響，被認為是中國本草學的集大成。來自現在的中國湖北省的醫生李時珍，花了25年多的時間撰寫了這部全52卷的巨著，記載了超過1800種藥物。

此書打破了自《神農本草經》以來採用的等級分類法，以植物、動物、礦物等自然物的種類來劃分，並整合了過去關於名稱、產地、採取加工法、藥效、使用方法等的學說。此外，還整理了16世紀以前的中國藥物學，修正了以往本草書中的錯誤和非科學的見解，並加入個人的全新觀點。

李時珍曾親自向栽培藥草的農民及獵人等請教，並親自採集與調查植物、動物及礦物標本。他還會嘗試服用自己栽培的植物，並將結果反映在文獻中。

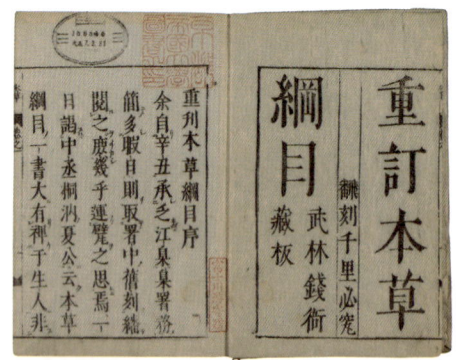

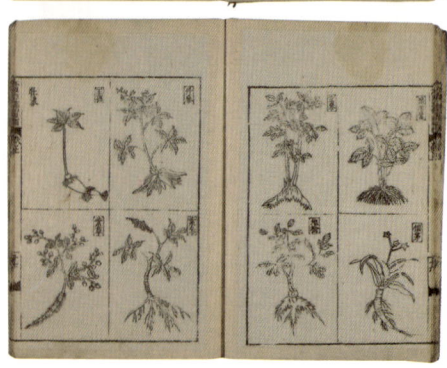

上、下／《(重刊)本草綱目52卷(序目・圖・卷1-52)》(京都大學附屬圖書館收藏)部分

日本的本草書

林羅山《多識編》

日本本草學的真正開端，是始於江戶時代《本草綱目》從明朝傳入日本的時候。在此之前，已有《本草和名》和《本草色葉抄》等研究中國本草書的著作，但真正追究其內容是否適合日本，並確立日本獨特的本草學，則是從江戶時代開始。

前述的《本草綱目》在初版後幾年內就傳入日本，最早得到此書的是儒學家者林羅山，並將其獻給德川家康。

《多識編》是林羅山主要從《本草綱目》中挑出名詞，然後加上日語讀音及部分解說的對譯字典。於是，此書及其修訂版《新刊多識編》，成了之後日本研究《本草綱目》的原點，其日語讀音和對譯也成為後續本草書中日文名稱的基準。《多識編》可說是開啟了《本草綱目》的研究之門，奠定了日本本草學的基礎。

貝原益軒《大和本草》

雖然林羅山開始了對《本草綱目》的研究，但當時的研究者們認為中國的植物在日本也有分布，於是採取文獻學的研究方法，考證《本草綱目》中所記載的植物對應於日本的哪些植物。

對這種研究方法進行重大轉變的是貝原益軒（p.168）。他實地觀察日本各地的植物，發現了《本草綱目》中未收錄的日本特有植物。此外，他在 80 歲時出版的《大和本草》中，除了《本草綱目》中收錄的 772 種植物外，還介紹了 358 種日本特有的「和品」、29 種海外傳來的「蠻種」，以及 203 種其他中國本草書中收錄的植物「外」。

《大和本草》顧名思義是以「日本的本草學」為意圖撰寫而成，雖然參考了《本草綱目》，但以獨特的方法對植物、動物、礦物進行分類。此書使用非常簡明易懂的文字和語言，解釋了生物的分布因地域而

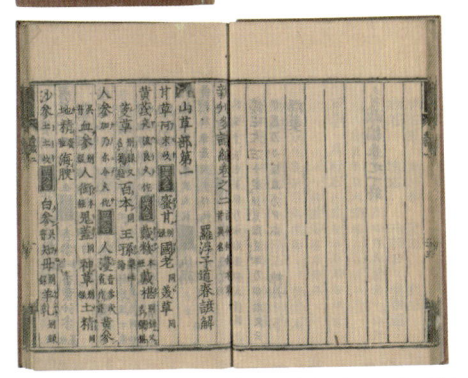

上、下／林道春《多識篇 5 卷》[1]，慶安 2 年 [1649]，國立國會圖書館數位典藏 https://dl.ndl.go.jp/pid/2556076（參照 2023-10-27）

異，方言和稱呼也多種多樣，充分展現了益軒的啟蒙態度。此外，還記載了研究學問的基本態度和身為啟蒙學者的心得，為日本本草學的發展邁出了重要的一步。

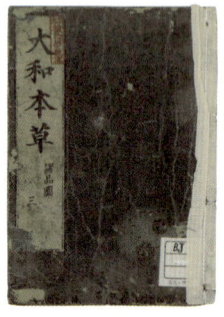

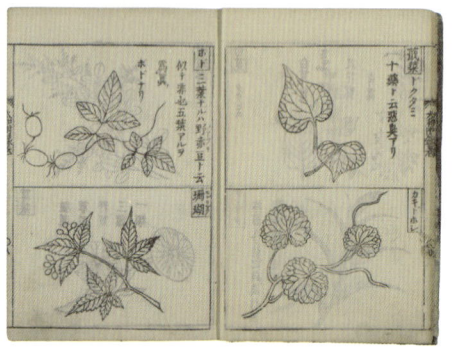

上、下／《大和本草》（京都大學理學研究科收藏）部分

小野蘭山《本草綱目啓蒙》

由林羅山開啟的《本草綱目》研究，經貝原益軒等本草學者的發展，最終在小野蘭山（p.180）的《本草綱目啓蒙》中迎來了集大成。

《本草綱目啓蒙》是由蘭山的孫子小野職孝記錄與整理，並由蘭山親自校對原稿。這部共48卷的著作，是蘭山對《本草綱目》中提到的藥物進行的口述解說記錄。

雖然體裁上是對《本草綱目》的解讀與註釋，但並不僅限於此，蘭山還根據自身的觀察，替動植物及礦物相關的名稱、產地、生產狀況、形態、特徵等加入了豐富的記述。

他還特別整理了先前研究者使用的植物名稱，以及日本各地的方言名稱，並追溯它們之間的異同。方言名稱的大量積累，讓先前因稱呼差異而將同類植物分為不同種的問題得以修正。

從這一點來看，《本草綱目啓蒙》絕不是《本草綱目》的翻譯本或解說書，而是參照《本草綱目》中收錄的藥物和分類項目，再透過蘭山個人的觀點研究而成的原創作品，也可說是一本旨在啟蒙日本本草學的書籍。後來的西博爾德（p.178）曾說到，原以為日本在本草學上落後德國，但讀了《本草綱目啓蒙》後才知事實並非如此。

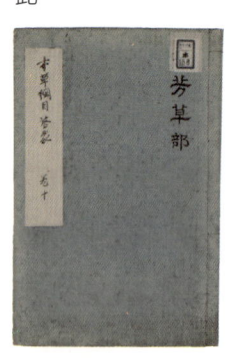

此外，深受此書影響的牧野富太郎（p.182），後來不僅在日本國內，還廣泛收集和研究在中國及歐洲出版的本草書。

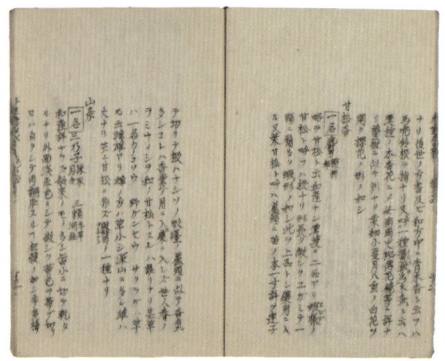

上、下／《本草綱目啟蒙48卷》
（京都大學附屬圖書館收藏）部分

122

印度／泰國的本草書

印度的本草書

與中國醫學及尤納尼醫學並列世界三大傳統醫學之一的阿育吠陀（p.46），其三大醫學書的《遮羅迦本集》、《妙聞集》、《八支心要集》都記載了大量的藥草植物。

這些著作與其說是本草書，不如說是實用的醫學書，因此對植物形狀和藥理作用的具體描述較少，書中刊載的許多植物也難以對應到現存的植物種類。然而，基於阿育吠陀「學習為了帶來幸福、有益的人生與長壽的智慧」的理念，書中的內容不僅是病症的治療，還依照不同的目的介紹了用於維持與促進健康的香草。其中許多香草至今仍被用作藥物或食材。

泰國的本草書

泰國擁有數百年歷史的古代醫學，據說受到印度阿育吠陀醫學的重大影響。治療方式多以香草等生藥為主，這些被稱為「泰國傳統草藥」或「泰國草藥」。

從料理的材料即可看出，泰國擁有豐富的香草資源。其中大部分至今仍被融入人們的日常生活，或是被民間醫療所使用。然而，歷史及特徵等綜合性研究並不多，至今仍有許多未知之處。藥草文獻也非常稀少，但藥學及藥用植物學專家木島正夫先生的論文中有詳細提到了以下3本書：

Sangiam Phongbunrot 著
《Maithet Muang Thai（泰國藥用植物）》
於1959年出版，介紹了790種藥物及些許處方。

Samakhom Rongrien Phaet Phaen Boran 編撰
《Pramuan Sapphakhun Ya Thai Pt.1（泰國藥物效能集成 第1卷）》
於1964年出版，是上述《泰國藥用植物》的增補改訂版，收錄了554種藥物。

Technological Research Institute 編
《An Initial List of Thai Medicinal Plants》
於1966年彙整的19頁小型報告書，將198種生藥按藥效分為13類。

泰國生長著許多香草，並且經常被利用。其作用和使用方法大多基於古老的經驗口耳相傳。期待將來這些資訊能被整理並出版成系統化的文獻。

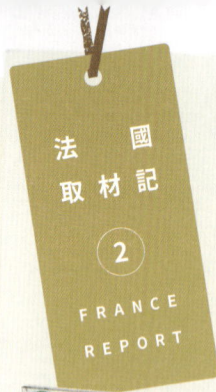

法國取材記 ②　FRANCE REPORT

COLUMN 2

在里昂植物療法專門學校的學習

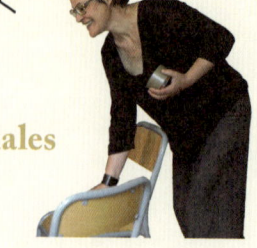

Ecole Lyonnaise de Plantes Médicinales
https://www.ecoledeplantesmedicinales.com/

入學之路

「我想在法國學習植物療法！」
我從很久以前開始就隱約地描繪著這樣的夢想。自從開設了芳香療法學校，並與法國農場的人們交流後，這個想法變得越來越強烈。

就在這時，新冠疫情爆發了。每年春天例行的南法採訪之旅被取消，芳香療法課程也得暫停一段時間。在茫然無措之際，我不斷收集資訊，發現自己最想就讀的「里昂植物療法專門學校（Ecole Lyonnaise de Plantes Médicinales）」開設了 1 年制的遠距課程。而當時距離本年度的報名截止日期只剩下一週！我原本希望能夠親自到當地學習，但在這種情況下，什麼時候才能出國都是個未知數⋯⋯。

正當我反覆猶豫時，猛然發現「芳香療法學科申請完畢」的字樣，已經赫然地顯示在眼前的電腦螢幕上。

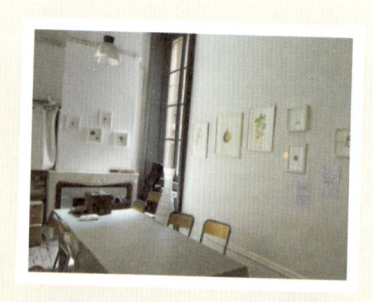

磨練知識與感性

在植物療法先進的法國，許多學校都可以學習植物相關知識。其中，里昂植物療法專門學校是法國具代表性的植物學校，能夠綜合學習芳香療法、香草療法、花精療法、嫩芽療法等。

我就讀的芳香療法學科的教材相當有分量，且內容當然全是法語。這才驚覺，自己的法語能力不足以輕鬆理解這些植物療法的教材。也因此，每次的課題都

124

是想像不到的艱辛。

教材內容涵蓋芳香療法的基礎、精油的成分、化學、解剖學等多方面。課題多以報告形式呈現，不僅需回答教材中的內容，還需要用自己的話表達見解。「將精油的學名和作用總結起來，最後加上一句標語」這樣的課題，或是介紹法國詩人波特萊爾以植物為題材的詩，不僅積累了知識，也提升了感性，經常讓我感到「真的很法國！」而興奮不已。當我在課題上遇到瓶頸時，還能在線上論壇中獲得鼓舞。而當所有的課題結束後，我對植物及精油的知識與熱愛更加深厚了。

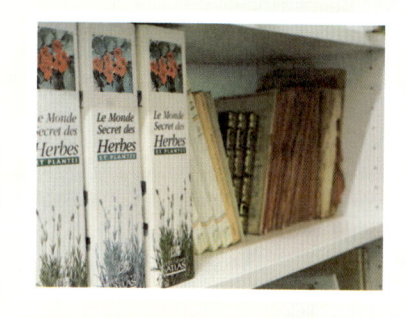

準備就緒前往當地

「總有一天我想重返學校，親自見到老師們！」

畢業後我始終抱著這個想法。2023 年 5 月，我終於得償所願。當我向學校表示希望進行訪談時，他們很快就答應了。接受採訪的是校長弗朗索瓦（Françoise）女士，以及植物療法專家理查德（Richard）先生，他們分享了各種植物療法的特徵、法國植物療法的現況、接觸植物的實地考察的重要性等寶貴的經驗。

令我驚訝的是，他們對日本的植物療法以及植物的文化和歷史非常感興趣，並表示因為幾乎無法獲得這方面的資訊，所以想要了解更多。突然，我閃現了一個大膽的念頭：

「我想在這所學校講授關於日本的植物療法！」

不不不，初次見面就提出這樣的要求太厚臉皮了，而且我的語言能力也不足以進行授課……正當我自問自答時，弗朗索瓦女士說：「如果你能來開特別講座，一定會很有趣！」。我不假思索地回答：「是的！請務必讓我試試看！！」。

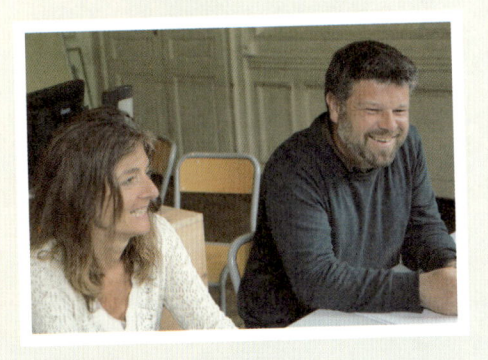

希望法國的人們也能將扎根於日本的植物療法融入日常生活。若有一天能幫助踏出這一步，我將感到非常高興。

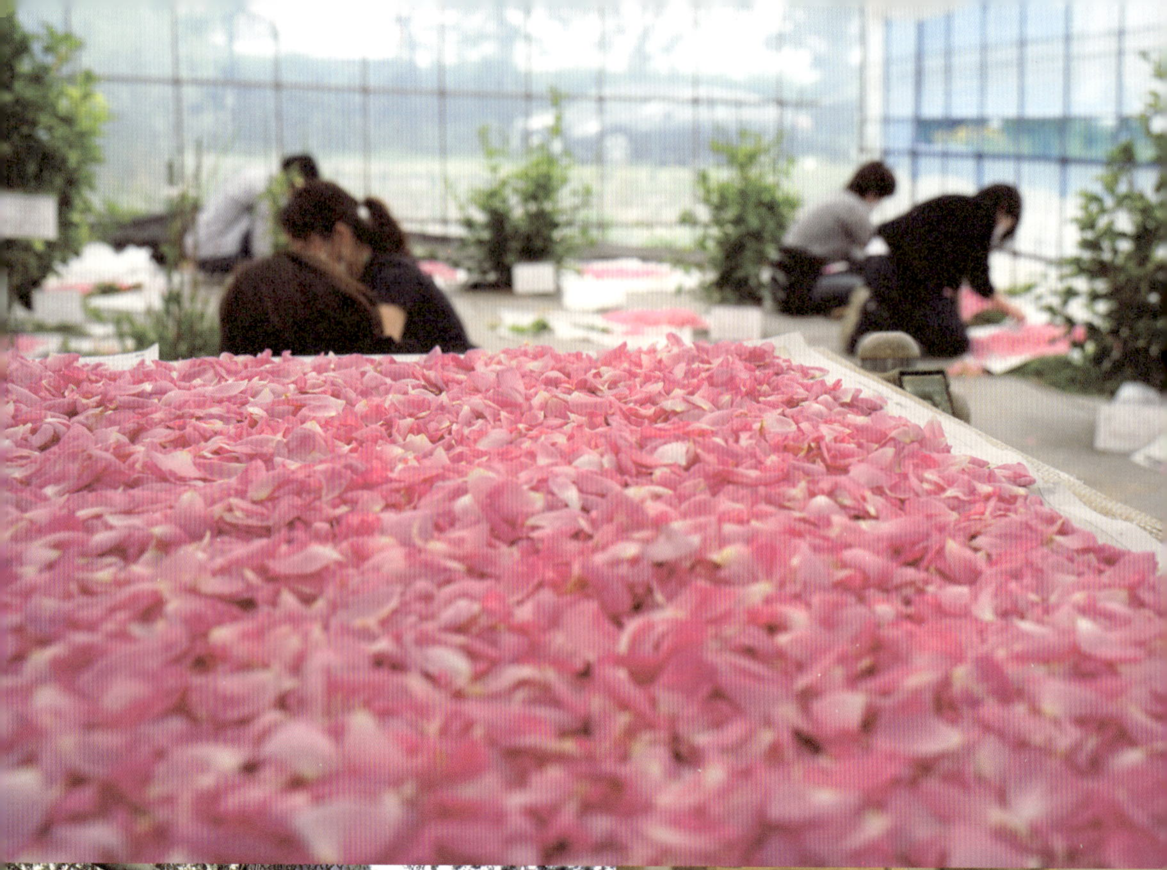

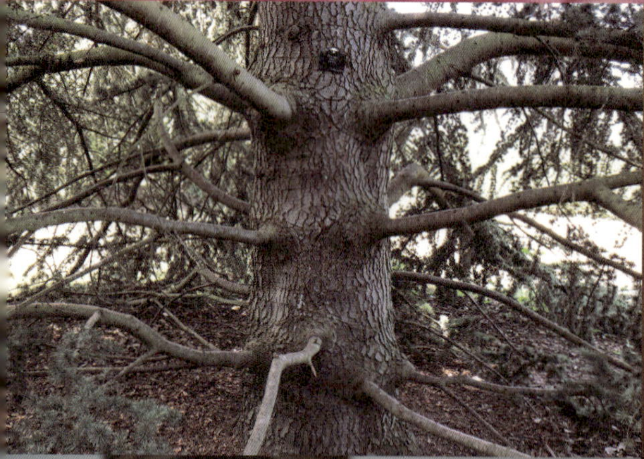

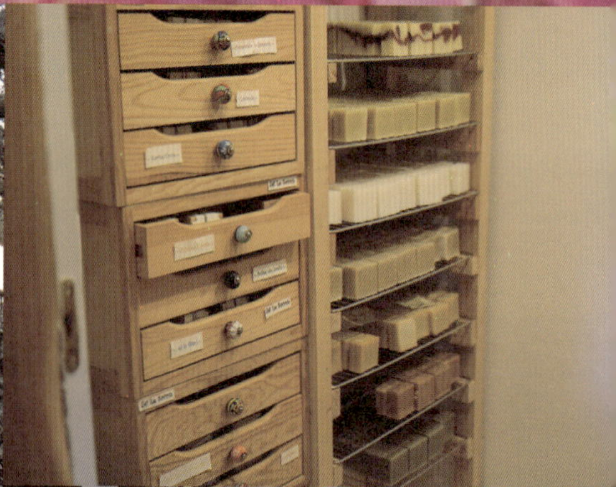

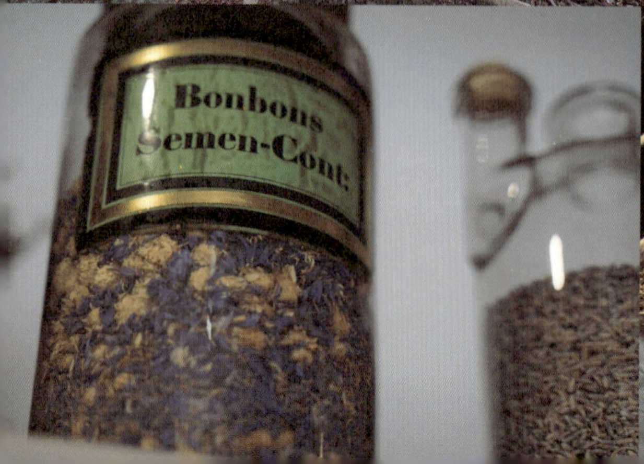
Bonbons
Semen-Cont.

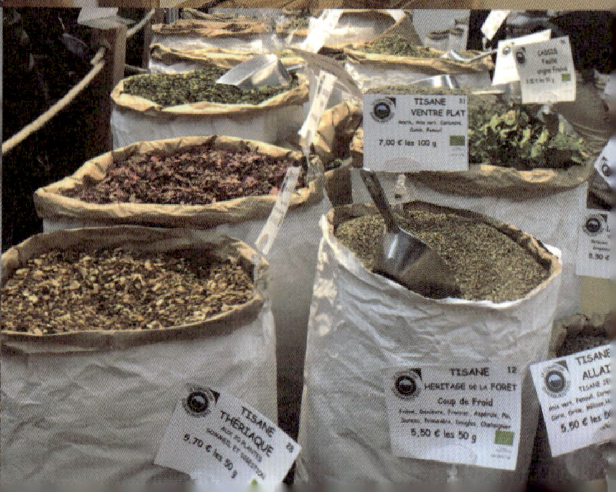
TISANE
VENTRE PLAT
7,00 € les 100 g
TISANE
HERITAGE DE LA FORET
Coup de Froid
5,50 € les 50 g
TISANE
THERIAQUE
5,70 € les 50 g

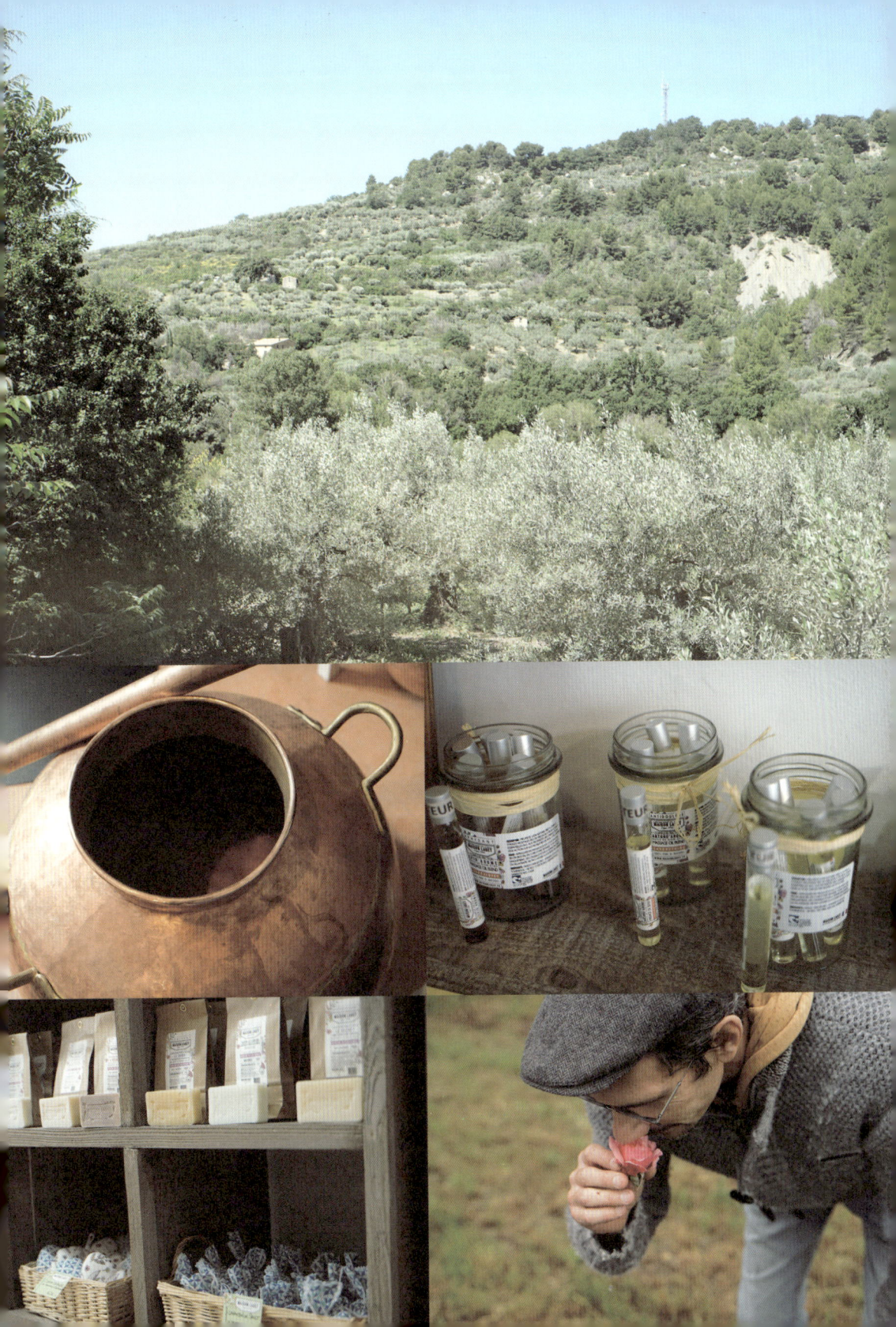

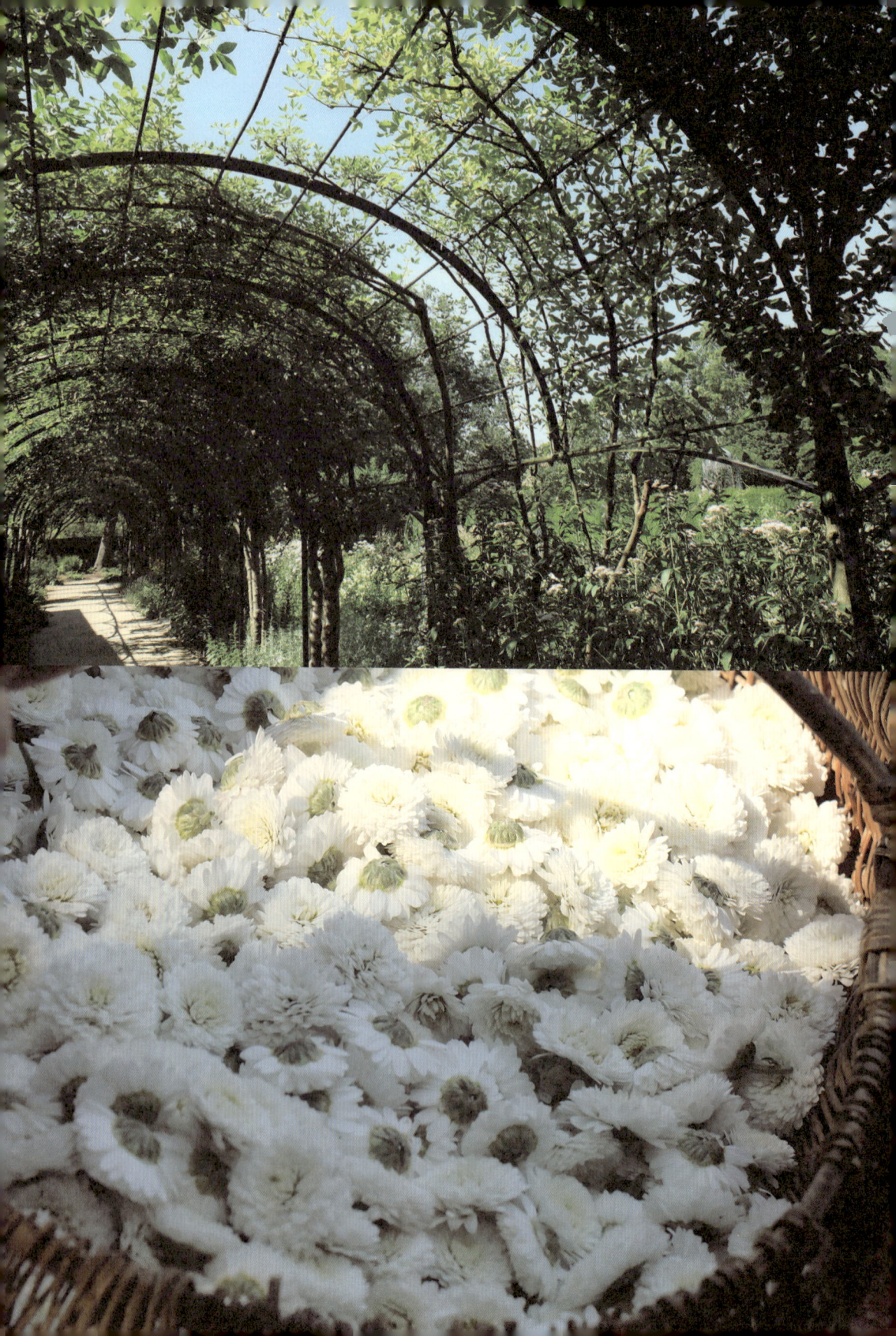

PART 3

植物療法的開拓者與夢想家

在植物療法悠久的歷史中，有許多人支持著它的發展。
植物學家、醫師、哲學家、軍人、高僧等，各種各樣的頭銜。
窮極一生不斷地採集植物的研究者、利用藥草療癒他人的修女等，
他們都被植物深深吸引，過著豐富充實的人生。
在 PART3 中，我們將聚焦於 26 位重要人物，
探究他們的生平與成就。

將疾病與巫術分離，奠定現代醫學基礎的醫聖

希波克拉底

（西元前 460 年左右～西元前 370 年左右）

Hippocrates

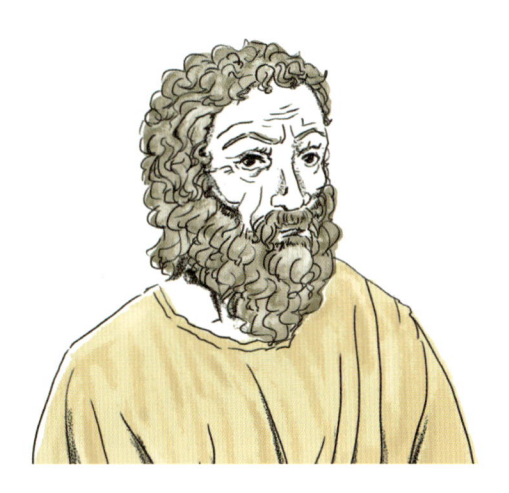

植物療法的開拓者與夢想家

顛覆疾病與治療概念的創新者

在古代，人們普遍相信疾病是因為觸怒神靈或遭到某種詛咒所引起的，因此治療方式通常仰賴神諭或宗教儀式進行。也因此，人們生病時通常會聚集到神殿中。他們認為在神殿的宿舍入睡後，神會在夢中出現為其治療，或是根據夢中的神諭進行祈禱，便能治癒疾病。當時進行祈禱或驅邪的是神官或祈禱師等，他們擔任著類似於現在醫師的角色。

對這種以巫術為主的治療法提出質疑的人，就是希波克拉底。他認為，疾病與治療法都不是神所賜予的，而是可以基於理性進行合理且科學的解釋，並強調環境、飲食、生活習慣等對健康的重大影響。

這在現在看來或許是理所當然，但在一個長期將疾病與迷信魔法聯繫在一起的時代，這是極其先進的想法。

來自希臘哲學的影響

希波克拉底於西元前 460 年左右，出生於古希臘的科斯島。他的許多親戚都是醫

130

生，使其在優越的環境中接受了英才教育。然而，他開始對父親及當時的醫生們依賴神力進行治療的做法產生了疑問。之所以產生疑問，據說與當時的希臘哲學有關。

從西元前6世紀左右開始，希臘發展出了思考「這個世界是如何形成的？」這類探討萬物起源的自然哲學。領導這股思潮的泰利斯（Thales）、安那克曼尼斯（Anaximenes）以及畢達哥拉斯（Pythagoras）等人，對神話傳說中的世界起源提出質疑，並探討「萬物的根源是什麼？」、「世界的法則是由誰決定的？」等各種問題。

年輕時的希波克拉底受到這種希臘哲學的影響，開始探究生命、疾病、健康的本質，並認為疾病的成因不能全部歸咎於巫術，應該有合理的治療方法。

體液學說

不久，希波克拉底提出人體內有4種體液（血液、黏液、黃膽汁、黑膽汁），當這些體液處於穩定且平衡的狀態時是健康的，反之若失衡就會生病。這種認為疾病是由體液失衡引起的觀點被稱為「體液學說」。體液學說後來由他的繼承者們加以體系化，到了2世紀，蓋倫（p.142）透過對每種體液所對應的氣質進行分類，讓學說更臻完善。

儘管體液學說從現代的觀點來看有些錯誤，但注重「體質」與「氣質」這種與生俱來的特性來構想治療方法的想法，至今仍有深遠的影響。

例如，在p.124中介紹的法國里昂植物療法專門學校的芳香療法教材中，也用了相當多的篇幅在介紹這個概念。

> 「在日常生活中，很難遇到絕對體質或氣質的人，大多是由一種或多種特質主導的個體。」
> 「在作用於神經系統的精油應用中，透過觀察個人的體質和氣質，可以更準確地進行調整平衡的芳香療法。」
> （法國里昂植物療法專門學校《Module Aromathérapie 3ème》，p.38）

也適用於現代醫學的治療方針

希波克拉底留下了龐大的資料，對後世醫學產生了巨大的影響。

其核心始終是對疾病的理性思考，認為疾病是由營養、季節、氣候、風土、溫度等自然界的一定法則引起的。此外，他也非常重視用簡單易懂的語言向病人解釋這些道理。他強調患者信賴醫生的重要性，而這種醫療精神可以說一直延續至今。那麼，他是如何進行治療的呢？

希波克拉底在闡述體液學說時，認為人類具有透過尿液、糞便、痰、汗等排除多餘體液的自然治癒能力。因此，他重視透過飲食療法和休養來增強排泄能力，有時還會使用以藥草為主的瀉藥、嘔吐劑、利尿劑等來清除不必要的體液。

此外，由於體液還會受到季節、生活習

慣、環境等外部因素的影響，因此認為促進這些因素的改善也是醫生的職責。他觀察患者，重視相當於現在病歷中的詳細記錄，同時進行症狀的預測。他還建議在飲食中加入蔬菜、藥草、橄欖油、葡萄酒、蜂蜜等食材。

被稱為「醫學之父」的希波克拉底，也是現代醫學中被視為常識的病歷管理、知情同意、飲食療法等的提倡者。

在希臘，自古以來就採集了許多藥草並用於健康管理。在後述的《希波克拉底全集》中，也記載了薄荷、茴香、月桂樹、玫瑰等的作用及使用方法。然而，根據最近的研究，重視改善生活習慣以提高自然治癒力的希波克拉底，可能因此並未積極進行藥草的研究和處方。

《希波克拉底全集》

在追溯他的思想和成就時，絕對不能忽視《希波克拉底全集》的存在。這部約70篇的著作在希波克拉底去世後，被帶進由埃及托勒密一世創建的亞歷山大圖書館中。其中也包含了希波克拉底在學校講課時使用的教材，以及用於治療的筆記。此外，據說其中混雜了一些並非希波克拉底的作品，甚至還有與他的思想相悖的醫生著作。

當時的亞歷山大圖書館並沒有醫學專家，因此認為如果是醫學書的合集，就先冠上當時被視為最頂尖醫師希波克拉底的名字，於是命名為《希波克拉底全集》，並一直沿用至今。關於這部全集中哪些部分是希波克拉底本人撰寫，哪些是繼承其思想的後繼者準確記錄的部分，至今仍爭論不休。

全集中最為人津津樂道的著作《箴言》，直到15～16世紀左右都被認為是希波克拉底的真跡，但現在則認為是由多位後繼的醫生們彙整而成的。第1章的開頭寫道：

> 「人的生命短暫，但醫學是永恆的。機會稍縱即逝，實驗往往事與願違，判斷也很困難。醫生不僅要克盡己職，還要取得患者、護理人員、環境的支持。」
> 《希波克拉底的西洋醫學序論》（希波克拉底著，常石敬一譯，小學館，1996年，p.28）

《希波克拉底全集》中也記載了前述的體液學說，並聚焦於較容易系統化的體液部分，有時甚至被視為全集的主要架構。然而，這部全集中一貫闡述的主題並不僅僅是單純的體液分類思想。正如先前引用的內容所述，為了正確使用醫學以治療患者，必須仔細觀察病情，了解每位患者的差異，並且不斷鑽研精進，以便根據環境提供更好的治療。

希波克拉底的誓言

在《希波克拉底全集》中，與《箴言》同樣常被提及的著作是《誓言》。這部作品記錄了醫師應遵守的倫理規範，例如以下幾點：

・不收學費，並毫無保留地教授醫學。

- 盡全力進行治療，不對患者施行有害無益的行為。
- 不給患者服用導致死亡的藥物。
- 不進行墮胎手術或結石摘除等外科手術。
- 不對任何患者做出不正當行為。
- 保守患者的秘密。

但是，最近有人認為《誓言》既不是希波克拉底自己說的，也不是他的繼承者寫的。這是因為希波克拉底會收取報酬進行授課，而與他志同道合的醫師們則曾進行墮胎和外科手術。因此，一種有力的說法認為，這些內容是在他去世很久之後才被添加到《希波克拉底全集》中的。

此外，《誓言》在 10 世紀和 11 世紀製作的全集寫本中幾乎沒有收錄，但到了 12 世紀以後，大多數寫本則將其收錄在全集的最前面。雖然曾一度被認為並非希波克拉底所寫而被排除，但到了 12 世紀，隨著醫學開始在教會或修道院以外的地方傳授，人們認為有必要以某種形式宣誓對神的承諾，並統一道德規範，因此重新刊載。

1948 年，世界醫師會對《誓言》進行了時代性的改變，其精神被納入了確立醫學倫理的「日內瓦宣言」中。因為之後又經過多次修訂，所以有些部分並沒有繼承希波克拉底的誓言，同時也有新增的項目，但是探究醫師倫理這項本質，可以說受到了極大的影響。

希波克拉底以後

希波克拉底之所以能夠奠定偉大醫師的地位，可以說很大程度上歸功於總結其成就的《希波克拉底全集》，無論其內容的準確性如何。此外，承繼其學說的另一位偉大醫師蓋倫的影響也不可忽視。蓋倫將希波克拉底奉為最理想的醫師。他將體液學說加以系統化，並且融入自己的新理論加以集大成，在接下來約 1500 年間主導了醫學與藥學的發展。

關於希波克拉底的著作，從現代的觀點來看存在不少錯誤的解釋，資料本身也有許多曲解和修改的部分。然而即使現在，仍會用「回歸希波克拉底」來表現回到醫療的原點。這可以說是教導我們不僅要從微觀角度診斷疾病的類型和狀況，也要從宏觀角度關注個體的生活環境和引起疾病的原因等，提高本來的自然治癒力才是最重要的。

隨著現代出現越來越多無法僅靠傳統西醫對抗的疾病，希波克拉底的精神再次受到人們的關注。

著有《植物誌》的植物學之父

泰奧弗拉斯托斯

（西元前 372 年左右～西元前 288 年左右）

Theóphrastos

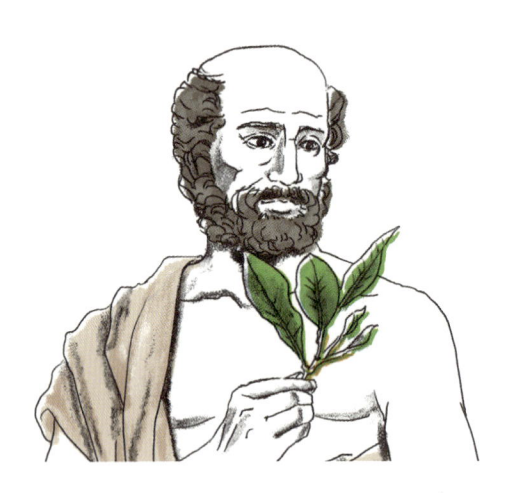

泰奧弗拉斯托斯與亞里斯多德

泰奧弗拉斯托斯於西元前 372 年左右，出生於古希臘的勒斯博島（Lesbos）。父親從事毛織品的整理及洗滌等類似現在的清潔業，由於他生於相對富裕的家庭，因此能接受高等教育。

泰奧弗拉斯托斯生活的古希臘時代的驚人之處在於，儘管當時沒有像現在這樣的科學理論或能夠證實這些理論的實驗器具，卻已經奠定了直接傳承至今的自然科學基礎。

此外，從這個時代開始，人們不僅僅是利用植物和動物，還開始嘗試有系統地進行分類。首次大規模進行這項工作的是亞里士多德。他被譽為與柏拉圖齊名的希臘最偉大的哲學家，同時也是傑出的博物學家。亞里斯多德主要對動物進行分類，而後來他的後輩兼研究夥伴泰奧弗拉斯托斯則對植物進行了詳細的觀察與分類，因此被稱為「植物學之父」。

泰奧弗拉斯托斯因其聰慧且熱心助人的性格而深受敬重，亞里斯多德也對他寄予厚望。因此，他成為亞里斯多德創立的學

園「呂刻昂」的領導者，並擔任第 2 代校長長達約 35 年之久。據說他的講課吸引了大量學生前來聆聽。

敏銳的觀察力與分類的美學

泰奧弗拉斯托斯在哲學、自然科學、歷史、法律、文學、音樂、政治等廣泛領域中均有著作，但現存的只有少數。占了所有文獻約 3 分之 2 的巨作《植物誌》與《植物原因論》，則幾乎完整無缺地傳承至今。

他透過這 2 部作品，詳細觀察植物從誕生到死亡的過程、繁殖的形式、氣候的影響等，並捕捉其特徵，制定了一條根據形態將植物分類的路徑，「植物的系統化」這一概念也隨之擴展開來。他對植物的分類特別提出以下看法：

> 「按照種類對植物進行分類並研究，有時會使〔認識〕變得更加清晰，因此盡可能這麼做會比較好。」
> 《植物誌 1》（泰奧弗拉斯托斯著，小川洋子譯，京都大學學術出版會，2008 年，p.36）

因此，他嘗試依據以下分類標準來掌握植物：

- 喬木、灌木、小灌木、草本植物等形態
- 是否開花結果
- 野生種與栽培種
- 常綠植物與落葉植物
- 水生植物與陸生植物

此外，他還列舉了利比亞、埃及、波斯、印度等地的特有植物，並記錄了地理位置及氣候對植物特徵的影響。他也彙整記載了阿拉伯、敘利亞、印度周邊的芳香植物，例如乳香、沒藥、肉桂等許多經蒸餾後現被用作精油的植物。

《植物誌》中可以看到許多基於敏銳觀察力的準確描述，至今對於識別植物仍極具參考價值。

全書共分為 9 卷，其中第 9 卷記載了藥用植物的功效與使用方法，但內容風格與前 8 卷明顯不同，包含了大量關於魔法與迷信的記述，因此長期以來曾被認為是偽作。然而，近年來有學者指出，第 9 卷雖記載了許多民間信仰，但也能看出其中對可信與不可信內容的區分，並包含對迷信的理性批判，使得第 9 卷也是真作的觀點變得更具說服力，相關討論至今仍在持續。

據推測，泰奧弗拉斯托斯於西元前 314 年左右開始撰寫《植物誌》，並在其晚年不斷進行增補與修改。透過這部作品，可以窺見他為將植物研究與分類應用於人類生活及健康的努力與真誠態度。

順帶一提，他對「分類」的熱情不僅限於植物，還延伸至人類。在其著作《人物誌》中，用 30 章的篇幅對希臘平民的性格進行分類，平實地描寫了「小氣」、「愛管閒事」、「愛吹牛」等各類型的特徵及行為模式，這種徹底的客觀性反而突顯了幽默感。

持續觀察森羅萬象的博物學家

老普林尼

(23 年左右～79 年)

Gaius Plinius Secundus

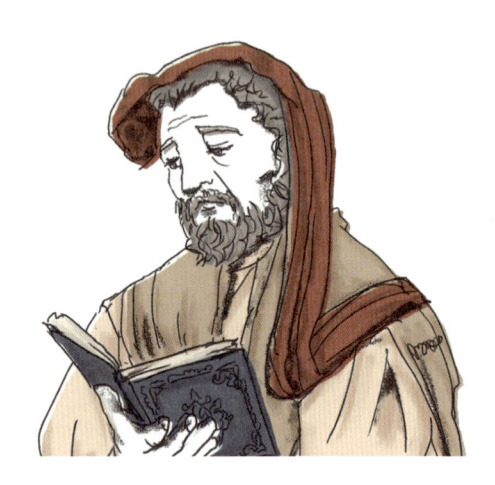

植物療法的開拓者與夢想家

潛心研究的勤勉與堅韌的精神

老普林尼於西元 23 年左右，出生於義大利北部的 Novum Comum（現今的科莫）。他出生於相對富裕的騎士階層家庭，年輕時便前往羅馬接受教育。在此期間，他接觸了斯多葛主義 (Stoicism) 的哲學。斯多葛主義，主張不應被財富、名譽等人類欲望或情感所奴役，應按照自然與宇宙的法則生活，以獲得內心的平靜。老普林尼深受此哲學的影響，試圖加深對自然界的理解。此外，他經常拜訪據說是歷史上首位擁有個人植物園的安東尼烏斯·卡斯托 (Antonius Castor)，加深了對藥草的興趣與知識。

老普林尼在 23 歲左右開始服兵役，在此期間，他詳細記錄了軍事技術及當時駐守的日耳曼尼亞（包括現在的德國、波蘭、捷克、斯洛伐克、丹麥一帶的地區）的戰爭情況。儘管這些文獻大部分都已遺失，但在後述的《博物誌》中，仍寫有部分相同的主題。

在日耳曼尼亞駐紮後，由於受到尼祿皇帝的暴政壓迫，接下來約 10 年間，他並非

以軍人身分活動，而是以文人身分專注於著作與學習。

之後尼祿被廢黜自殺，經過一段動亂時期，新皇帝維斯帕先 (Vespasianus) 誕生了。他的兒子提圖斯 (Titus) 曾是老普林尼的戰友，因此維斯帕先對老普林尼非常信任。老普林尼本人也信任這位皇帝，並透過再次擔任公職周遊各地來增廣自然歷史的見聞。

完成地方公務後回到羅馬的他，每天在黎明前起床，拜訪維斯帕先，提供關於政策等的見解，然後再處理自己的工作。

被認為是現代所謂的短睡者的老普林尼，下班後仍一直研究和寫作到深夜，即使吃飯或洗澡，也會讓朗讀者或速記者朗讀和抄寫參考資料。正是這種勤勉和堅韌的精神，促成了全 37 卷的曠世巨作《博物誌》的誕生。

《博物誌》的獨創性

《博物誌》完成於西元 77 年，並將其獻給維斯帕先的兒子、後來成為皇帝的提圖斯。這部著作涵蓋了植物學、動物學、礦物學、生理學、天文學、地理學等數量驚人的主題。

在致提圖斯的序言中，老普林尼如此描述他的作品：

> 「我所處理的領域是枯燥乏味的，也就是自然界，可以說是與生命相關的事物。」

> （中略）
> 「即使在希臘人中，也沒有任何人能獨力全面涉獵這個領域的所有主題。」
> 《老普林尼的博物誌 1》（老普林尼著，中野定雄、中野里美、中野美代譯，雄山閣，1986 年，p.5）

此外，他也記錄了自己克服重重困難、努力創作出有益作品時的自豪感，以及面對深不可測的自然界所帶來的喜悅。

《博物誌》的功績之一，在於列出了參考的大量資料及作者名單。因此，人們可以透過《博物誌》得知到許多原本已經失傳的文獻內容。此外，他還將自己的觀察和研究融入引用的內容中，並進一步表達自己的批評和想法，也是其特徵之一。

《博物誌》中出現的植物

在多樣的主題中，有關植物及其作用的記載尤其豐富，全書 37 卷中，「植物篇」占 8 卷，「植物藥劑篇」也占了 8 卷。

「植物篇」介紹了許多現今植物療法中仍會使用的植物，描述也非常詳盡，例如：

- 有時會使用白色樹脂顆粒作為乳香的混合物，若要分辨純淨的乳香，可以透過白度、大小、放在炭火上是否能立即燃燒、用牙齒咬時是否細碎等來確認。
- 有些人錯誤地聲稱乳香和沒藥的樹液，都是從乳香樹中提取的。

> - 月桂樹被視為和平的使者，即使面對全副武裝的敵人，遞上月桂樹也代表休戰的意思。
> - 絲柏森林因後來帶來的巨大經濟利益，古人稱其苗床為「女兒的嫁妝」。

此外，書中還充滿了關於肥料的種類、扦插與移植的方法與注意事項、各種土壤的特性及適合的植物等，對當今的農業與園藝仍有所幫助的資訊。

「植物藥劑篇」中也提到了如羅勒、百里香、薄荷等現代植物療法中熟悉的植物。值得注意的是，老普林尼對隨意混合藥用植物成分持高度懷疑的態度。他雖然承認藥膏或貼布等混合藥用成分時的效用，但也認為這並非自然界的完美作品，而是貪婪的產物，甚至寫到少量收集和混合這些成分是無恥的行為。這也強烈地表現出老普林尼對「真實的自然」的敬畏之情。

死於火山

老普林尼最後的公職地點，位於義大利南部的麥西儂（Misenum）。他在這裡擔任艦隊司令官。

西元79年8月維蘇威火山爆發時，老普林尼準備了一支艦隊去救援那些因陸路斷裂而無法逃脫的人，自己也搭船前往現場。過程中他仔細觀察周圍的情況，並將所看到的景象和徵兆口述記錄下來。雖然曾一度猶豫是否應該返航，但為了拯救居民，他還是前往了龐貝西南部的斯塔比亞（Stabiae）。登陸後，他鼓勵那些因恐懼而顫抖的居民，以開朗的態度與他們共度了一夜。

隔天早晨，濃煙覆蓋天空，一片漆黑。老普林尼到海岸邊調查是否能夠出航，就在此時，伴隨著硫磺的氣味，火焰迅速逼近了。他試圖逃跑而站起來時，卻直接倒下並斷了氣。據說是因為吸入濃煙而窒息身亡的。

人們之所以對他的最後時刻了解如此多的細節，是因為老普林尼的外甥兼養子小普林尼（Pliny the Younger）曾致信給歷史學家塔西佗（Tacitus），詳盡描述了當時的情況。小普林尼一直陪伴著老普林尼，直到他在麥西儂登船為止。信中是這樣寫的：

> 「伯父的氣管本來就纖細且虛弱，經常發炎。
> （中略）
> 伯父的身體並沒有明顯的外傷，衣服也依舊完好，死時的容貌就像是入睡一般安詳。」
> 《歷史的目擊者》（John Carey 編，仙名紀譯，猿谷要監修，朝日新聞出版，1997年，p.34）

熱愛自然，不斷探索其深奧世界的老普林尼，最終在大自然的懷抱中進入了永恆的安眠。

透過漫畫認識老普林尼

《大師普林尼》是由山崎万里（ヤマザキマリ）和鳥越幹雄（とり・みき）合作的漫畫。在義大利生活多年，並以《羅馬浴場》大受歡迎的山崎万里，表示「下次我想畫不搞笑的古羅馬！」而選擇了老普林尼作為主角。

由於詳細描述老普林尼生平的文獻並不多，山崎万里從老普林尼的《博物誌》中描繪了他的個人形象。此外，鳥越幹雄繪製的背景畫面精緻且充滿臨場感，讓讀者彷彿置身古羅馬的世界。

2位才華橫溢的漫畫家合作，有時故事的發展方向會偏離各自的構想，但正因為如此，創作出了一種介於虛構與非虛構、史實與幻想之間的微妙波動與多面性，這也是其特色之一。這種特質恰好與老普林尼既剛強又細膩、多才多藝且擁有多重面貌的性格相契合，使故事與人物形象更具神秘的深度。

而一貫描繪的，是自然界的美麗與恐怖。老普林尼被深邃的大自然所吸引，專注於研究與記錄，最終走向被自然吞噬的命運。這是一部能與他一同展開壯麗歷史旅程的迷人作品。

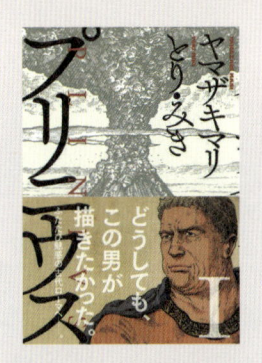

《大師普林尼》（BUNCH COMICS）
作者：山崎万里、鳥越幹雄　類型：青年漫畫、歷史、古裝劇
出版社：新潮社　卷數：1～12卷・完結
© Mari Yamazaki, Tori Miki

用科學思維編撰《藥物誌》的藥理學之父

迪奧斯科里德斯

(40年左右～90年)

Pedanius Dioscorides

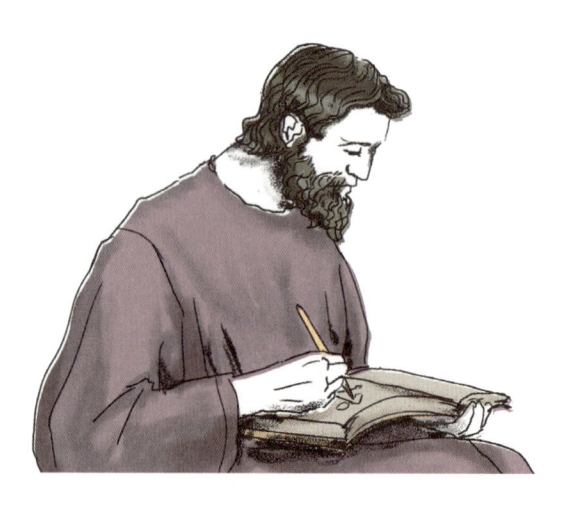

植物療法的開拓者與夢想家

透過觀察深化的藥理學

　　迪奧斯科里德斯於西元40年左右，出生於現在的土耳其南部奇里乞亞地區（Cilicia）。

　　關於他的生平資料極為稀少，但從他的著作《藥物誌》第1卷開頭的「序言」可以看出，他年輕時對藥物研究懷有強烈的熱忱，並透過工作造訪了許多地方，直接與各地居住的人們交談，觀察並研究了許多藥物。他的工作被認為是尼祿皇帝時代的軍醫，而他本人在上述著作中也暗示了他曾參與軍事。

　　在「序言」中，他明確表述了研究的心態。他主張為了準確掌握藥物的特徵，不應僅依賴過去的記錄，還需要親自多次進行觀察。此外，他認為應該對進行藥物研究的前人表達敬意，但同時也指出他們在植物學描述上的不足，以及對頻繁使用的藥草有所忽略，並批評了同時代的作者們對藥效說明和記述的順序。

　　他還提到，必須了解藥草的採集時期和地點，以便最大限度地發揮其作用，並需要對植物從發芽、成熟到枯萎的過程進行

持續觀察，從而在每個階段準確掌握其特性。

《藥物誌》的特色與其意義

迪奧斯科里德斯的《藥物誌》可以說是他植物研究的集大成之作，在接下來的約1500年間，一直是歐洲藥理學的基本文獻。他對以藥草為主的藥物徹底觀察與研究，不遺餘力地闡明其功效和用法。

這部著作的一大特點在於，藥物不是根據字母或外觀相似性來排列，而是著重於實用性進行分類。全書共分為5卷，介紹了許多至今仍廣泛應用於植物療法的植物。特別是在第1卷中提到了香油和植物油，第3卷和第4卷則列舉了藥草，還可以找到許多在芳香療法（p.26）、香草療法（p.30）、花精療法（p.34）等常用的植物。

例如，檸檬草具有溫暖身體與助消化的作用、乳香對傷口及舊傷有療效、絲柏能緩解咳嗽、茴香則能緩解噁心與胃灼熱等，與現在精油和草藥的用法可以說是相符的。

對實用性的堅持

重視實用性的他，在書中承襲了自古流傳的藥物學理論，並盡可能排除迷信與巫術的傳說，同時也介紹了生活在植物產地的人們對植物的具體用法。由於重點放在藥用植物的作用，因此對植物外觀特徵等描述較少，與前面提到的泰奧弗拉斯托斯（p.134）所著的《植物誌》相比，著重點有所不同。

此外，《藥物誌》中有許多主題與老普林尼（p.136）在同一時期寫成的《博物誌》重疊，但老普林尼介紹了許多迷信與虛構的故事，在這方面，這2部名留青史的名著雖然相似，卻又有所不同。

寫本對後世的影響

《藥物誌》自原書公開以來，其流傳便從未中斷。該著作的全部或部分內容被抄寫並翻譯成多種語言，逐漸傳播至歐洲各地。

在此過程中，有些地區在抄寫時加入了當地植物和傳說，或重新按照字母順序編排，形成了如「維也納寫本」、「那不勒斯寫本」、「巴黎寫本」等多種版本的寫本。雖然其中不乏抄寫錯誤、誤譯或加入偏離迪奧斯科里德斯原意的迷信等內容，但也有寫本添加了原書沒有的精美插圖，使得這些寫本的價值大幅提升。

《藥物誌》對後世的蓋倫（p.142）、阿維森納（p.150）、約翰·傑拉德（p.163）等人均產生了深遠的影響。迪奧斯科里德斯親自收集大量的數據，徹底將其系統化並付諸實用，這種科學思維在接下來的幾個世紀成為歐洲的典範，對後世產生了巨大的影響。

古代醫學集大成的臨床醫生

蓋倫

(130 年左右～200 年)

Claudius Galenus

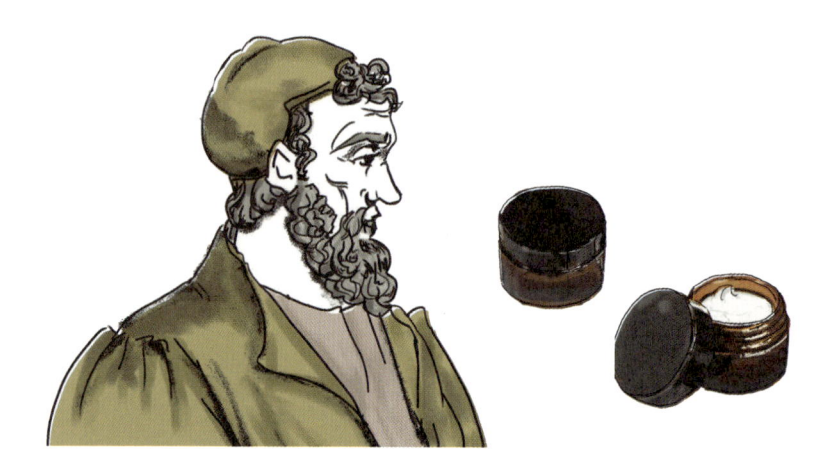

植物療法的開拓者與夢想家

以解剖學為基礎的醫學

　　蓋倫於西元 130 年左右，出生於現在的土耳其小亞細亞的帕加馬（Pergamon）。他的父親尼孔（Nicon）是一位建築師，擁有豐富的學識且品行高潔。尼孔熱心指導才華洋溢的兒子，蓋倫在其著作中，多次表達對父親深切的敬意和感激之情。另一方面，他直言不諱地提到母親脾氣暴躁易怒，因而避而遠之甚至心存怨恨。

　　這種尖銳態度在他的著作中隨處可見，他經常犀利地批判不同學派的學說，並徹底地譴責聲討。據說，他是一位極其多話且尖刻的人，與其名字「蓋倫」（Galenus，意為「平穩的」）所代表的意涵截然相反。

　　當時的帕加馬是擁有可稱為醫療綜合設施的阿斯克勒庇俄斯神殿及大型圖書館的學術中心，是一座文化豐富的城市。在這片土地上，蓋倫接受了英才教育。

　　他從 15 歲開始上哲學課，後來因父親在夢中的啟示而立志從醫。此時，他已撰寫了《關於子宮的解剖》這篇小論文，文中引用了希波克拉底的觀點，並對生殖解剖學進行詳細的描述。

149 年左右父親去世後，他離開帕加馬前往數個城市學習醫學與哲學。約 27 歲時回到帕加馬，擔任鬥劍士的治療醫生，透過治療滿身傷痕的戰士來磨練外科技術。約 4 年後，他前往羅馬，進行講課、公開解剖、寫作等活動，並以臨床醫生的身分贏得聲譽。

蓋倫認為醫學治療技術應建立在堅實的理論基礎上，因此積極進行猴子與豬等的動物解剖，並將其結果系統化為醫學的基礎理論。

希波克拉底的影響

蓋倫生活的時代，有許多追求醫學和哲學的不同學派，各自基於不同的原則與方法進行疾病的治療。其中，他繼承了對後世影響深遠的希波克拉底（p.130）的學說，以及亞里斯多德的思想，並嘗試結合其他各種理論，一生致力於建立綜合性的醫學理論體系。

特別是，他承襲了希波克拉底的「體液學說」，並將其與解剖學和生理學結合，進一步發展。體液學說主張人體內存在血液、黏液、黃膽汁、黑膽汁這 4 種體液，並認為當這些體液處於平衡狀態時是健康的，而當這種平衡被打破時就會生病。

蓋倫更進一步詳細定義了這 4 種體液的特性，並指出各種體液中哪一種占主導地位，會決定一個人的「氣質」。此外，他還繼承並發展了自古希臘時代就存在的「精氣（pneuma）這種能量是生命現象的根本」的觀點，也重視體液與精氣的存在及其平衡。

對後世的長久影響

蓋倫認為，促進健康應從飲食調整、按摩與運動等方式著手，同時還複合調配多種植物生藥，並建議使用這些藥方。植物粉末、植物油、酊劑等多種物質都被用於治療。他的配方至今仍被應用和傳承的就是「冷霜（Cold Cream）」，是使用蜂蠟作為乳化劑，將水和植物油混合製成，被稱為「乳霜的始祖」。

蓋倫雖然擔任了 3 代皇帝的御醫職位，但他全心投入醫師的活動、研究解剖學和生理學、撰寫大量論文、培養弟子，於 200 年左右去世，享年 70 歲。

蓋倫認為：「對病人的實踐，才是對醫學最可靠的驗證方式。」他將經驗主義與解剖學觀點引入醫學，為醫學發展做出了巨大貢獻。另一方面，他還精通於柏拉圖和亞里斯多德等哲學，並曾寫道：「每當了解人體擁有幾乎無可改進的完美結構時，便能理解天上智慧的卓越性」，此類描述顯示了創造人類的無形存在。因此，蓋倫不僅被基督徒及伊斯蘭教徒認可，並對包括阿維森納（p.150）在內的伊斯蘭世界的醫師產生了深遠影響。

蓋倫將希臘與羅馬的醫學集大成，並融入解剖學與生理學的觀點，其成就成為往後約 1500 年間醫學的基礎。

與《傷寒雜病論》一同奠定中醫基礎的醫聖

張仲景

（150 年左右～219 年左右）

Zhang Zhongjing

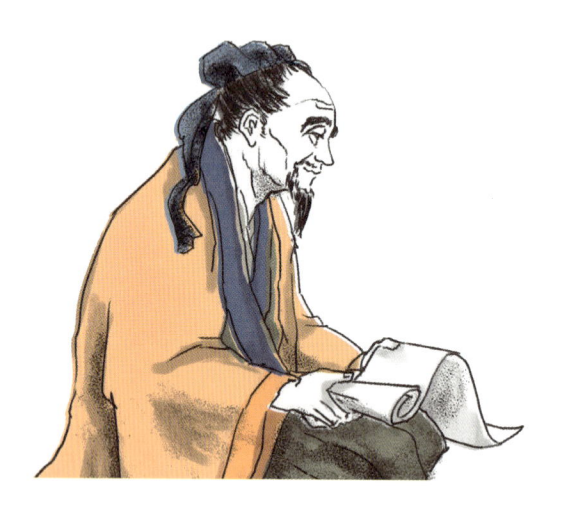

傳奇的名醫

張仲景於西元 150 年左右，出生於中國河南省。姓張，名機，成年後取字仲景。

他從小就熱愛學習，每天飽讀大量的文獻。青年時期，他向同鄉的張伯祖學習醫術，累積臨床經驗。張伯祖學識廣博精深，被稱為是透過觸摸脈搏診斷疾病之「脈診」的大師。

很快就掌握了醫學知識和技能的張仲景，十幾歲的時候就已經是當地的名醫。此外，他清廉正直的性格廣受敬仰，因此後來被推薦給官吏，曾在湖南省的長沙擔任地方長官。

然而他之所以有名，並非出於政治家的身分，而是作為一名醫師。他隨時能夠做出準確的診斷和處方，因此留下了許多傳說：

- 他透過脈診，識破病人其實是一頭偽裝成人類的野獸。遂給顯露真身的病猴服用適當的藥，一劑就痊癒了。

> ・他一眼看出某位年輕人的病症，並預言如果不服藥，40 歲時眉毛會脫落，半年後便會死去。年輕人最後沒有服藥，果然在 40 歲時眉毛脫落，並在 187 天後過世。

雖然這些故事的真偽無法考證，但可以看出他是備受敬畏的存在。最終，他被尊稱為「中醫學的醫聖」。

《傷寒雜病論》的起源

張仲景在不到 10 年的時間內，因一場瘟疫失去了 200 多名親族的 3 分之 2。這段悲傷的經歷成了他全心投入醫學研究的強大動力。

經過深入研究之後，他寫了促使他神格化的關鍵著作《傷寒雜病論》。此文獻繼承並發展了被認為是中國現存最早的醫學書《黃帝內經》的內容，同時綜合了多位醫師的臨床經驗和由此衍生的理論。

《傷寒雜病論》後來被分別編成伴隨高燒的急性疾病的《傷寒論》，以及總結其他疾病的《金匱要略》。

《傷寒論》將疾病分為 6 個病期，並描述了每個階段的症狀及相應的治療處方。也就是說，具體記載了診斷症狀、決定適當的處方和治療、給藥的整個過程。

《金匱要略》將疾病按循環系統、呼吸系統、婦科等分類成 25 篇，並介紹了葛根湯、八味丸、桂枝茯苓丸等許多至今仍廣泛使用的漢方處方。此外，書中詳細描述透過脈搏進行診察的方法，並強調藉此確定適當的處方，達到早期治療與病情控制的目的。

《傷寒雜病論》的功績與影響

《傷寒雜病論》被認為是中國醫藥學史上影響最大的一部著作之一。其理由在於，總結並系統化了至今仍是中國醫學基本的下列診療與治療方法：

> ・診察是透過觀察面色與舌象的「望診」、判斷氣味與聲音的「聞診」、詢問患者的「問診」、觸診脈搏和腹部的「切診」來收集資訊。
> ・進行以「表裡」、「寒熱」、「虛實」、「陰陽」這 8 種對立元素分析患者狀態的「八綱辨證」。
> ・病症的治療，是透過積極排汗的「汗法」、促進排便的「下法」、催吐的「吐法」、調和功能以促進恢復的「和法」、去熱的「清法」、溫暖身體的「溫法」、補充氣血陰陽不足的「補法」、促進血液循環和消化的「消法」這「治療八法」來進行。

此外，書中還詳細記載了從植物等生藥中去除不必要成分以提取有效成分的方法、藥物的煎煮方式、服用的次數與時間等。

《傷寒雜病論》後來對日本也產生極大影響。到了江戶時代，出現了以實行古代醫學為理念，重視該著作之藥方的「古方派」，同時也有與之對立的新派崛起。在這當中，日本逐漸發展出自己的傳統醫學。

融合中國智慧，建立文明國家的太子

聖德太子（廄戶王）

(574 年～ 622 年)

Shotokutaishi

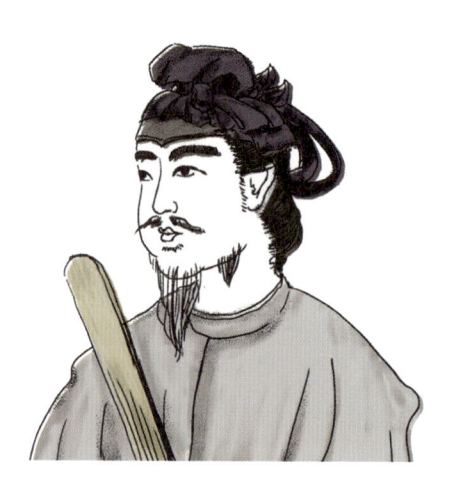

各種傳聞的身世

據傳聖德太子於 574 年，出生於現在的日本奈良縣飛鳥地區。聖德太子這個名字是後世加上的尊稱，關於他的本名，則有廄戶王、廄戶皇子、豐聰耳等多種說法。

聖德太子的相關資料中，許多記載同時包含了作為信仰對象的敘述以及實際功績，因此也有否定其存在的說法。然而，現今透過各種資料，後來被稱為聖德太子的廄戶王的存在及其實績已逐漸明朗，將聖德太子與廄戶王並列記載的書籍也越來越多（本書中標示為「聖德太子」或「太子」）。

傳播佛教、培育文明的政策

在太子誕生的 6 世紀左右，日本的大和政權以西日本為中心，掌控著廣泛的地區並進行政治運作。在此時期，以大王為最高統治者，而有勢力家族組成的豪族則掌握著政權，彼此爭奪勢力。其中，主張應該接納從朝鮮半島的百濟傳入的文化與佛教的蘇我氏，以及堅持應該保護日本自古以來的神道信仰的物部氏之間的爭鬥，橫

植物療法的開拓者與夢想家

跨了親子兩代。在這樣的時代背景下，聖德太子作為天皇家族的一員誕生，後來代替叔母推古天皇處理政務，成為攝政。

太子的政治方針，是建立以皇室為核心的穩定行政制度，並在國內推廣佛教，培育能與其他文明國家平等交流的國家。主要的政策包括制定憲法與冠位、派遣遣隋使、振興佛教、講授與注釋佛經、編撰《天皇記》和《國記》等。此外，也有說法認為他還參與了與藥草與醫療相關的政策。讓我們來看看具體的施政內容吧。

四天王寺與社會福祉

593 年，聖德太子在現在的日本大阪市天王寺區建立了四天王寺。據《日本書紀》記載，物部守屋與蘇我馬子對戰時，支持蘇我氏的太子親自雕刻了四天王像，並立誓：「若戰爭獲勝，便建造供奉四天王的寺院，致力於拯救世間所有人」，勝利後便建造了這座寺院。

《四天王寺緣起》中記載，太子在建設四天王寺時採用了「四箇院之制」。四箇院是由具有寺院功能的敬田院，再加上施藥院、療病院、悲田院這 3 個院組成的。

施藥院主要是負責栽培與調配藥草，並向貧苦之人提供藥物的設施；療病院是接納無親無故的病人及生病的出家僧人，為其治療的設施。康復後，這些人可以留在四箇院從事雜務來謀生；悲田院是救濟無依無靠與貧窮的人，相當於現代的社會福祉設施。

關於聖德太子直接參與「四箇院之制」的說法有很多種，至今仍爭議不斷。然而，這種制度一直被傳承下來，並隨著時代變遷而發展，至今仍由學校法人、社會福祉法人等團體為主，持續推行施藥、療病、悲田等各項事業。

藥獵與中國醫學的導入

據傳聖德太子認為「藥草是養民的重要資源」，因此下令儲備藥草。此外，《日本書紀》記載，611 年 5 月 5 日，奈良縣的兔田野舉行了藥獵這項宮中儀式。在藥獵中，男性採集作為生藥原料的鹿角，女性則摘取藥草。這被認為是日本最早的藥草採集記錄，之後也作為傳統儀式延續了下來。舉行藥獵的奈良地區，還誕生了多位製藥公司的創始人，現在仍然盛行藥草的栽培。

此外，聖德太子曾派遣小野妹子作為遣隋使前往中國，命其學習他們的技術與制度。在 608 年妹子被派遣時，還讓渡來人的藥師惠日等人隨行學習醫學。由此，中國的醫學和藥草的使用方法逐漸在日本普及開來。

這些對中國的外交活動，在隋朝滅亡、唐朝建立後仍然持續著，最終促成了在日本醫學史上留名的高僧鑑真（p.148）的來日。

以不屈的精神將戒律和醫藥傳入日本的高僧

鑑真

（688 年～763 年）

Ganjin

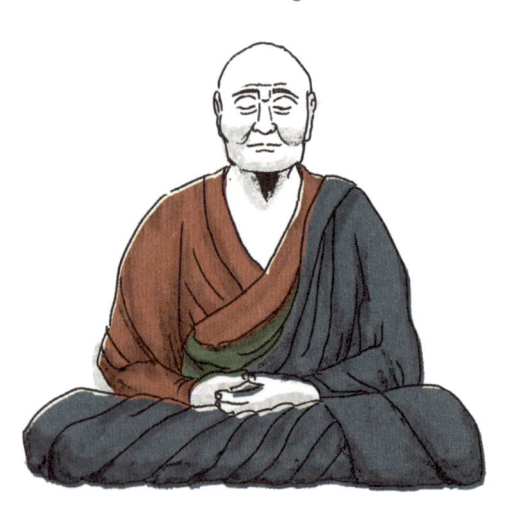

植物療法的開拓者與夢想家

渡日的決心

688 年，鑑真出生於中國中部揚州一個自漢代以來就延續下來的名門世家。受到虔誠佛教徒父親的影響，他在 14 歲時出家，18 歲時領受「菩薩戒」這條佛教戒律，並在 20 歲到 26 歲之間前往長安和洛陽留學，努力研修佛法。

26 歲回到故鄉時，第一次講授有關佛教規範和僧尼紀律的「律學」課程。此後多次開課，40 歲時已成為唐朝具代表性的名僧。

當時，日本的佛教也很興盛，但由於僧尼享有免稅和免勞役的特權，有些人利用這些地位從事不法之事。因此，朝廷在 733 年派遣遣唐使時，命令僧人榮叡和普照尋找能夠傳授戒律的高僧並帶回日本。

抵達唐朝的他們，尋找僧侶遲遲沒有進展。後來聽聞了高僧鑑真的名聲，於是前往拜訪，希望能請他介紹門下弟子。鑑真感受到榮叡與普照的誠摯之心，於是向弟子們詢問：「有誰願意前往日本弘揚佛法？」然而，無人應答。當時的航海充滿危險，出生於世界的中心地唐朝的僧人，

無人願意冒險前往日本。目睹此景的鑑真說道：「此事關乎佛法，怎能貪生怕死？若眾人不願前往，那就我去吧。」

此後，鑑真的渡航計劃屢次因遭遇風暴或官員阻攔而失敗。在第 5 次嘗試時，榮叡因病去世，這令鑑真悲痛不已。不久後，他的視力逐漸惡化，最終完全失明。然而，鑑真並未放棄，並在第 6 次嘗試時終於成功踏上日本的土地。距離第 1 次的渡航計劃已經過了 10 多年，此時的他已年屆 66 歲。

鑑真帶來的漢方藥

鑑真不僅將珍貴的佛典傳入日本，還帶來了漢方藥的原料，並教授弟子辨識方法和處方。

據記載，他在第 2 次嘗試渡航時，曾將準備攜帶的物品清單記錄於《唐大和上東征傳》中。

其中包括佛像、經典、佛具，以及麝香、沉香、甘松香、龍腦香、安息香等香料與藥材。

藥物的納獻與《種種藥帳》

754 年，在奈良東大寺舉行了日本首次正式的授戒儀式。此儀式，是在鑑真面前宣誓遵守佛教的戒律。參與授戒的人，據傳包括孝謙天皇、聖武太上天皇、光明皇太后，以及 400 多名僧侶。

此後，鑑真也與信仰虔誠的天皇家建立了深厚的信任關係，當光明皇太后患病時，鑑真為其推薦藥物並幫助其康復。此外，在聖武太上天皇駕崩前一年，鑑真一直陪伴在他的病榻旁，作為僧侶和藥師全力以赴。

此時，從海外運來的藥物中，有些名字和實物不一致，或者混入了假冒品，但他僅憑嗅覺就能辨別出來。

756 年，在為已故聖武太上天皇舉行的四十九日法會上，光明皇太后將太上天皇的生前遺物供奉於東大寺大佛的盧舍那佛（大佛），同時也捐納了朝廷的珍貴藥物。納獻品中的藥品清單被稱為《種種藥帳》，記載了約 60 種藥草的名稱、數量、包裝狀態。鑑真被認為對於這項需要深厚醫學和藥理學知識的藥物納獻作業，以及《種種藥帳》的製作上也做出了很大的貢獻。

鑑真的處方與晚年

鑑真雖然進行了許多藥物的處方與治療，但具體內容並沒有保存在當時的記錄中。然而，在平安時代撰寫的醫學書《醫心方》中，記載了由鑑真推廣的處方，包括甘草、人參、大黃、沉香、丁香等調製而成的生藥。

759 年，鑑真建立了唐律招提作為教授戒律的道場，並與弟子們居住於此，持續傳授律學。這便是後來的唐招提寺。

763 年，他在唐招提寺結束了波瀾起伏的一生。據說火葬時，整座山都充滿了香氣。這正是鑑真來到日本的第 10 年。

撰寫《醫學典範》的尤納尼醫學之父

阿維森納
(980 年～ 1037 年)

Avicenna

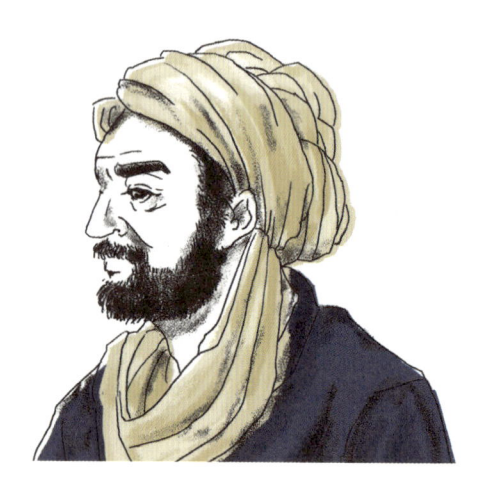

植物療法的開拓者與夢想家

精通各種學問的少年時代

阿維森納（也稱伊本西那）於 980 年出生於現在的烏茲別克布哈拉市郊的一個小村莊。後來移居布哈拉，開始學習伊斯蘭教的聖典《可蘭經》及文學，10 歲時已將《可蘭經》完全背熟，並且很快就掌握了文學。

根據其自傳記載，阿維森納在短時間內就習得宗教學、數學、哲學、邏輯學、天文學等多個領域的學問，並且經常超越老師的知識。

他僅憑閱讀數本醫學書籍，就迅速領悟了相關知識。因此，從 16 歲起，他便開始累積治療經驗，並獲得當時著名醫學專家們的親自指導。

17 歲時，他將其他醫生無法治療的肌肉痙攣患者放入電鰻池中，治癒了這名患者。他將病人放在木製的籠子中，以防止鰻魚直接接觸病人的身體而引起觸電，這種治療方法可說是現代電療的先驅。由於這位患者正是阿維森納居住的布哈拉的統治者，因而獲准進出他專屬的圖書館，閱讀了大量的文獻，進一步加深了各個領域的知識。

阿維森納的學習內容，也包含將卑金屬轉化為金等貴金屬的「煉金術」。他還研究了用於提取萬物中最優秀元素「精髓」的水蒸氣蒸餾器，也有觀點認為阿維森納促進了精油和純露（芳香蒸餾水）技術的發展。22 歲時父親過世，他決定離開布哈拉輾轉各地，以醫生和律師的身分為權貴服務。

在積累了豐富的經歷後，他開始著手撰寫流傳後世的醫學名著《醫學經典》。

《醫學典範》與植物療法

《醫學典範》被譽為尤納尼醫學的聖典。尤納尼醫學與中醫、阿育吠陀（p.46）並列世界三大傳統醫學之一，以希波克拉底（p.130）和蓋倫（p.142）等希臘醫學為基礎，同時融合了波斯、印度、中近東等的療法。

阿維森納結合各地的傳統醫學與自身的臨床經驗，將其知識集大成於《醫學典範》一書。該書共分 5 卷，涵蓋醫學概論、藥物論、病理學、疾病各論、藥物集及其製法等內容。

此書的基礎是希波克拉底提出、蓋倫發展的「體液學說」。基於維持血液、黏液、黃膽汁和黑膽汁之間的平衡有助於健康的概念，書中記載了大量維持體液平衡的具體療法。值得注意的是，書中也介紹了多種藥草的功效與使用方法，這顯示出其深受迪奧斯科里德斯《藥物誌》的影響，例如以下的內容：

- 服用瀉藥引起腹瀉時，為了緩解不適，可將薄荷、芸香、歐芹、楦梓淋上玫瑰香水，連同少量的葡萄酒醋香氣一同嗅聞。
- 如果有腎臟疾病，為了避免腎臟內積聚空氣，可將葛縷子、洋甘菊、蒔蘿、芸香從外部敷於腎臟上方。
- 苦艾製成的雪酪，與酒混合可解蠍子的毒，與醋混合則可解毒菇的毒。

此外，將《醫學典範》總結為簡單易懂的教訓集形式的《醫學之歌》中，也記載了以下的養生方法：

- 寒冷時期旅行後如果發生凍傷，可使用油按摩治療疲憊的患者。
- 炎熱時期旅行的人，可使用混合蠟的油來護理斑點和曬傷。
- 康復中的患者，可使用香氣宜人的花朵製成的香料。

儘管阿維森納致力於整合與研究世界各地的醫學，提出了無數的養生之道和治療方法，但他自己卻異常忙碌，過著與健康相去甚遠的生活。最終於 1037 年，在他 50 多歲時結束了生命。

據說他可能意識到了自己的死期，自去世前 2 週起便拒絕接受任何治療，將財物施予貧者，也解放了奴隸，並以每日誦讀《古蘭經》度過最後的日子。

多才多藝、富有創意的香草療法之母

賀德佳・馮・賓根
(1098 年～1179 年)

Hildegard von Bingen

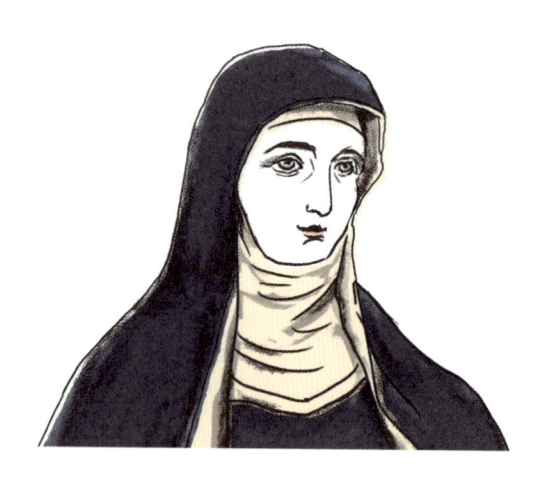

植物療法的開拓者與夢想家

修道院中的生活

賀德佳・馮・賓根於 1098 年出生於德國西部萊法州阿爾蔡（Alzey）近郊，是當地貴族賀德佳（Hildebert）與其妻子墨希德（Mechthild）的第 10 個孩子。她從小體弱多病，並經歷了能看見他人看不見的景象的幻視體驗。

她在 8 歲時進入了迪希邦登堡（Disibodenberg）的本篤會修道院，在那裡成為選擇遠離世俗生活的貴族女子尤妲・馮・施伯海（Jutta von Sponheim）的學生。

尤妲是一位非常親切且細心的教育者，賀德佳對她非常信任。從尤妲那裡不僅學會閱讀和寫作，還學會了中世紀類似豎琴的樂器和禮拜儀式中吟唱的詩篇等。據說當時的本篤會修女每週會吟唱多達 150 篇詩篇，這段經歷對賀德佳後來的作曲活動產生了深遠的影響。

有一天，賀德佳向尤妲透露了她從未對任何人提起的幻視經歷。尤妲隨即向聖迪希邦（St.Disibod）男子修道院的修士佛馬（Vollmar）請教，他對賀德佳的幻視表示

深刻的理解，並成為她的諮詢對象。後來，他繼續擔任她的秘書支持她，成了終生的朋友。

賀德佳在 1112 年至 1115 年間宣誓成為修女，一生恪守本篤會的座右銘「Ora et labora（祈禱與工作）」，每天冥想、反覆閱讀《聖經》，儘管體弱多病仍履行了許多職責。1136 年，她的恩師兼修道院院長尤妲去世後，修女們推選賀德佳作為繼任者，接任院長的職務。

在上天聲音的引導下開始記述幻視

1141 年，賀德佳經歷了一次強烈的幻視襲擊。她在自己的著作中提到，她的幻視並非出現在睡眠、朦朧或興奮的狀態中，而是清醒時用自己的眼睛與耳朵清楚感知到的異象。

有一天，她開始聽到「將你所見、所聞如實記錄下來」的上天聲音。起初，她因自我懷疑和缺乏自信而拒絕執筆，卻因此病倒了。後來，她開始記錄從幻視中得到的啟示，健康狀況隨即改善，並感受到身心的煥然一新。

協助這項寫作工作的，是佛馬修士和賀德佳信賴的莉夏迪斯（Richardis）修女。莉夏迪斯負責將賀德佳的話記錄在書板上，佛馬則負責複寫工作，讓這本書能夠傳到人們手中。就這樣，他們 3 人合力製作《當知之道（Scivias）》，花了大約 10 年的時間終於完成了這本書。

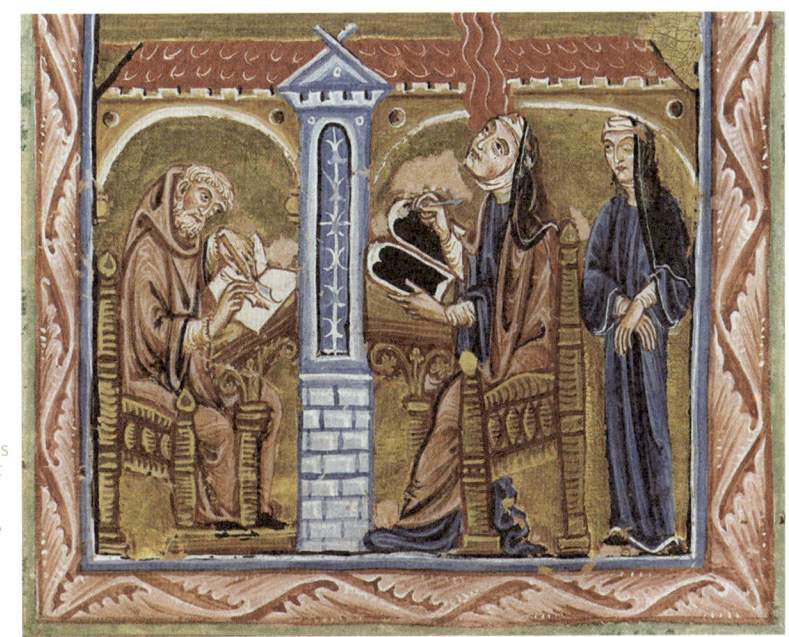

攝影：Heritage Images
收藏：Hulton Fine Art Collection
Hildegard receives a vision in the presence of her secretary Volmar and her confidante Richardis, ca Artist: Anonymous
Getty Images

為了表現神之聲的作詞與作曲

在同一時期,她為了以音樂的形式來表達來自天上的啟示,開始為典禮寫詩,並為這些詩篇譜曲。在當時,音樂與「歌唱」這一行為被視為極為神聖的事情。賀德佳透過幻視感受到神的聲音與歌聲,並以作詞作曲的方式將其表現出來。

音樂隨後成為她重要的人生使命,她在一生中創作了超過 70 首宗教音樂作品。這些樂曲有的是為了在修道院內的禮拜中讚頌聖人,有的是為了歌頌聖母瑪利亞與聖約翰等人物,帶有在當時極為少見的樂觀音調。

來自羅馬教宗的認可

1147 年,羅馬教宗尤金三世(Eugenius III)得知了《當知之道》的存在,並獲得了尚未完成的手稿。隨後,教宗認定賀德佳確實是接受來自上帝訊息的人,並在大主教與樞機主教們面前高聲朗讀該手稿,之後還向她發送了一封書信,命令她繼續撰寫這部作品。

得到教皇認可的賀德佳聲名遠播,許多修女志願者蜂擁至她所在的修道院。然而,由於她擔任女子修道院院長的迪希邦登堡修道院已無法再容納更多人,賀德佳決定在賓根(Bingen)附近的魯伯斯堡(Rupertsberg)建立新的修道院,並與修女們一同遷移。

這次遷移行動被迪希邦登堡修道院的院長庫諾(Kuno)視為「忘恩負義之舉」,因此遭到強烈抵抗,但賀德佳始終拒絕向權威妥協。這場衝突延續到她的晚年,最終在 1150 年左右成功於魯伯斯堡女子修道院開啟對修女們的教育工作。

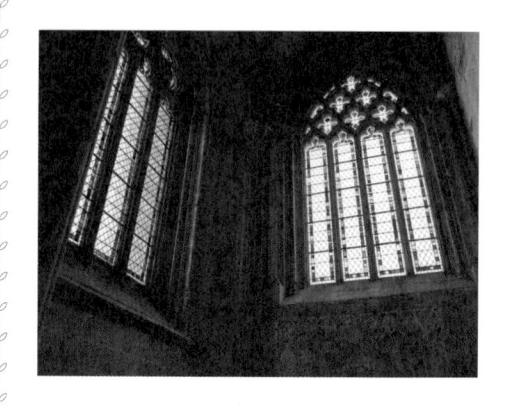

自然學與醫學的著作

從這時起,賀德佳開始撰寫有關自然學與醫學的著作。她在 1151 年至 1158 年間,完成了《自然學(Physica)》與《病因與治療(Causae et curae)》這 2 部著作。

在這個時代,醫療和學術的據點位於修道院。老少男女,各種階層的人們都可以進入這裡就醫,會讀寫的修女們則抄寫著古老的醫學書籍。由於修道院被高牆與外界隔絕,為了維持修道院內的生活,必須有供給食物的農園和提供自然藥材的藥草園。賀德佳曾居住的迪希邦登堡修道院及後來建造的魯伯斯堡女子修道院,也都設有農園和藥草園。

在這樣的環境下寫成的 2 部文獻,以「立即拯救身邊的病患」為宗旨,結合了她自

身的宗教觀點，同時也參考了當時廣為流傳的醫書與本草書等。

當時的歐洲醫學以希波克拉底（p.130）和蓋倫（p.142）系統化的四體液說，以及恩培多克勒（Empedocles）和亞里斯多德的四元素說為基礎。因此，在上述2部著作中也提到，血液、黏液、黃膽汁、黑膽汁這4種體液失衡就會生病，並介紹了許多維持平衡的處方。此外，賀德佳還強調靈魂與肉體協調的重要性，她在《病因與治療》中寫道：

> 「神創造了構成世界的四大元素，而這四大元素也存在於人體內，人類與它們共同運作。火、空氣、水、土，正是這四大元素。四大元素彼此精妙地結合，人類無法將它們分離。」
>
> 《聖賀德佳的一生》（戈特弗里德修士、特奧德里希修士著，井村宏次監譯・解說，久保博嗣譯，荒地出版社，1998年，p.74）

整體醫療與植物療法

她認為靈魂是由火與空氣這樣的元素所組成，而肉體則是由水與土這些可觸摸的實體所構成。同時也以亞里斯多德體系化的「溫・乾→火」、「溫・溼→空氣」、「冷・溼→水」、「冷・乾→土」這4種性質與4大元素的結合為基礎，介紹了許多運用植物、礦物、動物等自然物質來達到靈魂與肉體平衡的處方。

讓我們從她的著作《自然學》中看看一些例子：

> 玫瑰是適度的冷，這種冷的特性可以成為有益的力量。在黎明或清晨時摘取玫瑰花瓣敷於眼部，可吸出不良的體液，使視線變得清晰。（中略）對於因憤怒而激起復仇之念的人，可將玫瑰與少量鼠尾草研磨成粉使用。當怒氣湧上時，將此粉末放入鼻孔，鼠尾草能緩和怒氣，而玫瑰則能帶來幸福感。
>
> ---
>
> 薰衣草是溫且乾，（中略）散發出濃烈的芳香。（中略）薰衣草的香氣能淨化眼睛。［因為薰衣草兼具最強烈的香氣力量和其濃烈芳香的有益性。薰衣草能抑制眾多強烈的邪氣，這種功效可以嚇走邪靈。］
>
> ---
>
> 德國洋甘菊是溫性，含有有益的液汁，非常適合用作緩解腸痛的溫和膏劑。腸痛的人可將德國洋甘菊與水及豬油或植物油一起加熱，再加入細的全麥麵粉，製成粥狀，食用後腸痛可得以緩解。女性月經期間也可食用同樣的粥。
>
> ---
>
> 絲柏極溫，象徵「神的秘密」。（中略）生病或全身明顯衰弱的人，可採摘帶葉的枝條置於水中熬煮，並用熬煮好的熱水洗澡。經常進行這種療法，疾病就會痊癒，體力也將恢復。（中略）由於它擁有比其他樹木更多的靈性，因此惡魔會越來越不敢靠近。
>
> 《聖賀德佳的醫學與自然學》（聖賀德佳著，普莉西拉・特魯普英譯，井村宏次監譯，聖賀德佳研究會譯，Being Net Press，2002年，p.34, 35, 40, 85, 159）

透過這些例子會發現，植物的運用方式不僅限於現在廣為人知的精油或草藥用法，還具有意想不到的應用方法與潛藏的可能性。

中庸的重要性

在賀德佳的《自然學》和《病因與治療》這 2 部作品中一貫提到的是體質與體液的平衡，以及靈魂與肉體的平衡等平衡的重要性。

賀德佳所倡導的「中庸醫學」，與現代的「為了使自己的身心適應環境，維持體內恆定（生物體的恆定）會導向健康」的想法有相通之處。

此外，她的著作中也深刻反映了對神的恩惠的感謝，以及驅除邪惡和惡魔等中世天主教的教義。這樣的哲學也可以說與「人類由身體、心靈、氣、靈性組成，並透過與社會、自然、宇宙的調和來提升自然治癒力」這項現代整體醫療（Holistic Medicine）的觀點相通。

近代醫學專注於疾病本身，並在不斷發展的過程創造出各種化學合成藥物和治療方法。然而，如今人們也逐漸意識到，僅憑這些方法無法解決所有疾病。在這樣的時代背景下，賀德佳所提倡的自然學與醫學觀點，或許會受到越來越多人的關注。

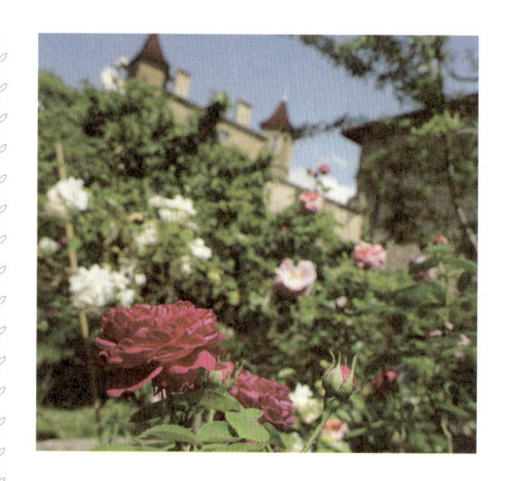

4 次傳教之旅

賀德佳自 1160 年左右起，展開了總計 4 次的傳教之旅。對於以隱居生活為基本的修女而言，一邊旅行一邊傳教的行為可謂史無前例。然而，她透過周遊德國主要城市來廣傳教義。雖然當時她已年過 60，且經常臥病在床，但她仍在各地向聽眾及聖職者傳遞有力的言論，有時甚至提出看似嚴厲的批評：

「你們既不願看見上帝，也不渴望祂的顯現。你們只看見自己所創造的事物，只做自己喜愛的事情。」
《治療的原理：人類治療的哲學》（石井誠士著，人文書院，1995 年，p.173）

這樣的說教動搖了聽眾的心靈，越來越多渴望救贖的人來到她的身邊。魯伯斯堡女子修道院的空間也逐漸不敷使用，因此她於 1165 年在萊茵河對岸的艾賓根

（Eibingen）建造了另一所修道院。她大約每週2次搭船渡河訪視這邊的修道院。

此後，雖然她多數時間都在病榻上度過，但仍然與皇帝和法皇們往來書信，創作祈禱的歌曲，並於1170年進行了第4次傳教之旅，活躍地參與各種活動。

秉持勇氣和信念生活

1178年，80歲的賀德佳採取了她人生中最後一場堪稱革命性的行動。當年在旅途中去世的一位貴族，按照其生前遺願被埋葬在魯伯斯堡女子修道院的墓地。這位貴族曾被逐出教會，但他在死前悔罪懺悔，作為基督徒結束了一生。

然而，美因茲的聖職者聲稱該貴族在開除教籍的狀態下去世，因此命令賀德佳挖掘其遺體並移出墓地。他們威脅說，若不執行此命令，修道院全體修女將被下達聖務禁止令。這意味著她們無法舉行彌撒、無法履行本篤會的日課，甚至無法在禮拜中唱聖歌。

賀德佳不僅拒絕了這一命令，還親自前往墓地，用拐杖抹去埋葬痕跡，以防外人擅自破壞墳墓。因此，聖務停止令隨之生效。

隨後，賀德佳立即向美因茲的高位聖職者提出抗議，懇求他們不要剝奪歌頌上帝的歌聲。她主張：「從人們身上奪走天上的和聲與天堂的喜悅，就如同落入惡魔的手中」。美因茲當局的心仍然不為所動。

然而，最終得知此事的美因茲大主教克里斯蒂安努斯表示了理解。於是，1179年聖務禁止令被解除，貴族的遺體如其所願繼續留在魯伯斯堡女子修道院。正是賀德佳的勇敢行動，以及她堅定不移地遵循自己信念的強大意志，促成了這一結果。

然而，這一事件耗盡了她年邁的精力與體力。大約6個月後的1179年9月，賀德佳在自己創建的魯伯斯堡女子修道院中，在眾修女的陪伴下於81歲時安詳離世。

在多領域發揮才能的人生

作為本篤會的女子修道院院長，她同時也是神學家、先知、作家、作曲家、畫家、詩人、草藥學家以及社會運動家，賀德佳展現出多方面的卓越才華。她的一生有一半時間隱居於世俗之外，但在後半生她積極走向外界，從修女的視角傳遞許多影響深遠的信念。

她的創造力與學識，及其超越時代的獨特性，使她成為一位傑出的女性。時至今日，她仍持續對眾多人產生深遠的影響。

具挑戰性並突破傳統的現代醫學之父

帕拉塞爾蘇斯

（1493 年左右～1541 年）

Paracelsus

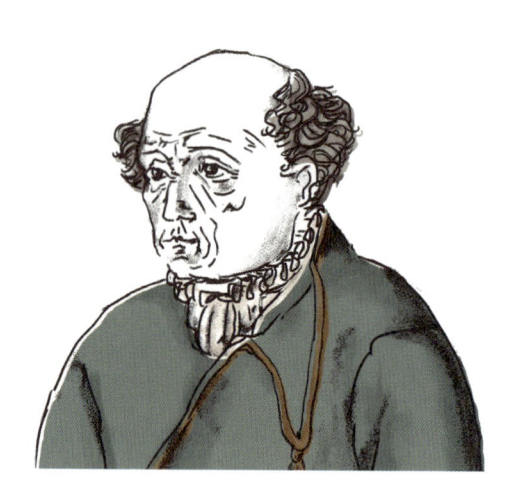

植物療法的開拓者與夢想家

遍歷時期與民間療法的相遇

　　帕拉塞爾蘇斯於 1493 年左右，出生於瑞士蘇黎世附近的艾因西德倫（Einsiedeln）。由於他的父親威廉（Wilhelm）是私生子，因此無法繼承父母的財產，被迫過著貧困的生活，但仍靠著半工半讀在當時新設的杜賓根大學（University of Tübingen）學習醫學。關於他的母親則所知不多，但據說在他 10 歲時便過世了。

　　母親死後，帕拉塞爾蘇斯隨父親搬到了奧地利的菲拉赫（Villach）。父親在當地以醫生身分進行往診的同時，因其礦物學知識受到賞識，還擔任礦山的金屬分析工作及礦工的教師。帕拉塞爾蘇斯經常與父親同行，這段時期的經歷成為他日後對醫學、礦物學及鍊金術產生濃厚興趣的重要契機。

　　此後他過著什麼樣的學生生活，詳情不得而知。不過，他在德國、義大利、法國等地的大學學習數學、幾何學、音樂、天文學、文法、修辭學、辯證法等通識教育課程，並於 1515 年左右在義大利的費拉拉

（Ferrara）獲得醫學博士學位。

學生時代結束後，他從 1516 年至 1524 年間遊歷了整個歐洲。他的著作《大外科學》中記載，這段遍歷時期，他學習的不僅僅是醫學，還包括外科學、魔法、鍊金術、溫泉療法等領域。從這個時期開始，他不僅對傳統且重視權威的學院派醫學感興趣，還對民間療法產生了興趣，並試圖基於實地觀察和治療經驗，探索全新的醫學方法。他不僅與擁有高學位的知識分子交流，也會接觸身分低下或被視為異端的人們，積極吸收傳統醫療知識及當地特有的魔術與秘術。

此外，他也致力於當時社會地位較低、並非大學畢業的醫師或醫學博士會從事的外科醫生，在 1520 年左右還曾擔任軍醫治療傷兵。

對學院派與權威的反抗

經歷漫長的遊歷後，帕拉塞爾蘇斯於 1524 年定居於奧地利的薩爾茨堡（Salzburg）。他打算彙整遊歷期間累積的知識與經驗，並向市民提供全新的醫療方法。

然而，他定居不久便遭遇了德國農民戰爭。雖然他並非農民出身，但自幼父親便為農民提供醫療服務，且他在遊歷期間對弱者和窮苦百姓感同身受，因此也對叛亂的農民們抱以同情。然而，這讓薩爾茨堡市政府對他產生懷疑，認為他煽動農民戰爭，迫使他匆忙逃離該地。

被迫再次回到漂泊生活的帕拉塞爾蘇斯，於 1527 年迎來了轉機。他在瑞士的巴塞爾（Basel）治癒了一位有權勢者的疾病，因此被任命為巴塞爾市的市醫。

當時，巴塞爾市的市醫通常兼任巴塞爾大學醫學院的教授，因此帕拉塞爾蘇斯也隨即成為教授。然而，新的問題接踵而來。原本就對學院派和權威持懷疑態度的他，堅決拒絕提交成為正教授所需的學位證明書，認為「學位與醫學的本質無關」。

此外，他在未經大學正式批准的情況下，自行向學生布達課程綱要，內容質疑了希波克拉底（p.130）、蓋倫（p.142）、阿維森納（p.150）等傳統醫學，並將遵循這些醫學的醫生視為無能。課程的一部分以當時被視為世俗語的德語進行，而非通行的拉丁語。此外，據說他還邀請了非學生的旁聽者，例如理髮師、煉金術士，以及沒有大學程度知識的人等。儘管這些講座打破傳統，內容卻十分充實，尤其是在藥理學和藥劑配方方面，他詳細說明了如何將植物與礦物製成的藥物與病理學和治療學相結合。

1527 年 6 月，在大批人聚集於巴塞爾市廣場慶祝聖約翰節時，帕拉塞爾蘇斯當眾將一本醫學權威書籍投入火中燒毀。關於這本書的具體內容眾說紛紜，但據傳是阿維森納的《醫學典範》，使其與重視傳統醫學的校方關係將進一步惡化。

159

強烈的正義感所帶來的苦難

這段時期的他，除了授課，還熱心地指導學生、撰寫論文、診治患者、進行化學實驗等，過著非常忙碌的日子。此外，作為市醫，他還需要視察藥局、浴場、理髮店等場所，檢查藥品的鮮度與調配內容等。由於他的視察與以往緩和的方式不同，變得非常嚴格，因此也引起了藥劑師和地方醫生的反感。

帕拉塞爾蘇斯雖然具有強烈的正義感和使命感，但因缺乏協調力和強硬的作風而受到許多譴責。他被迫離開巴塞爾，在不到1年的時間內再次過上漂泊的生活。

隨後，帕拉塞爾蘇斯輾轉於紐倫堡、聖加倫、奧格斯堡、克恩頓等地，在每個地方一邊為患者治病，一邊撰寫大量著作。然而，由於他直言不諱的作風，與醫生、當地富豪、印刷業者等人頻繁產生衝突，終難以獲得安定的居所。

在1540年左右，應領主司祭的邀請，時隔15年回到薩爾茨堡，這裡也成了帕拉塞爾蘇斯最後的安息之地。

當時他已年近50，身體狀況極度衰弱。1541年9月，他立下了遺囑，將財產和醫療相關物品分配給教堂前的窮人、薩爾茨堡的外科醫師與理髮師，以及家鄉的血親。在立下遺囑的3天後，充滿波瀾的一生就此落幕。

鍊金術與植物療法的密切關聯

帕拉塞爾蘇斯留下了非常多的著作。其中大部分在他生前並未出版，但後來出現了熱心的支持者，許多著作相繼出版。

在這當中，以植物研究為主題的作品並不多見。他堅持只展示自己習得和經歷過的內容，因此刻意避免廣泛而淺顯地列舉植物的作用。

而在這個時代，煉金術與植物療法有著深厚的關聯。煉金術是以物質中存在神聖元素為前提，透過蒸餾等化學操作使物質純粹化，試圖提取神所賦予的物質。透過在此過程中蒸餾植物，也產生了現代芳香療法（p.26）中使用的純露（芳香蒸餾水）和精油。此外，據說透過蒸餾酒精，也產生了將藥草浸泡在蒸餾酒中並作為酊劑加以利用的療法。

帕拉塞爾蘇斯之前的煉金術，主要目的在於將卑金屬轉化為金或銀等貴金屬。然而他重視透過煉金術的手法提取植物和礦物中來自上天的生命能量，從而製成真正的藥物。

真正的醫師應該做的事

他認為，植物等自然物蘊含上天賦予的治癒疾病的力量和效能，真正的醫生應該探究這些無形特質，並據以進行治療。

例如，至今仍被用來緩解精神疲勞和情緒抑鬱的聖約翰草（貫葉連翹），他這麼寫道：

> 「所有醫師都應該牢記以下這點。神之所以將偉大靈藥的效能賦予這種藥草，只是為了將人類從絕望的靈魂與瘋狂的幻覺中拯救出來。（中略）事實上，無論是何種疾病，神都創造了相應的藥物。因此，醫師必須學習並探究每種藥物的來源，並將其銘記於心。」
> 《本草學—植物藥劑的藥物學》（帕拉塞爾蘇斯著，澤元互譯，由井寅子日語版監修，ホメオパシー出版，2015年，p.118）

他的「所有疾病都有藥物可治」這項觀點，意味著藥物能夠直接對疾病本身發揮作用並加以治療。這種想法形同否定了希波克拉底與蓋倫提出、當時西醫所奉行的「體液學說」。根據體液學說，血液、黏液、黃膽汁、黑膽汁這4種體液失平衡就會生病，因此治療並非針對疾病本身，而是為了恢復體液的平衡。

然而，帕拉塞爾蘇斯批評道：「體液學說的醫師們忽視了自然物所蘊含的真髓，而只是發明了瀉藥、灌腸劑、糖漿劑等東西，結果並未帶來健康。」

前瞻性與現代的再評價

帕拉塞爾蘇斯提出了許多即使在現代仍然適用的銳利觀點。

他的名言是：「所有事物皆有毒性，沒有毒性的東西是不存在的。毒與藥的區別，只是劑量罷了」。這不僅適用於化學物質，也適用於植物療法所涉及的物質。無論多麼優質的精油和香草，攝取過量當然會對身心造成負擔。

此外，他在著作中還提出如下主張：

> 「對任何疾病來說，單靠我們所處的地區、土地、領土中可獲得的東西，就已經有足夠的醫藥可供使用。（中略）人們試圖使用異國的醫藥，即使自家花園裡有更好的東西卻不去使用。這種行為實在讓人不禁想笑。」
> 《本草學—植物藥劑的藥物學》（帕拉塞爾蘇斯著，澤元互譯，由井寅子日語版監修，ホメオパシー出版，2015年，p.14, 15）

他主張每個地區都有自己獨特的疾病及對應的藥物，也因此，當地的醫生應該根據自身經驗進行治療。這一觀點與現在的社區醫學和地產地消的概念相契合。

對於傳統和權威，帕拉塞爾蘇斯秉持著如果無法認同就絕不屈從的堅定信念，也因為這種挑戰性的態度而樹立不少敵人。他與眾不同的想法和激進的行為，使他在生前未能獲得應有的評價。

然而，他一生致力於擺脫傳統醫學的束縛，追求與發展新的醫學。他的信念在其逝世數十年後，隨著著作的出版得到了廣泛的認同。

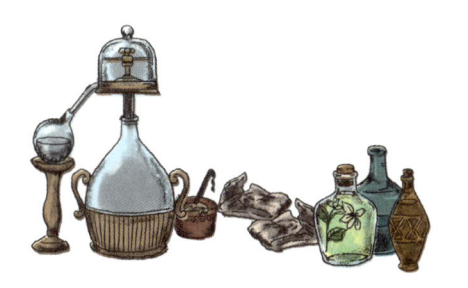

英國的植物學家

15世紀印刷技術被引入歐洲，並在16世紀得到進一步發展。隨之而來的是關於植物學的書籍在各國的出版與傳播。藥草知識的普及使得藥局中陳列了大量的香草，並逐漸融入人們的日常生活。以下將介紹4位名留後世的英國植物學家。

英國的植物學家①

開啟英國近代植物史的植物學之父

威廉・透納
（1508年左右～1568年）

William Turner

英國草藥學先驅

英國自16世紀以來，開始積極出版描述藥草等植物特徵與作用的本草書。其中，從科學角度研究植物並出版著作的第一人是威廉・透納。

他於1508年左右出生於英國北部的諾森伯蘭郡（Northumberland）。自學生時代起，就對過去那些充斥迷信與傳說的植物誌產生了質疑，並持續研究以撰寫重視觀察的文獻。

在他的著作之一《藥草的名稱（The Names of Herbes）》中，整理了代表性香草的希臘語、拉丁語、英語、荷蘭語、法語等名稱，以及植物性狀特徵等。

以科學角度撰寫的本草書

他的代表作《新本草書（A New Herball）》，第1部於1551年出版，第2部於1562年出版，第3部於1568年出版。在此著作中，他排除了當時多數英國人相信的植物相關迷信，而是以科學的角度反映他親自觀察和調查的結果，詳細解說草藥的作用及使用方法。

透納曾因宗教衝突被迫流亡，在海外度過了數年。儘管如此，他在流亡期間遇到了許多博物學家，並從他們那裡學到最新的植物學知識。當他成為韋爾斯大教堂的司祭時，還在教堂的庭園裡建立了藥草園。

透納開啟了英國近代植物學的歷史，被後人譽為「英國植物學之父」，對後世產生了深遠影響。

英國的植物學家②

理髮師兼植物學家，擁有特殊經歷的人氣本草書作者

約翰・傑拉德

（1545 年～ 1612 年左右）

John Gerard

園藝與庭園熱潮的先驅

約翰・傑拉德於 1545 年出生於英國的楠特威奇（Nantwich）。他接受了初等教育後，成為倫敦一名理髮外科的學徒。在當時，理髮師同時也兼任外科醫生的工作。

另一方面，他也對植物學抱有興趣，在觀察野草的過程中，透過自學鑽研知識。1577 年，他因其專業知識受到賞識，被任命為伊麗莎白一世的首席顧問官兼珍稀植物收藏家威廉・塞西爾（William Cecil）的庭園管理。此後，他在從事本業理髮外科工作的同時，也負責塞西爾的庭園管理，並在倫敦的自宅附近建立了一座庭園。

1596 年，他編寫了自己庭園的植物目錄。在「庭園栽培植物目錄」還不普及的時代，他的目錄收錄了超過 1000 種植物，其中包括當時極為罕見的品種。

據說現今在英國被視為主食的馬鈴薯，首次以印刷品的形式出現，也正是在這份目錄中。

跨時代廣受喜愛的本草書

傑拉德的代表作是在 1597 年出版的《本草書或植物的通史（The Herball or Generall Historie of Plantes）》。該書以插圖詳細解說了大量植物，書中網羅了許多至今也很熟悉的香草，奠定了當時植物學研究的基礎。不僅介紹了植物的功效與使用方法，還提到裝飾價值及香草料理的食譜等，全面展示了植物的魅力。此外，該書也仔細描繪了當時英國人的生活與植物之間的關係，是研究風俗歷史的珍貴文獻。

然而，後來發現此書包含許多錯誤記載及對其他植物誌的引用內容，因此被迫進行修訂。在傑拉德去世後，植物學家兼藥劑師托馬斯・約翰遜（Thomas Johnson）接受了這項重任。1633 年出版的修訂版，不僅對原文進行訂正與增補，封面插畫也更加精美。約翰遜的版本長期受到喜愛，直到 19 世紀初仍然備受推崇。

英國的植物學家③

向國王及國民傳達園藝魅力的皇家藥劑師

約翰・帕金森
(1567 年～ 1650 年)

John Parkinson

精緻美麗的本草書籍

約翰・帕金森於 1567 年出生，童年時期在英格蘭北部的約克郡（Yorkshire）度過。14 歲時，他為了成為藥劑師學徒而移居倫敦。隨後，他迅速崛起，成為英格蘭國王詹姆士一世的御用藥劑師，並於 50 歲時成為藥劑師協會的創始成員之一。他在 17 世紀前半葉撰寫了 2 部代表性書籍。

1629 年出版的《陽光下的樂園，人間天堂 (Paradisi in Sole Paradisus Terrestris)》，分為「花園」、「菜園」、「果樹園」3 部分，其最大特色是從庭園與園藝的角度來介紹植物。書中對栽培方法有相當詳盡的描述，同時也說明烹飪上的利用方法及作用。此外，還介紹了許多適合裝飾天堂般花園的美麗植物，不僅提供了實用資訊，還提升對自然的讚美之情和美學意識，可以說是一本風格嶄新的本草書。該書後來獻給新國王查理一世的妻子，帕金森因此被授予御用首席植物學家的稱號。

1640 年出版的《廣泛的本草學書 (Theatrum Botanicum)》中，介紹了約 3800 種植物的特性及用途。書中精緻的植物插圖與優美的版面設計，在當時被譽為「用英文寫成的最美本草書」。

卓越的園藝家與造園家

帕金森在倫敦近郊擁有一座私人花園，種植許多罕見的香草。包括修訂約翰・傑拉德（p.163）的《本草書或植物的通史》一書的托馬斯・約翰遜在內的多位知名植物學者，都曾造訪這座花園尋求植物的種子。

除了侍奉國王，帕金森同時也致力於向一般市民推廣園藝活動，並專注於自身的植物栽培。他堪稱是將「庭園造景」的概念傳播至英國的先驅。

> 英國的植物學家④

向眾人傳授草藥和占星術的草本學家

尼可拉斯・寇佩珀
(1616年～1654年)

Nicholas Culpeper

動盪的年輕時期與人生的轉捩點

　　尼可拉斯・寇佩珀於1616年出生於英格蘭的薩里（Surrey）。他的父親是位虔誠的神職人員，但在他出生前不久就過世了，所以他是由母親及其家族撫養長大的。家族希望他能像祖父及父親一樣成為牧師，但他從10歲起便對藥草學、醫學、占星術等產生了興趣。據說原因之一是閱讀了威廉・透納（p.162）的《新本草書》。

　　他16歲時進入劍橋大學就讀，但不到1年便輟學。關於其輟學的原因眾說紛紜，其中一種說法是他因墜入愛河而計畫與戀人私奔，但在約定見面的那天，該名女子不幸被雷擊中喪命。這場悲劇讓他陷入深深的悲痛，也使他對學問失去熱情。祖父因此切斷了對他的學費資助，並安排他前往倫敦的藥房修行，這成為他人生的重大轉捩點。

非常規活動的開始

　　寇佩珀最初在祖父介紹的藥房工作，之後輾轉於其他藥房，持續在藥房工作了將近5年的時間。他主要負責編制草藥目錄及調製藥草製劑，但對占星術的學習熱情也越發深厚。

　　在1640年左右，他與成熟穩重且家世良好的15歲女孩愛麗絲・菲爾德（Alice Field）結婚。愛麗絲是富裕家庭的女兒，這段婚姻給寇佩珀帶來了可觀的財富。

　　此時，醫學領域存在著明顯的社會階級制度。例如，內科醫生是受過最高等教育的精英，比藥劑師及外科醫生擁有更高等的地位。

　　當時持有執照的內科醫生數相當少，患者數量與醫生數量完全不成比例。那些無法接受診療的人，或是窮得付不起看診費的病人，往往只能請藥劑師直接開藥，或者求助於產婆和祈禱師等民間療法。於是，英國皇家內科醫學會開始對此類逾越範圍

165

的醫療行為進行嚴厲處罰，並限制只有那些擁有政府認證的藥劑師工會執照的藥劑師才能交易藥品。由於寇佩珀未取得相關執照，他被迫離開藥房。

於是，他在妻子愛麗絲的嫁妝資助下，在自宅開設了診所，雖然沒有執照，仍以藥劑師、醫師、植物學家、占星術師的身分積極活動，吸引了眾多患者與諮詢者前來。後來，他開始熱心為貧困者治療，並且幾乎不向他們收取醫療費用。

萬人共享的醫學與香草知識

即使自己的資金變得拮据，他也不曾向貧困的人索取任何回報，甚至會把從富有者那裡收取的診療費用拿出來幫助他人。然而，他並未期望其他醫生或藥劑師也採取相同的態度。他認為，無論身分或職業如何，讓更多人能夠接觸到藥物與醫療資訊才是最重要的。

因此，他於 1649 年將《倫敦藥典》從拉丁文翻譯成英文，以《A Physical Directory or a Translation of the London Dispensatory（醫療指南集，即英文版倫敦藥典）》之名出版。這本書使寇佩珀受到許多醫生的猛烈批評。

當時的醫師協會透過使用拉丁文撰寫醫學書籍和配藥手冊，來壟斷醫學知識。這隱約可看出醫師協會認為知識不應普及，而是應該讓人們服從醫生。當然，這種做法並非完全出於私利，也有部分原因是擔心如果每個人都能輕易獲得強效藥物，可能會帶來生命危險。然而，藥劑師當中也有許多人不懂拉丁語，無法閱讀文獻因而無法獲得充分的知識，只能被迫依賴醫生的指示。也因此，寇佩珀為了讓一般家庭也能利用這些處方集並將其翻譯成英文的行為，激怒了醫師協會。

但他並未因此屈服。1652 年，他出版了《英國醫生（The English Physician）》一書。這本書是可供家庭使用的醫學書或自我保健指南，因此介紹了許多容易獲得的植物。例如，洋甘菊、玫瑰、馬郁蘭、杜松、快樂鼠尾草等如今也被用作精油的植物，以及茴香、藥蜀葵、朝鮮薊、桑樹等香草，還有肉桂、薑、薑黃、蒜等香辛料。並且，各自的作用和具體使用方法都寫得簡明易懂。此外，在序言中還如下寫道：

> 「獲得醫學知識，將使我們了解不同身分和職業的特有危險，並學會避免這些危險。不僅如此，還可能找到生命中真正的樂趣。」

他出版這本書，是為了讓所有人都能享有健康，也希望那些比醫生數量更多的民間治療者能夠正確地使用香草進行治療。這本書價格親民、文筆平易近人且兼具實用性，已被廣泛的人們所接受，是一本經過多次修訂至今仍持續再版的不朽名著。

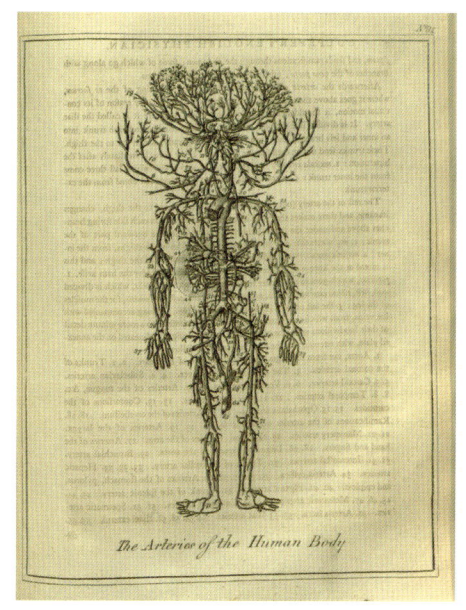

『Culpeper's English physician and complete herbal』
Page No 31（1790） Culpeper, Nicholas; Sibly, E.;
Stalker C. Missouri Botanical Garden's Materia Medica
Text Illustration Public domain, via Wikimedia
Commons

占星術與香草療法

　　寇佩珀認為，我們的身體與地球上的植物都會受到星體運行的影響，因此應該理解這些來進行診斷與治療。他將植物與行星的特質相關聯，並根據占星術為患者配製適合的香草。

　　提到占星術，或許以現在的價值觀來看，似乎與醫學或科學相去甚遠，但在當時是一種確立的學問，並且與醫學息息相關。他在著作中如下寫道：

> 「僅從疾病與健康的角度來看，也能明白人類身心的各種變化是由小宇宙的各種作用自然引起的（或許其中有著只有神明才知道的目的）。如果原因存在於此，那麼治療應當也是如此。因此，為了了解香草發揮效用的原因，必須運用占星術的知識，仰望高空中的星辰。」
>
> 《藥草大全》(尼可拉斯・寇佩珀著，戶坂藤子譯，木村正典監修，Pan Rolling 出版，2015 年，p.10)

　　醫療不應只是特權階級的權利，寇佩珀曾經 1 天診治多達 40 位經濟困難的患者。儘管長期患有肺結核，他卻始終將自己的健康置於次要位置。1654 年，他短暫而充實的 38 年人生畫下了句點。

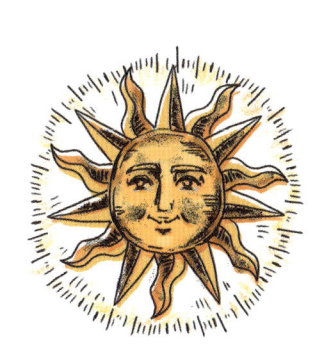

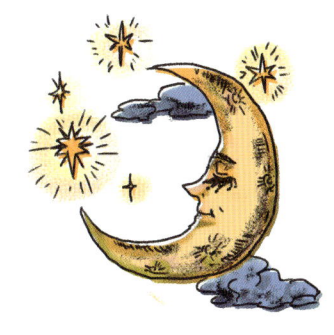

167

貫徹養生且精通本草學的日本亞里斯多德

貝原益軒

（1630 年～ 1714 年）

Ekiken Kaibara

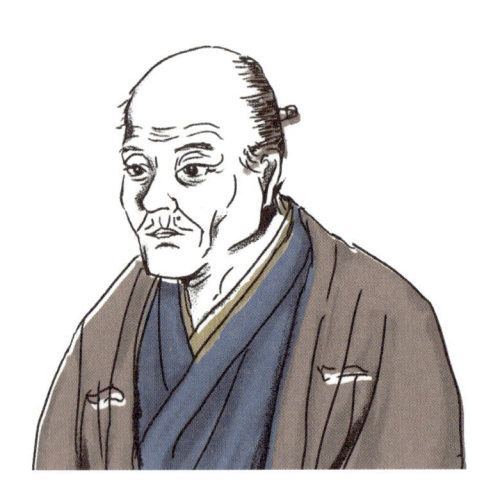

植物療法的開拓者與夢想家

日本本草學的起源

　　日本正宗的本草學歷史，可以說是從被譽為本草學集大成的著作《本草綱目》自中國傳入時開始的。本草學是一門涵蓋現代藥學、植物學、醫學的學問，特別重視對藥草的研究。

　　《本草綱目》於 17 世紀初期、進入江戶時代不久後傳入日本。這也是一個長期不穩定戰亂時代的結束，人們逐漸意識到「養生可以延年益壽」，並開始有餘力關心健康的時期。江戶時代的本草學深受《本草綱目》的影響，最初僅限於介紹文獻的內容，漸漸地開始加入自己的分類和註釋，最後形成了日本獨特的本草學。那位先驅者，正是貝原益軒。

逆境不憂的生活方式

　　貝原益軒於 1630 年出生於現在的日本福岡縣。他自幼體質虛弱，因而沉浸於讀書，未經人教導便自然學會了平假名與片假名。他的父親是福岡藩的記錄員，對家人和僕人的教育也相當有熱誠。喜愛學問，特別

是在醫學方面造詣深厚，據說也曾教益軒有關藥草的性質和作用等。此外，精通醫學與儒學的兄長也教了他很多。作為藩士的子弟，益軒並未走上學習東洋古典文學、書法、算術的傳統道路，而是接受家庭教育，並透過自身的努力不斷深入學習。這種獨特的學習方法，使益軒培養出了靈活性和獨特思維，並促成了他日後廣泛的活動發展。

益軒在 19 歲時首次成為藩士，但因得罪藩主黑田忠之而在 21 歲時失去職位，從此陷入了長達 6 年多的困頓生活。期間他一度臥病在床 1 年，生活艱難而貧困，但益軒並未因此而失望，而是努力吸收知識，專研儒學、本草學、醫學、農學、歷史等各種學問。這段經歷培養了他無論何時都應保持心靈平靜、享受人生的基本精神。

終獲肯定的才能

隨著黑田忠之隱退，他的長子光之繼任藩主，27 歲的益軒得以重回福岡藩任職。光之熱愛學問，因此益軒逐漸獲得施展才華的環境。次年，他受命前往學問之都京都遊學，廣泛學習本草學、農學，以及在中國發展起來的儒教的朱子學（宋學）等。

35 歲返回藩中後，益軒逐步確立了自己作為儒學者的地位。在教育藩士的同時，他也向藩政提交建議書，並在藩中樞發揮了重要作用。儘管忙於工作，益軒始終保持樂在其中的姿態。他特別熱愛讀書，埋首閱讀儒學、醫學書籍與大量和書，這些對他來說是無比幸福的時光。

42 歲時，他被賦予編撰記載了福岡藩歷代藩主黑田家歷史《黑田家譜》的重任。益軒用 1 年時間寫完草稿，經過 6 年的反覆修訂後獻上 12 卷，之後還不斷修訂與增補，在 59 歲獻上全 16 卷。從開始寫作到完成，整整花了 17 年。

益軒始終努力不懈，從未因逆境而退縮。他的生活態度讓他在晚年依然能開創出更加燦爛的人生篇章。

《大和本草》造成的影響

益軒與仕奉了超過 30 年的第 3 代藩主光之，以及第 4 代藩主綱政之間的信任深厚，因此即使他在 66 歲時希望辭職以安度晚年，也未能獲得許可。由於藩主不願放棄這位勤勉且才華洋溢的人才，他的辭職申請屢屢遭拒，直到 71 歲時才被准予退休。在平均壽命不到 50 歲的江戶時代，貝原益軒能夠在第一線工作至超過 70 歲實屬驚人。更令人驚訝的是，他在此時展開了「追求日本獨有的本草學」這項新挑戰。

益軒的晚年正值江戶時代學問、藝術、文藝等顯著發展的元祿時期。在這股時代浪潮中，從中國傳來的《本草綱目》的研究也逐漸深入。

《本草綱目》是李時珍耗時 25 年編撰而成的本草書，內容涵蓋 1800 種以上藥物的名稱、產地、藥效、配方等總計 52 卷的巨作。在益軒之前的研究者中，並未形成「中國與日本所生長的植物種類不同」的概念，

因此研究者們在考證《本草綱目》中記載的植物相當於日本的哪些植物時遭遇困難。

然而益軒透過實地觀察整個日本廣泛範圍內的植物，發現了《本草綱目》中未記載且僅存在於日本的植物。他於 80 歲時發表的《大和本草》中，除了《本草綱目》中收錄的 772 種植物，還新增了日本獨有的植物「和品」358 種、海外傳入的植物「蠻種」29 種、《本草綱目》以外的中國書籍中記載的植物「外」203 種。每一個項目對外觀特徵的記載較少，但詳細描述了植物的藥用方法及生態習性。此外，書中也可看到許多現在已不再使用的傳統用途與活用方式。《大和本草》的問世，使日本的本草學由以往單純的文獻考證轉向實際的植物研究。

《養生訓》中的人生智慧

留下許多著作的益軒，其中與《大和本草》並列為代表作的，是堪稱他人生集大成的《養生訓》。

當我們聽到他擔任藩內職務到 70 多歲，之後也仍筆耕不輟，著作豐富，也許會想像他是一位身體健康、體格強健的人。然而，益軒自幼就是虛弱體質。此外，他在 39 歲時與小他 22 歲的初結婚，而初也是體弱多病。正因如此，他深刻體會到，要過上充實的人生，必須在日常生活中自我節制，以保持健康的身體，努力實踐養生。

《養生訓》中寫有以下為了享受人生、健康長壽的教誨：

- 減少怒氣與憂愁，保持心情平靜
- 即使貧窮，也要每天保有屬於自己的生活樂趣
- 凡事適度，過著和諧的生活
- 在生病之前進行預防
- 避免暴飲暴食，飲食清淡，酒不過量
- 不過分依賴自己的體力、年輕與健康，養成養生的習慣
- 即使生病也不要隨意尋求醫生或藥物，要正確選擇
- 老年應心靜安逸，少怒少欲

無論哪一條教誨，都可以直接用作現代的健康法來實踐。他不僅僅是追求長壽，更是表達了應該以和諧的中庸精神來享受人生的理念。

貝原益軒精通廣泛領域的知識，並留下了大量的著作。他的博學，讓後來來到日本的西博爾德（p.178）稱他為「日本的亞里斯多德」。他在 85 歲辭世前仍執筆創作，並在完成作品後安然離世。真正貫徹生涯現役的益軒，無疑是因為他持續養生，以保持到晚年仍具備足夠的體力和精力的成果。

賦予自然界秩序的分類學之父

卡爾・林奈

（1707 年～1778 年）

Carl von Linné

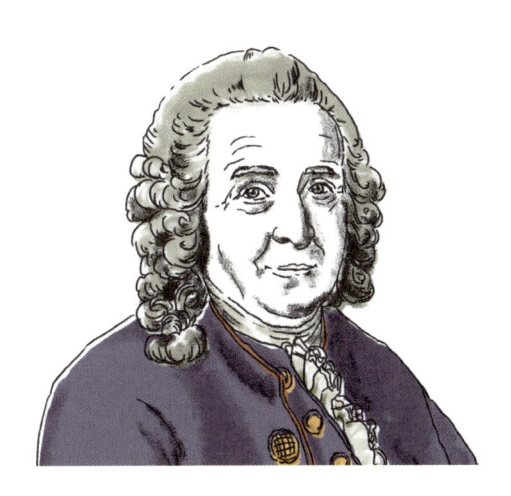

對植物孜孜不倦的探究精神

　　卡爾・林奈於 1707 年出生於瑞典南部的斯莫蘭（Småland），是牧師家庭的長男。2 年後，由於父親被任命為教區的正式牧師，一家搬到了教堂旁的牧師館居住。林奈的父親酷愛植物，他在新居打造了一座美麗的花園，種植了精挑細選的樹木和罕見的花卉。林奈從小在這座花園裡接觸各種植物，並從父親那裡學到了許多花草的名稱。

　　雙親希望他能繼承家業成為牧師。他們請了家教，並讓他上文理中學（Gymnasium）學習牧師的講道，但他對此領域毫無興趣，逐漸沉浸在植物的世界裡。

　　1727 年，林奈為了學習醫學和自然科學，進入瑞典南部的隆德大學（Lund University）。此時，他的父母逐漸認同兒子在植物學方面的天賦，於是開始考慮轉入父親的朋友強烈推薦的烏普薩拉大學（Uppsala University）。該校還有附設植物園及大型圖書館。

　　隔年，他正式轉學至烏普薩拉大學，並開始撰寫關於植物繁殖的《植物婚禮序說

171

（Praeludia Sponsaliorum Plantarum）》等大量的論文。這些論文得到了高度評價，儘管他還是名學生，卻已被任命為植物學講師，同時負責管理大學附屬的植物園。在庭園師的幫助下，林奈引入許多珍稀的植物，擴充植物園，而且在植物園進行的實習課程獲得了極大的人氣。

之後，他前往瑞典自然豐富的拉普蘭（Lapland）和達拉納（Dalarna）地區，加深了對植物和礦物的知識。在後來彙整的旅行記錄中，也可以看到許多讓人感受他到對動植物深厚情感的手繪草圖。

雌蕊與雄蕊的植物分類法

735 年起，為了取得學位並累積學者的職業生涯，林奈以荷蘭為主，旅居歐洲各國 3 年。在荷蘭留學時，對林奈伸出援手的是荷蘭東印度公司的主管暨銀行家喬治・克利福德（George Clifford）。熱愛植物的克利福德，雇用林奈擔任別墅的庭園管理人，並委任他將自己的植物收藏進行目錄化。為了製作目錄，需要將每種植物進行分類學的整理。這段經歷對後來的研究產生了重大的影響。

同時期，他出版了多本著作，其中《自然系統（Systema Naturae）》被視為現代分類學的出發點。這本文獻的初版雖然有粗糙之處，但將自然分為植物界、動物界、礦物界這 3 大類，並分別加以系統化。此後又經過了反覆修訂直到第 13 版為止。特別是在植物方面，透過研究烏普薩拉大學時期的內容，確立了根據雌蕊與雄蕊的形狀與數量來分類植物的劃時代方法，在歐洲引起了廣泛的話題。

林奈為了使性分類系統更簡明易懂，經常以雄蕊為夫、雌蕊為妻的比喻方式來表現，不過有許多知識分子對此深表不滿，批評此表述「粗俗低劣」。但這種方法卻廣受一般市民好評，他在學界內及社會的知名度也逐漸提升。

新的植物分類與二名法

1738 年，林奈回到瑞典，首先以開業醫生的身分謀生。在荷蘭頗有名氣的林奈，在瑞典卻仍然默默無聞，一開始他只能耐心地等待患者上門。然而，他細心且準確的診斷逐漸獲得肯定，很快就成為斯德哥爾摩最著名的開業醫生，上流社會人士與國會議員也紛紛向他求診。與此同時，他與富家千金莎拉・伊麗莎白・摩瑞（Sara Elisabeth Moræa）結婚，她家人的資助也為他帶來經濟上的幫助。

1741 年，林奈受邀回到母校烏普薩拉大學，隔年被任命為教授，負責教授植物學、藥物學、博物學等課程，以及植物園的管理。林奈從各地收集植物和種子，逐步充實植物園的內容。這項活動得到了其他植物學家及無名植物愛好者的支持，他們以寄送罕見植物種子的形式來提供援助。

此外，林奈的講課充滿表現力和幽默感而大受歡迎，課堂經常座無虛席。他的學生中有不少像卡爾・彼得・通貝里（p.176）

這樣承襲了林奈的意志，活躍於世界各地的弟子們。隨著教學經驗的累積，他開始認為有必要簡化傳統上非常冗長的動植物名稱，以利傳達。當時的動植物名稱往往包含外觀特徵等所有內容，將這些名稱傳達給他人也成了一件苦差事。

因此，他改進了前人的分類法，並提出新的分類及基於此的命名。這種命名法後來被稱為「二名法」，至今仍被廣泛使用。

分類與命名帶來的秩序

林奈所生活的 18 世紀，是歐洲貿易非常繁盛的時代，有許多從海外引進的動植物。這些生物因地區不同而名稱各異，因此經常會造成混亂。在這樣的背景下，林奈想出的分類法和二名法，為混亂的生物辨識方法帶來了一定的秩序。雖然在林奈之前已有不少人嘗試建立生物分類體系，但他的分類方法與這些先驅者相比更具一致性和明確性。

他使用符合拉丁語文法的二名法將名稱單純化，讓不同語言和文化背景的人也能依照相同標準進行命名與分類。此外，這種命名法易於應用，在鑑定植物時也能輕鬆使用。

在現代植物療法中，確認基於二名法的學名也具有重要意義。例如薰衣草，通常被認為是一種具有放鬆和安眠效果，以及安全性高等特徵的植物。然而，薰衣草的種類超過 20 種，其中有的精油具滋補強身效果，但是對嬰幼兒、孕婦、哺乳期女性可能有禁忌。在區別時可作為判斷標準之一的，便是學名。透過確認「*Lavandula angustifolia*」、「*Lavandula latifolia*」、「*Lavandula stoechas*」等以二名法命名的學名，可以選擇更符合需求或體質的種類。

之後，林奈作為大學教授持續撰寫論文，在植物園內的住所安度晚年。他時常這樣說道：

> 「將神創造的自然奧秘傳達給更多的人，是被選中者的義務，而執行此義務的便是植物學者。」

如今植物學已取得了巨大的進步。儘管林奈所主張的「讚美神明力量的自然體系」在現代有些不合時宜，但他對自然界的敬意，以及通過分類和命名來賦予秩序的功績，可以說是極其重要且深遠的。

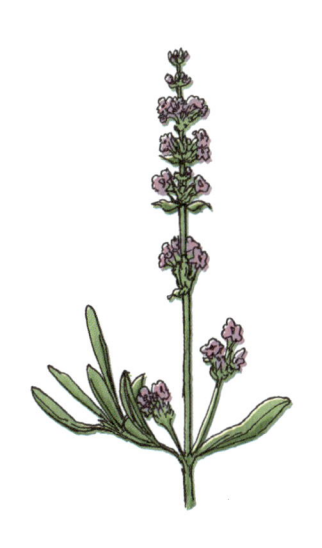

出島三學者

在江戶時代，有3位博物學者來到日本的長崎出島。他們都是以醫生的身分居留，同時以博物學者的身分觀察和採集許多的植物，並將日本的植物和習俗傳播到歐洲。接下來將介紹在日本鎖國限制下致力於植物研究的他們。

出島三學者 ①

讓歐洲認識日本的日本研究先鋒

恩格爾貝特・坎普弗

(1654年～1716年)

Engelbert Kämpfer

植物療法的開拓者與夢想家

旅行、觀察、記錄的日子

恩格爾伯特・坎普弗於1651年出生於德國北部。當時的德國剛剛結束30年戰爭，深受農地荒蕪、商業衰退、人口減少的打擊。此外，坎普弗生長的城鎮萊姆戈（Lemgo）有著悠久的「獵巫」傳統，他的伯父也在審判中被視為惡魔而遭到殺害。坎普弗離開了充滿不穩定局勢和悲傷回憶的家鄉，在未知的地方傾注熱情潛心求學。16歲以後，他輾轉於不同的城市，學習歷史、哲學、語言學、政治思想、醫學和自然科學等。

1681年，30歲的坎普弗進入瑞典烏普薩拉大學留學。這裡也是爾後林奈（p.171）教導通貝里（p.176）的地方，坎普弗也全心投入博物學的研究。

之後，他以瑞典使節團秘書官及荷蘭東印度公司醫師的身分，踏上橫跨半個世界的漫長旅程，前往俄羅斯、中東、亞洲，觀察並記錄各地生長的植物及居民的風俗習慣。

江戶時代日本人與植物的關係

1690年，坎普弗以荷蘭商館醫師的身分來到日本長崎縣的出島，在此停留了2年。當時的出島是日本唯一允許荷蘭人駐紮並進行貿易的地點，他在此負責商館職員的健康管理以及商館管理的工作。此外，在

翻譯員今村源右衛門的協助下，他收集了研究日本所需的資訊與資料。由於當時的醫學與植物學有著密切的關係，因此他特別熱衷於植物研究，據說在日本停留期間收集了許多植物帶回歐洲。

此外，他還曾參加謁見當時的將軍德川綱吉的使節團，在 1691 年和 1692 年 2 次前往江戶旅行，並將當時的情況記錄在《江戶參府旅行日記》中。裡面有描述可以一窺當時日本人與植物之間的關係：

- 即使是窮人經營的小餐館或茶屋，門前也會擺放花瓶，裡面精心插著開花的小樹枝。
- 在小店裡端出的微不足道的料理湯汁上，也會擺放山椒葉，或是混入精美切碎的生薑根與柚子等的皮，並將國產的香辛料磨成粉末撒上去。
- 廁所裡有一個裝滿稻殼或切碎稻草的長方形桶子，可以用來快速吸收異味，達到除臭的效果。

這些記錄生動呈現了江戶時代的日本人，如何將植物自然地融入日常生活中。

旅行記錄《廻國奇觀》

回到歐洲的坎普弗，於 1712 年將旅行記錄彙整成《廻國奇觀》這本文獻。其中也記載了日本的植物、針灸法、茶等內容。在關於日本植物的章節中，除了他親自繪製的植物畫之外，還根據觀察對植物的結構、用途、使用方法等進行了解說。

在 1753 年林奈依據二名法確立學名之前，近代以前的植物學並不太引人注目，但這篇文獻是歐洲植物學者首次能夠認識到日本植物的記錄，對後世產生了重大影響。此外，植物畫的準確度足以用於植物的鑑定，林奈亦明確基於本書進行了日本植物的分類和命名。

《日本誌》的出版

坎普弗在《廻國奇觀》出版 4 年後，於 65 歲時去世。然而，他生前累積了許多關於日本的手稿，並在未發表的手稿中增添了《廻國奇觀》中關於日本的論文，於 1727 年以《日本誌》的形式出版。

這部文獻介紹了日本的地理概要、植物、動物、氣候、歷史、宗教、貿易，以及作者自身的江戶參府之旅的概述，呈現了日本的整體面貌。這本書被許多人閱讀，對當時歐洲的日本觀也產生了很大的影響。

在鎖國時期的日本，坎普弗以國際視野深入研究包括植物在內的日本課題。他的名字後來屢次出現在隨後的學者如通貝里與西博爾德（p.178）的文獻中，表達了對他作為先驅者開拓道路的感謝和尊敬。

出島三學者②

分析與命名日本植物的林奈愛徒

卡爾・彼得・通貝里
(1743 年～ 1828 年)

Carl Peter Thunberg

南非與日本的調查之旅

卡爾・通貝里於 1743 年出生於瑞典南部斯莫蘭地區的延雪平（Jönköping）。他自 18 歲起在烏普薩拉大學學習醫學與博物學，師從確立植物分類體系與二名法的林奈（p.171），並成為最受信任的弟子之一。

1770 年，他獲得獎學金前往巴黎留學。途中，他在荷蘭短暫停留，透過林奈介紹認識了植物學家布林曼（Johannes Burman），此次會面改變了他的人生。布林曼認可通貝里的才能，並說服荷蘭富有的植物愛好者資助他，推薦他作為日本與南非植物研究的調查員。

於是，通貝里於 1771 年成為荷蘭東印度公司的一名船醫，前往南非。在約 3 年的南非期間，他學會了荷蘭語，並探索了開普敦周邊，記錄當地獨特的生態系統，完成了《好望角植物誌》的編著。

1775 年，他從開普敦啟程前往日本。航程困難重重，經歷多次暴風雨，歷時 5 個月才抵達長崎的出島。

日本的植物採集與觀察

抵達長崎後，通貝里立即展開植物採集工作。隨後，他與坎普弗一樣，參與了謁見將軍的使節團，得以前往江戶。在他後來撰寫的《江戶參府隨行記》中，可看到以下的內容：

- 山椒（*Fagara piperita*）隨處可見，果皮有吸收腸內氣體的作用，有時也能緩解腹痛。將葉子搗碎後與米粉混合可製成敷藥，用於消腫或貼敷在因風濕病而疼痛的關節上。
- 薄荷（*Mentha piperita*）廣泛自生在長崎周邊。
- 紫蘇（*Ocimum crispum*）生長於丘陵，煎煮後可用於治療風濕與感冒等疾病。

值得注意的是，除了記錄藥草的作用與使用方法之外，通貝里還根據林奈提出的二名法記載了日本的植物。

有關箱根的記錄也十分詳盡，因為他當時獲准從轎子上下來自由走動觀察植物。當他遇見巨大的扁柏時，形容它是「針葉樹中最美麗的樹」，並觀察了樹幹和葉子的樣貌。對於當時無法看到的種子等部分也特別做了記載，之後又後來透過翻譯員等人寄送到荷蘭。

書中還提到了日本人用柔軟的樹木大葉釣樟製作牙籤，這樣可以在不傷害牙齦或牙齒的情況下清潔牙齒。

此外，文章還詳細描寫了杉木之美。樹幹如蠟燭般筆直，木材永遠不會腐朽，雖然在許多地方都有生長，但沒有任何地方像這裡一樣大量生長如此美麗的樹木。直到今日，在箱根舊街道，仍可見到約 350 年樹齡的杉樹直指天際，可以欣賞到曾令通貝里著迷的壯麗景色。

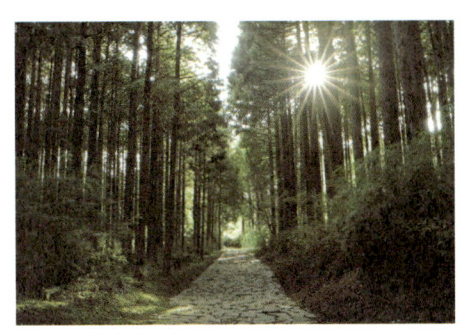

箱根舊街道的美麗杉樹林蔭道。

《日本植物誌》的發行

通貝里返國後，接替林奈成為烏普薩拉大學的教授，並兼任校長。當時，他並沒有像許多教授那樣兼任醫學和植物學，而是堅持擔任植物學的教授。

他於 1784 年出版了《日本植物誌》。儘管他在日本的停留時間僅約 16 個月，在江戶的時間不到 1 個月，但他在這部文獻中介紹了多達 812 種日本植物，其中新種約有 400 種。在解說文中，引用了比他更早開始研究日本植物的坎普弗 (p.174) 的《廻國奇觀》中的描述和圖片，並對這些內容表達了自己的評論。坎普弗在《廻國奇觀》中對植物特性及其用途表現出深厚的興趣，而在《日本植物誌》中，通貝里更著重於探討植物本身的特徵。

他以林奈的二名法標示學名，並且準確描述了幾乎所有肉眼或低倍率顯微鏡可觀察的結構。

對日本的後續影響

通貝里在日本培養了許多學生，其中包括日本首部正式西醫翻譯書《解體新書》的譯者中川淳庵與桂川甫周。通貝里稱他們為「愛弟子」，並教授了大量關於植物學與醫學的知識。作為回報，學生們教他植物的日文名稱，並在他返國後持續與他交流，寄送植物的壓花、種子、素描等。中川淳庵與桂川甫周後來成為幕府的優秀醫師。從這一點來看，通貝里對日本的醫學發展也產生了深遠影響。

出島三學者 ③

試圖徹底研究日本並讓世界知曉的博物學家

菲利普・法蘭茲・馮・西博爾德

（1796年～1866年）

Philipp Franz Balthasar von Siebold

對未知土地的嚮往

　　菲利普・法蘭茲・馮・西博爾德於1796年出生於德國的符茲堡（Würzburg）。他的祖父是著名外科醫生與符茲堡大學的教授，並獲得貴族的稱號。他的父親同樣是醫生並擔任該大學的教授，西博爾德成長於名門醫學世家。

　　1815年，他進入符茲堡大學學習醫學，同時也學習植物學、藥學、化學、民俗學、地理學等。他曾短暫擔任開業醫生，但無法忘懷學生時代對自然科學的興趣與對未知土地的探索欲望。據說當時他熱衷於閱讀坎普弗（p.174）與通貝里（p.176）的旅行記。經過親友與熟人的幫助，他得以作為荷蘭東印度公司的軍醫少校前往東南亞地區。

　　不久，他被派往日本長崎出島的荷蘭商館擔任醫官。1823年，27歲的西博爾德登陸出島，這已是通貝里訪日的48年後了。

在長崎的功績與江戶參府

　　西博爾德與坎普弗及通貝里一樣，以荷蘭商館醫師的身分來到日本。然而實際上，他還肩負著荷蘭政府的使命，進行日本的博物學與民俗學研究，以及貿易政策再檢討的相關調查。

　　當時，荷蘭因戰爭影響而受到打擊，正處於復興過程中。因此，試圖在貿易和文化政策方面加強與日本的關係，以獲取更大的利益。

　　到達日本後，他立刻在出島向日本人講授醫學與自然科學，並積極進行醫療活動，例如施行天花疫苗接種和白內障手術。1824年，他在長崎近郊的鳴瀧設立「鳴瀧塾」，進行診療與教育活動。他在塾舍周圍建立了一座藥草園，用來栽培弟子們採集來的藥用植物。

　　同時，他還在出島建造了一座植物園。在他離開日本之前，植物園內已栽培了許多植物，其中也包括至今仍廣泛用於香草

及精油的植物。園內還建設了讚揚坎普弗和通貝里功績的紀念碑。

1826 年，西博爾德如同前兩人一樣，獲得了江戶參府的機會。他在旅途中專注於觀察各地的植物。這段經歷被記錄在《江戶參府紀行》中，書中也列舉了纈草、金雞納樹、薄荷、茴香、菖蒲植物性的治療藥。在旅程中，他觀察、採集許多的植物，並調查它們的特性與利用方法，這是在同行的弟子和助手的幫助下進行的。

西博爾德事件

1827 年，荷屬東印度政府決定召回西博爾德。因為他的採集成果在質與量上均備受認可，荷蘭希望利用這些收藏進行研究。

然而，在準備歸國的幾個月內，他與特定的日本人進行私下通信，並試圖攜帶地圖等禁止帶出境的物品。這些行為經內部調查後曝光。這類事情在西博爾特之前也曾發生過，透過漏洞攜帶出境的情況並不罕見，取締的嚴格程度隨時期不同也有所差異。

江戶幕府在多次訊問後，決定將他驅逐出境並禁止再度入境。於是，1829 年西博爾德離開了日本。據說他的大部分收藏已事先運往荷蘭，重要的地圖也在被沒收前整夜抄寫。因此，這次「西博爾德事件」對他的收藏並未造成太大的影響。

歸國後與再次來日

返回荷蘭後的他，對龐大的採集品進行整理與研究，並著手撰寫《日本》、《日本植物誌》、《日本動物誌》等書。《日本植物誌》由同鄉植物學者楚卡里尼（Zuccarini）協助完成，此文獻有許多植物插圖，是世界上第一本正式的彩色畫集，描繪了日本的植物並受到高度評價。此外，還能傳達當時日本的植物利用情況，是具有重要意義的文獻。

西博爾德在歸國後多次嘗試再次訪日，但並未立即實現。1858 年日荷修好通商條約簽訂，解除他過去的驅逐處分後，隔年 1859 年，他終於在睽違 30 年後再次來到日本。此次旅程中，他於 1827 年與妻子楠本瀧所生的女兒稻重逢，並教她蘭學，還與弟子們再次展開研究。

之後他也曾計畫第三次訪日，但最終未能成行，於 70 歲時結束了波瀾壯闊的一生。

作為肩負政治使命來日的人，他一度被揶揄為「間諜」、「利用日本」的人。然而，他將大半生奉獻給日本研究，熱愛日本的植物與文化，致力於向世界介紹日本，且直到臨終前仍夢想再次訪日，也都是不爭的事實。

強調觀察的重要性，現場主義的本草學者

小野蘭山
（1729 年～1810 年）

Ranzan Ono

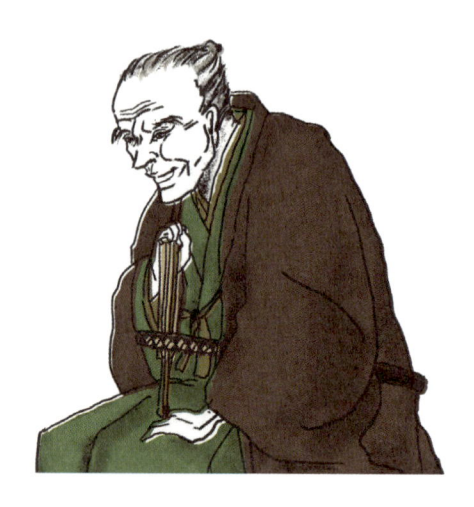

本草學的師表

　　小野蘭山於 1729 年出生於京都。他從小體弱多病，在接觸藥物的過程中對藥草及植物產生了濃厚的興趣。13 歲時，他拜當時父親及兄長的師傅、本草學者松岡恕庵為師，學習研究對健康有益的植物、動物、礦物的「本草學」。18 歲時師傅恕庵過世後，小野蘭山持續自學。他勤奮好學，在門徒中以卓越的才智而聞名。

　　25 歲時，他創立了名為「衆芳軒」的私塾，致力於推廣本草學。這間私塾聚集了來自日本各地的弟子，培育出許多的本草學者。其中也有像畫家谷文晁這樣的文化人，與植物和醫學並無直接關係，卻透過接觸蘭山的人格和對學問的真摯態度，也與他建立了深厚的師徒關係。

　　1759 年，同為恕庵門下的島田充房出版了《花彙》的《草之一》和《草之二》。這部著作是附有植物插圖的解說書，1763 年蘭山完成了續作《草之三》、《草之四》、《木之一～四》。蘭山負責的卷冊，不只是解說，連插圖都是他親手繪製，將植物的葉背畫成黑色、葉脈畫成白色等，繪圖

精細且展現出立體感。

之後，他持續講授中草藥書籍及貝原益軒（p.168）編撰的《大和本草》等內容，並由弟子們抄錄成書。

前往江戶後的實地考察

1799 年，71 歲的蘭山應幕府之邀擔任「醫學館」的教官，抱著奉獻一生的決心從京都前往江戶。醫學館是一所為立志成為醫生的人所開設的學校，也是學習藥草等知識的地方。

在平均壽命約 50 歲的時代，超過 70 歲仍決定前往江戶的他，將本草學的研究內容融入生活中，並徹底進行飲食等健康管理，讓曾經虛弱的體質徹底改善，到了 60 歲還是非常健康。

到達江戶的蘭山，積極進行藥草的實地調查。其中也有超過 3 個月的長途旅行，但他經常連續行走數日，73 歲時還有登上筑波山、男體山、富士山六合目的記錄。總結這些調查結果的《採藥記》，記錄了日本各地當時生長的植物，是非常珍貴的資料。

重視「仔細觀察實物」的現場主義精神，對之後的牧野富太郎（p.182）等影響深遠。此外，還有他為所到之處的許多人傳授藥草知識的記載，因此他的採集觀察之旅，對於在各地推廣和發展本草學也有所貢獻。

《本草綱目啟蒙》的完成

蘭山在京都和江戶的講座中特別多次提及的主題是由中國李時珍所著，被稱為本草學的集大成書《本草綱目》。有關這部文獻的蘭山講義錄有幾部，但由他的孫子小野職孝負責記錄和整理，並由蘭山本人檢閱的《本草綱目啟蒙》，可以說是一部非常重要的著作。

這部文獻自 1803 年起歷經數年完成出版，內容針對《本草綱目》中記載的動植物與礦物，詳述其名稱、產地、產出狀況、形態、特徵等，並加入了蘭山本人基於觀察得出的豐富註釋。其中，記載了日本各地的方言名稱，是其一大特色。

例如，關於薄荷，古名為「オホアラキ」，在日本西部稱為「メハリグサ」，佐渡地區稱為「ミヅタバコ」，而在愛知與岐阜部分地區則被稱為「メザメグサ」。據說蘭山透過採集旅行中所見聞的內容，以及來自全國弟子提供的資訊，進行了方言名稱的整理工作。

《本草綱目啟蒙》的出版，明確指出即使是相同的植物、動物或礦物，在不同地方也有不同的稱呼，這有助於修正因稱呼的不同而被歸類為異種的情況。

直到 82 歲離世前，他培養了眾多弟子。據說在去世前 2 天，他仍在家中授課，讓弟子們朗讀原稿。

蘭山對植物懷抱著不懈的探究精神與現場主義的精神，之後也不斷跨越時代傳承下來，為日本的本草學發展貢獻良多。

將一生奉獻給植物的另類植物學者

牧野富太郎

（1862 年～1957 年）

Tomitaro Makino

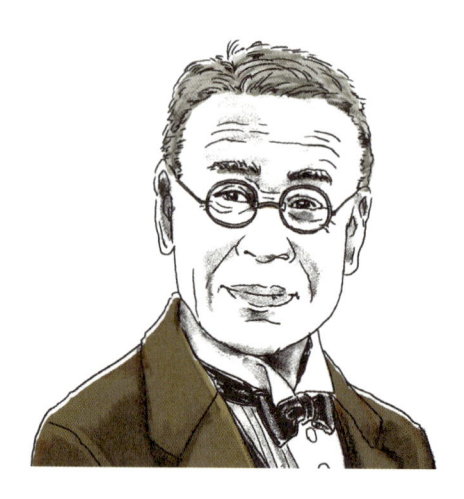

植物療法的開拓者與夢想家

在山野間奔走的童年時期

牧野富太郎於 1862 年出生於現在的日本高知縣土佐的佐川町。就在他出生約一個月前，坂本龍馬才剛脫離土佐藩，正值明治維新風潮初起的動盪時期。他的家庭是經營釀酒業的富裕商家，但他在幼年時期便失去雙親與祖父。此外，由於自幼體弱多病，他在祖母的悉心照料下長大。富太郎表示自己「生來就喜愛植物」，當祖母忙於工作時，他最喜歡在自家後山觀察花草樹木、採摘花朵。

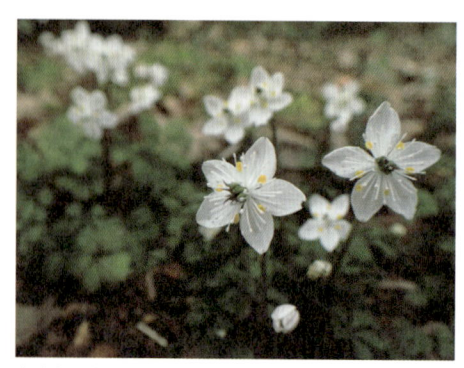

富太郎一生所愛的五葉黃連
高知縣立牧野植物園提供

10 歲時，他開始在寺子屋學習，後來進入私塾「名教館」。在名教館，學習了當

時最新的學問，包括歷史、地理、物理、天文、數學等。

之後由於學制改革，名教館被廢除，他開始上小學，但他對於重新學習基礎課程感到痛苦，過了2年多便自主退學，轉而自學。退學後的他，漫步山野觀察草木、借閱植物書籍並認真抄錄內容來度過時光。其中，小野蘭山（p.180）的《本草綱目啟蒙》是他心中憧憬的書籍，並懇求祖母代為購買。收到時的無比喜悅，以至於他在自傳也說道：「至今仍會回想起當時的情景」。

立下要嚴格鞭策自己的承諾

對於僅僅在家鄉佐川學習感到不足，他在17歲時前往現在的高知市學習。隔年，他遇見了師範學校的教師永沼小一郎。從這位正在翻譯植物學洋書的教師那裡，他學到了科學化且嶄新的植物學知識，進一步激發了富太郎的學習欲望。

於是他在19歲時，為了購買書籍與顯微鏡、參觀博覽會而去了東京。在東京，他造訪了負責博物館事務的博物局，並結識了博物學者田中芳男和植物學者小野職愨。這些人正是他在家鄉時愛讀的植物學書籍的作者。這些年長他20歲以上的學者熱情接待了他，向他提供最新的植物學資訊，小野還帶他參觀了東京大學的植物學教室和小石川植物園。他從這些始終保持謙遜且認真的學者身上獲得了許多啟發，並決心追求植物學的真諦。

他為此寫下了以下15條對自己的承諾：

- 要忍耐
  （即使遇到瓶頸，也要忍耐並持續研究）
- 要精確
  （不明之處不可置之不理，要追根究柢）
- 要博覽草木
  （觀察大量的植物）
- 要博覽書籍
  （儘可能閱讀大量的書籍，以此為研究基礎）
- 要學習所有植物相關學科
  （物理學、化學、動物學、地理學、農學等其他相關領域也要學習）
- 要講習洋書
  （研讀介紹西方先進學問的洋書）
- 應當學習畫圖
  （學習研究發表時適用的繪圖技術）
- 應當請教老師
  （對於不解之處，無論對方年齡或地位，皆虛心請教）
- 吝財者無法成為植物學者
  （對植物研究所需的資金不可吝惜）
- 不厭跋涉之勞
  （為了採集植物，需不畏辛勞地走遍山野）
- 要擁有植物園
  （建造自己的植物園，以便於觀察）
- 廣結志同道合者
  （避免知識偏頗，結交共同學習的夥伴）
- 要好察邇言
  （記錄各種人的細微言詞，並將其運用於研究）
- 不應以書為家，而應以書為友
  （不要盲信書本的內容，視其為平等的朋友）
- 不要相信造物主的存在
  （認為創造萬物的神並不存在，深化自己的知識，追求真理）

這 15 條被題為「赭鞭一撻」，富太郎終其一生都在實踐這些須知。

前往東京大學植物學教室

1884 年，22 歲的富太郎再次來到東京，敲開了東京大學植物學教室的大門。小學讀了 2 年便輟學的他，沒有資格進入大學學習或成為教師，但他帶著自己寫的土佐植物目錄和標本前來拜訪。當時，矢田部良吉教授和松村任三助教授接待了他。他們對富太郎的熱情和植物相關知識印象深刻，並允許他自由進出教室查看標本和資料。富太郎在這裡埋首研究植物，並與植物學教室的學生合作，熱衷於創辦學術雜誌《植物學雜誌》。

當時，許多日本研究者委託俄羅斯著名植物學家馬克西莫維奇（Maximowicz）來判定植物名稱。他在日本待了約 3 年半，進行植物採集和研究，為日本生長的許多植物命名。

富太郎也開始將自己無法識別的植物標本寄送給他，並與他保持聯繫。馬克西莫維奇回覆時，除了提供判定結果，還讚揚了標本隨附的植物圖畫，這讓富太郎深感欣喜，也對他充滿敬意。同時，他也更加堅定了有朝一日自己要為日本植物命名，並且向世界發表的決心。

作為植物學家的成就

為了將來能製作發表屬於日本本土的植物誌，富太郎甚至學習了印刷技術。在《植物學雜誌》的創刊號中，他自己製作了石版來印刷。

這段時間，富太郎愛上了菓子店的女兒壽衛。由於不知如何接近她，他向當時的石版印刷店店主請教，最終成功促成了兩人相識。隨後，兩人進展迅速，並在 1888 年與壽衛組成家庭，富太郎當時 26 歲。之後，他與壽衛育有 13 名子女。

同年，富太郎為了實現「創作日本尚不存在的植物誌」的目標，發表了《日本植物誌圖篇》的第 1 卷。他繪製了精緻的植物畫，也學會了印刷技術並自費出版，是他獨自 1 人完成的心血之作。藉由這本書，他開始獲得作為植物學家的高度評價。

此外，隔年 1889 年，他在《植物學雜誌》上發表了新種植物「大和草（ヤマトグサ）」，這是日本人首次為日本的植物命名並在學術期刊上介紹，堪稱一項突破性的成就。自此之後，由富太郎命名的植物，包括新種與新品種在內超過 1500 種。再隔年，他發現了一種在世界上罕見的食蟲植物，並將其命名為「貉藻（ムジナモ）」。

就這樣，富太郎的名字逐漸為世界各地的研究者所熟知。

被植物學教室開除

儘管在出版和新種發表等方面取得了顯著成就，但富太郎的艱難時期也即將到來。就在他發表「貉藻」不久後，允許他進出東大植物學教室的矢田部教授，突然通知

成為世界性發現的食蟲植物貉藻

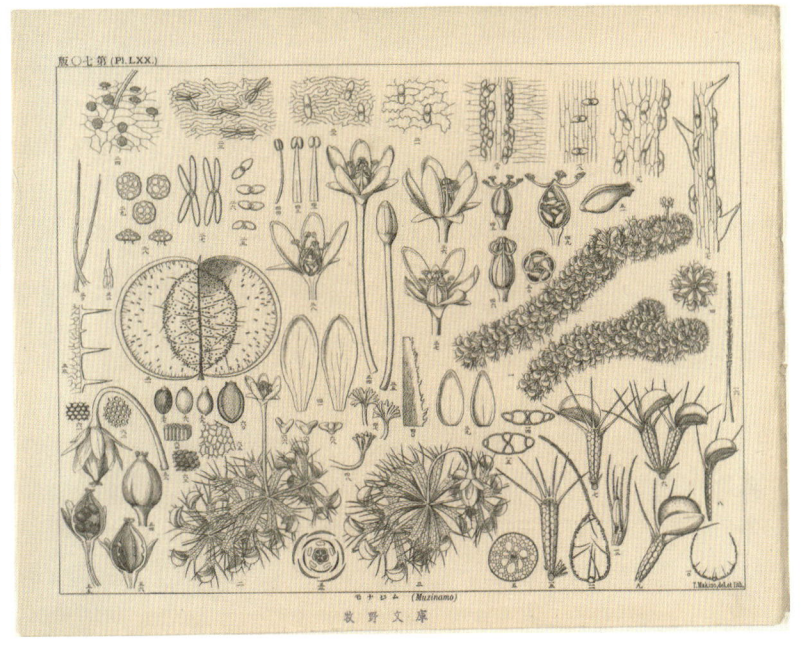

高知縣立牧野植物園收藏

他不再准許他查看大學的書籍和標本。據推測,打算發表研究成果的教授,對於行動力強的富太郎在他之前拿出成果感到不悅。此外,富太郎在未經教授許可的情況下使用了大學資料,並且在出版的著作中未對大學或教授表示感謝,也可能是原因之一。

被禁止進出植物學教室的富太郎,決定前往俄羅斯,尋求一直以來尊敬的馬克西莫維奇的幫助。然而,隔年收到他去世的消息,富太郎陷入了極度的失落之中。再隔年,位於佐川的家族企業破產,富太郎不得不回鄉處理家產。在這之前,富太郎一直未曾關心老家的情況,持續向家中請求研究經費並揮金如土,直到他收到表哥的來信,才首次得知家中的困境。1891年,他開始清理家產,也從此失去背後的依靠。

失去了工作和金錢的富太郎,必須想辦法讓壽衛和孩子們吃飽,但他依然堅持植物第一主義,接下來的一段時間仍留在高知,專心從事植物採集和寫生。數個月後的某一天,矢田部教授離開的大學寄來了一封信,信中表示「希望聘請你擔任助手,請回到東京。」雖然這是個千載難逢的好機會,但他曾在該大學經歷過苦澀的往事,因此興致缺缺,並未立即返回東京。

然而在1893年,4歲的長女因感冒併發症去世的消息傳來,他急忙返回東京。面對家人,富太郎下定決心重返大學,於是31歲時作為助手回到了植物學教室。

185

世界引以為傲的日本植物誌

雖然終於有了工作，但由於在研究上花費的金錢是薪資的好幾倍，債務不斷膨脹。此時幫助他的正是同大學法學院的土方寧教授。同樣來自高知縣佐川市的他，請求大學校長給富太郎另一份工作並支付津貼。因此而接到的工作是製作《大日本植物志》。富太郎感謝這份好意，決心將其作為畢生的工作來投入。

他希望將《大日本植物志》打造成能夠在世界上引以為傲的文獻，因此極為精確地記載了日本的各類植物，日復一日地努力製作。富太郎一人獨自編撰的這部著作，被捐贈到海外的大學和植物園，其中精確且等比例描繪的植物圖，以及詳細的文字描述備受讚譽。此後，他又耗費 11 年的時間，陸續出版至第 4 集。

儘管生活仍然貧困，但他作為植物學家的評價穩步上升。

將植物學傳播給更多人

此時，富太郎開始希望將植物學的知識推廣到更廣泛的人，而不是僅限於研究人員。因此，他創辦了同好會，指導人們如何採集植物。1909 年成立了「橫濱植物會」，1911 年又成立了「東京植物同好會」。富太郎幽默風趣的課外授課，吸引了從小孩到大人的眾多參加者。此外，他還受邀前往日本各地新成立的同好會指導植物採集。

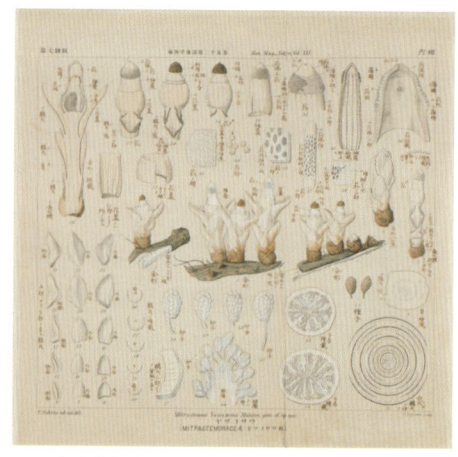

1909 年富太郎發表的奴草
高知縣立牧野植物園收藏

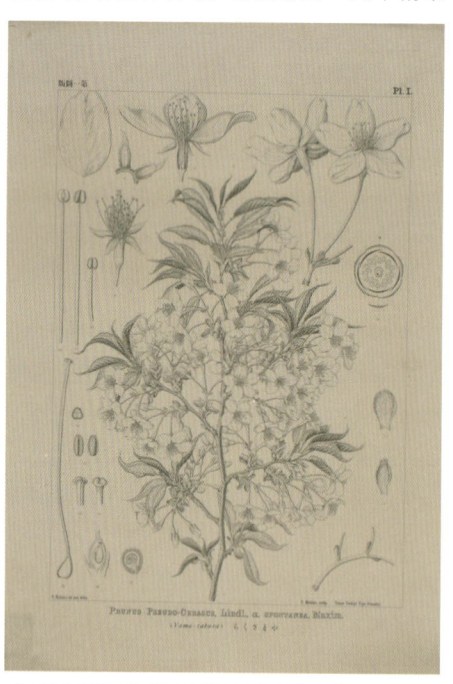

《大日本植物志》第 1 卷第 1 集刊登的山櫻
高知縣立牧野植物園收藏

他曾告訴大家：「不要只停留在觀察植物、嗅聞氣味，應該走出郊外採集各種植

物，研究其複雜而神秘的姿態」。富太郎認為，具有藥用、食用等未知可能性的植物，若能讓更多人對其產生興趣，社會將會變得更加富足。而他的這一想法，就這樣逐漸傳播開來。

然而，在大學內部，也有些人對富太郎的這些活動表示不滿，並向上層施壓，要求辭去他的助手職位。隨後，讚揚他成就的人開始發聲，2 年後他便以講師身分重返東京大學。此後，在大學裡，對於擁有異例經歷的富太郎，有一派給予肯定，另一派則想要將他驅逐出去，雙方立場堅持不下。

1916 年，富太郎為了讓業餘研究者能夠輕鬆地提供研究成果，又再次借錢自費出版《植物研究雜誌》。由於資金不足和關東大地震等因素多次面臨停刊危機，但每次都有人伸出援手，讓富太郎的理念繼續發揚光大，這本雜誌至今仍由津村公司（株式会社ツムラ）持續發行。

對壽衛子笹的思念

在貧困的生活中，為了讓富太郎能夠安心投入研究，妻子壽衛始終竭盡心力。每當債主來討債時，她會在屋外豎起紅旗作為暗號，親自應對所有事務，並指示富太郎等旗子撤下後再回家。此外，為了補貼家計，她一邊照顧眾多孩子，一邊經營待合茶屋。

她以這間店賺來的資金，買下現在的練馬區大泉約 700 坪的土地。在妻子的幫助

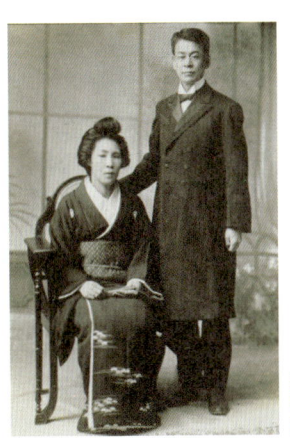

壽衛夫人和富太郎
高知縣立牧野植物園提供

和其他人的援助下，一家人逐漸擺脫困境，並在 1926 年春天在那塊土地上建造了房屋。壽衛曾夢想在此建立一座宏偉的標本館，然後打造植物園。

隔年，富太郎獲得了理學博士學位。這段期間，壽衛的健康狀況逐漸惡化，並曾住院。剛獲得理學博士學位、事務繁忙的富太郎未能親自照顧，雖然女兒們用力照顧母親，最終仍回天乏術，壽衛於 1928 年 2 月，54 歲時去世。雖然她曾開玩笑地說：「就像養著一個敗家子一樣」，但她一生始終支持著富太郎。深陷於悲傷之中的富太郎，將前年發現的新種笹命名為「壽衛子笹（スエコザサ）」。至今，壽衛子笹仍在大泉的牧野紀念庭園展現出朝氣蓬勃的姿態。

精力充沛的晚年

失去壽衛後，富太郎似乎受到某種力量的驅使，開始比以往更加專注於植物採集

與研究，每天埋首於標本製作與研究中直到深夜。1934 年，他出版了總結之前研究成果的《牧野植物學全集》，並因此獲得了朝日文化獎。獲獎時，富太郎依然是東大的講師，且校內對於富太郎的職位處理依然意見分歧。沒有退休年齡、即使年過 70 仍然更新講師合同的他，在 1939 年，77 歲時終於決定辭去大學的職位。

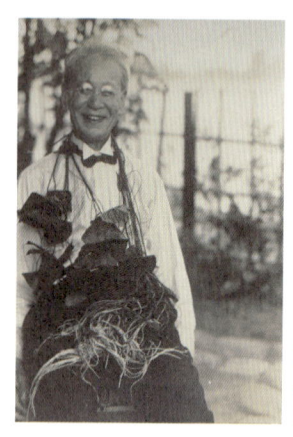

將芡掛在脖子上的 77 歲富太郎。
高知縣立牧野植物園提供

即使離開了大學，富太郎並未停止植物研究，反而更加專注於自己的研究，並繼續精力充沛地活動，長年持續編寫的《牧野日本植物圖鑑》，終於在他 78 歲時出版。這本圖鑑實現了他多年來「出版日本第一本正式的植物圖鑑」的目標，可說是他研究的集大成。富太郎用了約 10 年的時間來鑑定刊載的植物、規劃書本的構成，並為每種植物撰寫解說文。這本著作成為植物愛好者引頸期盼之作，並持續推出彩色的「原色版」、方便攜帶的「學生版」和「小開本版」等各種版本，成為名著。

後來，富太郎在 79 歲時，與次女鶴代一同前往滿洲國進行櫻花調查，並採集了大量標本，86 歲時還進入皇宮，向昭和天皇進講植物，展現完全不受年齡限制的旺盛行動力。

年幼時身體虛弱的富太郎，在自傳中說道：「因為我喜愛植物，所以總是喜歡在山野間漫步，享受與草木相伴的時光，這使我變得非常健康」。

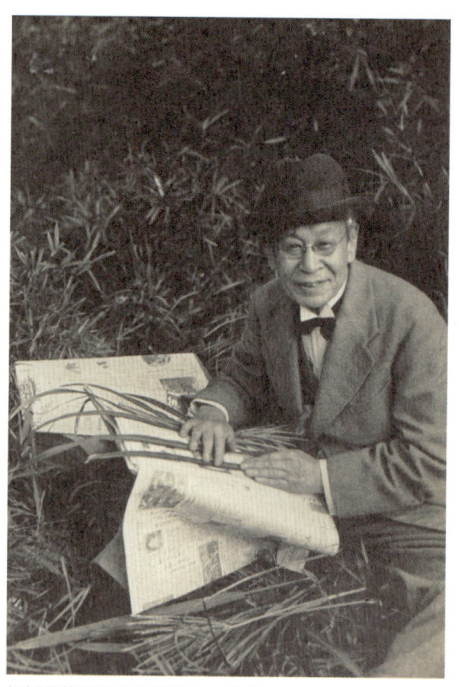

把採集的植物夾在報紙上。79 歲。
高知縣立牧野植物園提供

大泉的自宅

到了 1951 年 89 歲時，文部省設立了「牧野富太郎博士植物標本保存委員會」。富太郎收集的大量植物標本中，有些在戰時遭受空襲損害，還有些因為未整理而無法

妥善管理。這些標本經過緊急處理後得以整理和保存。

之後，東京都設立了專門的設施來整理和收藏這些標本，現在可以在東京都立大學內的「牧野標本館」看到其中一部分。順帶一提，這裡還保管著西博爾德（p.178）來日時收集的部分植物標本。

從這時起，富太郎的體力逐漸減弱，出門到山上採集變得困難，在大泉家中度過的時間變長了。然而即使在92歲臥病在床之前，他仍然會在庭院裡採集植物、整理標本，或者和朋友談論植物直到深夜。

即使因為肺炎臥床不起，但富太郎的記憶力並沒有衰退，還是能夠指示女兒從堆積如山的書中準確取得該拿的書，並且對來訪的客人詳盡地講述過往的植物採集經歷。他雖然在病榻上度過兩年的時間，幾乎無法行動，但期間從未表現出不滿或抱怨，當有人帶來珍稀植物探望時，他的眼睛立刻閃閃發亮。孩子們在照顧他的時候，也覺得「父親大概是植物精靈吧」。

1957年1月18日，富太郎在家人的陪伴下去世，享年94歲。當天的下午，他故鄉佐川的學校裡，學生們為他默哀。他去世前4天開始動工的高知縣立牧野植物園，則在隔年的4月開園。

富太郎至今仍透過植物教導我們如何豐富人生。他留下的文獻及命名的植物，將繼續吸引更多人進入迷人的植物世界。

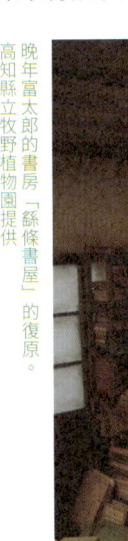

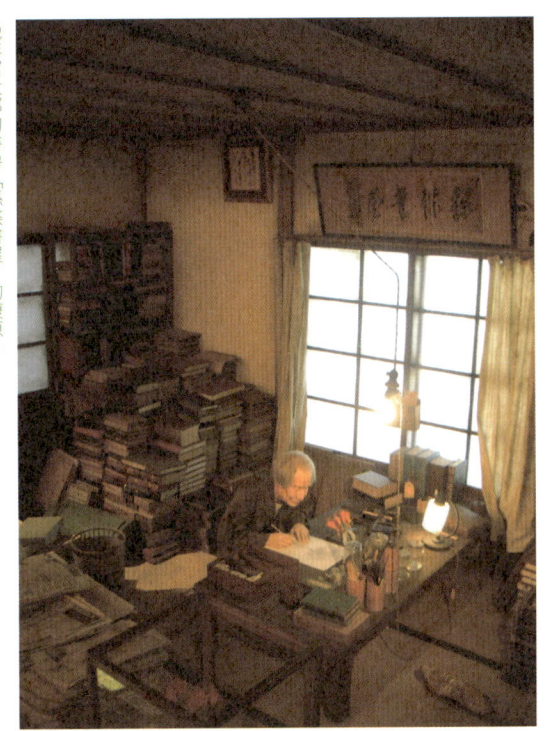

晚年富太郎的書房「繇條書屋」的復原。
高知縣立牧野植物園提供

189

<u>追求精油可能性的芳香療法之父</u>

雷內・摩利斯・蓋特佛賽

(1881 年～1950 年)

René-Maurice Gattefossé

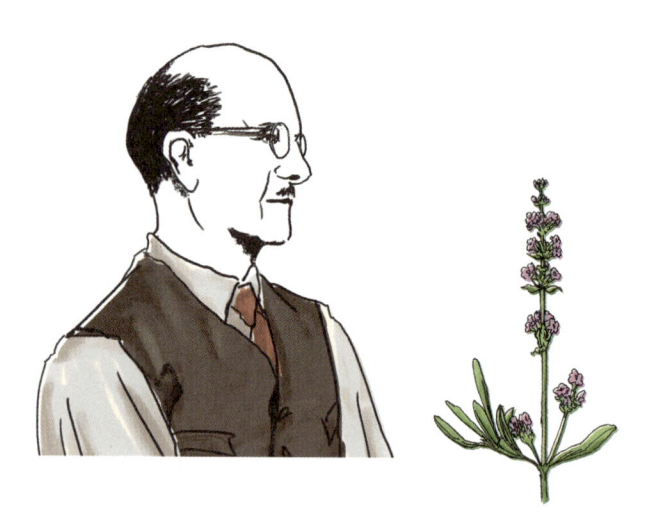

植物療法的開拓者與夢想家

身為家族企業
嘉法獅公司的一員

　　雷內・摩利斯・蓋特佛賽於 1881 年出生於法國里昂。他從小就好奇心旺盛，是一個對當時先進機器和發明特別感興趣的孩子。

　　他的父親路易（Louis），是一家位於里昂的油布製造商的代表。隨著事業逐漸擴大，1894 年左右開始向香水製造商供應原料，並涉足精油、凡士林、藥品、化妝品等的販售，也經手海外精油的輸入和合成香料的輸出業務。

　　路易認為，想像力豐富的雷內・摩利斯，其才能有朝一日會在香氛的世界中綻放。為了回應父親的期望，他在大學學習化學後便加入家族企業。

　　當時的香料產品，品質並不穩定。用酒精過度稀釋，或是精油的成分容易變質，導致效用並不一致。也因此，路易、雷內・摩利斯，以及負責產品管理的兄長阿貝爾（Abel），經過多次研究，成功提升了香料的品質，並且能夠維持固定的濃度和香氣。

雷內‧摩利斯雖然是精油與香料的研究家，然而，他同時擁有像藝術家般富有創造性的氣質，並在香水等調香領域展現了才華。1906 年，他出版了一本向調香師介紹各種香料混合的書籍，並引起了許多人的關注。隨著這本書的出版，嘉法獅（Gattefossé）公司的知名度與評價也逐漸上升。

與薰衣草農家的邂逅

父親退休後，阿貝爾與雷內‧摩利斯共同創立了「Gattefossé & Fils」，並繼續經營家族企業。同時，雷內‧摩利斯對天然成分的原料，尤其是精油越來越感興趣。

1907 年左右，他遇到了位於普羅旺斯地區的薰衣草農家的人們。當時的薰衣草需求還很少，農民們的生活並不富裕。他一直認為這種香氣對香料業界是必要的，於是開始與生產者們一起嘗試提升薰衣草的價值。

他嚴選適合栽培的未開墾土地，在數公頃的土地上種植薰衣草苗，同時改良蒸餾設備，打造有利於生產高品質精油的環境。此外，他還將生產、收穫、產品化等過程合理化，並成立生產者協會以提供經濟支援。數年後，薰衣草的收穫量和精油的生產量急速增長，薰衣草精油的知名度也逐漸提高。

此外，他也對薄荷農家實踐了類似的運作，致力於復興法國薄荷被英國產薄荷奪走的市場。

透過推動法國芳香植物的栽培，他不僅幫助了生產者，也從他們身上學到了芳香植物的作用，積累了豐富的知識與經驗。

1908 年，他創刊了以精油製造商、調香師、蒸餾技術員、農學家等為對象的貿易雜誌《現代香水學（La Parfumerie Moderne）》，並發表了自己的研究成果和蒸餾理論。對於嘉法獅公司而言，這本雜誌成了發布消息的重要管道，並成為引領香料和精油行業的媒介。

此時，雷內‧摩利斯的弟弟尚（Jean）也加入家族企業。結合雷內‧摩利斯作為化學家的專業知識，以及尚在植物學領域的廣泛知識，使公司更進一步發展。他們建立了新的實驗室，開始研發自家產品。

有效治療
燒傷與感染症狀的精油

1910 年，他在實驗室遭遇爆炸事故，雙手等部位嚴重燒傷。巧合的是，當天也是他的兒子亨利‧馬塞爾（Henri-Marcel）出生的日子。被火焰吞噬的雷內‧摩利斯立刻在草地上打滾熄火，隨後接受了醫院的治療。然而，後來傷口的一部分細胞死亡，出現了皮膚腐爛與感染症狀，並引發了壞疽。

此時，他想起了曾聽過普羅旺斯的農民提到「薰衣草精油對傷口與感染症狀有療效」，於是他將薰衣草精油塗抹在傷口上。當時的狀況，在他的著作《芳香療法（Aromathérapie）》中也有介紹：

> 「我的雙手迅速被擴散的氣性壞疽覆蓋。然而，只用薰衣草精油清洗一次，就能夠阻止『組織氣化』的發展。在這次治療後，隔天開始出現劇烈的出汗和癒合（1910 年 7 月）。當臨床醫生束手無策時，精油似乎能夠提供某種療效。不管是燒傷還是受傷，原因已經得到了充分的理解。」
>
> 《蓋特佛賽的芳香療法》（雷內‧摩利斯‧蓋特佛賽著，羅伯特‧滴莎藍德 [Robert Tisserand] 編著，前田久仁子譯，FRAGRANCE JOURNAL，2006 年，p.106）

這段經歷對他後來的生活產生了重大影響，促使他將精油從原本以「芳香」為主的用途，轉向能活用在醫學領域中的相關研究。

1914 年到 1918 年的第一次世界大戰，對嘉法獅公司造成了重大打擊。不僅經濟損失慘重，他的哥哥阿貝爾和弟弟羅伯特（Robert）也因此喪命。因此，雷內‧摩利斯在弟弟尚的幫助下開始重新經營公司。戰爭期間，他痛心於許多士兵因戰傷和感染死亡，便致力於研究如何將精油的抗菌作用應用於感染症狀的治療。他開發了一種名為「SALVOL」的消毒劑，據說曾在國軍醫院中使用。

1918 年，西班牙流感爆發時，雷內‧摩利斯確信「SALVOL」能拯救生命，並在他創辦的《現代香水學》期刊中發表了他的研究成果。隨後，「SALVOL」被廣泛應用於民間醫院、工廠、軍營、學校、電影院、鐵路等的消毒，並取得了一定的成效。

「芳香療法」的誕生

戰後，為了重振財政困難的嘉法獅公司，他聚集了外部投資者，並與數家業界夥伴共同成立了法國芳香產品協會「SFPA（Société Française de Produits Aromatiques）」。

不久後，透過從各國進口高品質的精油，業務開始步入正軌。例如，從馬達加斯加進口丁香和肉桂，從法屬印度支那進口綠花白千層和八角茴香，從摩洛哥進口雪松，從保加利亞進口玫瑰，還有從美國進口薄荷等精油。這些精油被委託銷售，或是進行調和，有效地使用合成香料，陸續推出了新產品。

在同一時期，尚在摩洛哥進行新植物的精油提取研究，並改善蒸餾技術。雷內‧摩利斯和尚的這些努力，在《現代香水學》期刊中也有詳細記錄，並且在 1935 年 12 月號的期刊中，首次出現了雷內‧摩利斯結合「aroma（芳香、宜人的氣氣）」和「thérapie（治療、療法）」兩個詞彙新創的「aromathérapie（芳香療法）」這個詞。

《芳香療法》的出版

1937 年，出版了以這個新創詞作為書名的《芳香療法》一書，成為他的代表作。這本書總結了他的研究內容和使用精油進行治療的案例，並探討了人體和動物的體味、與疾病相關的氣味、植物的香氣與作用等關於香氣的內容。他還指出，與中世

和近世的藥典中提到的芳香成分數量相比，當時的藥典中對芳香成分和精油的說明驚人地少，並且也提到必須深化知識、提高水準，使精油類能夠在藥典中被賦予適當的定位。

此外，他還徹底分析了精油並總結各成分的特性，也闡明作用、使用案例、實驗數據等。此外，他還介紹了多位醫生使用精油的臨床報告。

不久後，他又發表了補強該著作的《抗菌精油（Antiseptiques essentiels）》，詳細記錄了精油的抗菌特性。並且，在許多醫師的協助下，持續進行精油的臨床試驗。

追求身心健康

同時期，他開始研究對皮膚疾病有幫助的精油，並開發護膚產品。這些事業將成為他公司最重要的支柱。

後來，他就任里昂香料同業聯盟的副會長，還擔任里昂貿易博覽會的領導人等職位，在經營者方面也取得了成功。然而，1950年，他在前往摩洛哥拜訪尚時，因患上肺病而突然去世。之後，他的兒子亨利‧馬塞爾繼承了家族企業，繼續進行精油的研究。

經歷了兩次世界大戰，從芳香療法（p.26）的黎明時期到繁榮和一時的衰退，雷內‧摩利斯‧蓋特佛賽經歷了所有的一切。他總是喜歡分享自己的知識，並通過文獻發表研究成果和產品開發過程。

他不僅在《現代香水學》上連載文章，一生中還創作了許多著作，其中包括科幻小說和以家鄉里昂為題材的散文等。從小就被精油和藥品包圍，似乎這一生只專注於研究和開發，但接觸到他多樣化題材的著作，可以窺見他那獨特且充滿好奇心的個性。

「因為用薰衣草精油照護自己的燒傷，而成為芳香療法的命名者，並將醫學芳療推廣至世間」這或是他普遍給人的印象。然而，他同時也是調香師，因此也非常重視精油香氣所帶來的作用。在《芳香療法》中有這麼一段話：

> 「精油能夠愉悅我們的嗅覺。我們使用精油是「為了喜悅」，並在無意識之中對健康有所助益。正因如此，我們有必要更深入學習精油，並研究更好的使用方法。」
>
> 《蓋特佛賽的芳香療法》（雷內‧摩利斯‧蓋特佛賽著，羅伯特‧滴莎藍德編著，前田久仁子譯，FRAGRANCE JOURNAL，2006年，p.9）

他身為化學家，根據精油的成分和臨床數據研究精油的作用，作為調香師，也熟知香氣對心靈的影響。他早早意識到這兩種方式對身心健康的重要性，並長年不斷地啟蒙人們，可以說是名副其實的「芳香療法之父」。

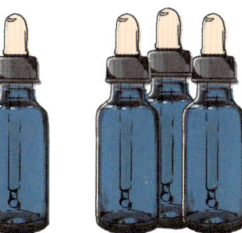

與植物一起調和身心的花精療法之父

愛德華・巴哈

（1886 年～1936 年）

Edward Bach

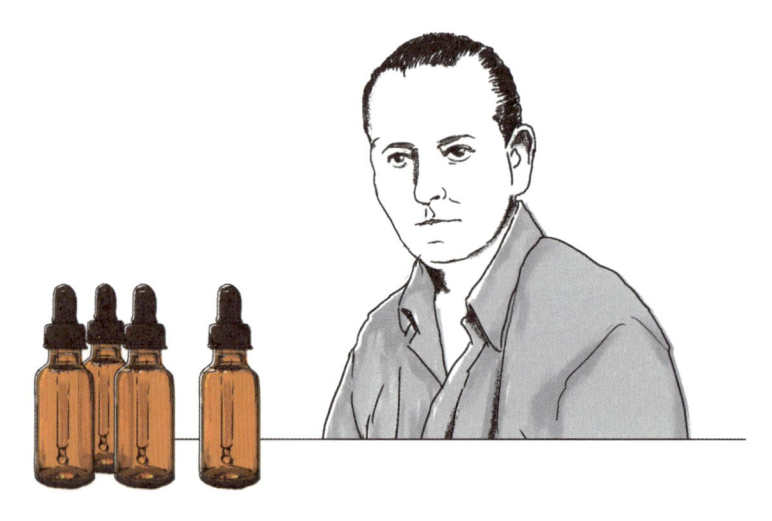

植物療法的開拓者與夢想家

作為醫生的成就與餘命宣告

愛德華・巴哈於 1886 年出生在英國伯明翰郊區的莫斯利（Moseley）。從小就對花草樹木深感興趣，並立志研究植物療法。他為了賺取學費，從 17 歲開始就在父親經營的鑄造廠工作，20 歲時進入伯明翰大學，26 歲時獲得醫師執照。

此後，他在倫敦大學學院醫院（University College Hospital）診治大量患者的過程中，逐漸意識到身體疾病與病人的性格和精神狀態之間存在關聯。他理解到，身體是反映心靈的鏡像，並認為考慮心理狀態的治療是不可或缺的。他在同時期還從事細菌學、免疫學，以及獨自的疫苗研究，並發現腸內的特殊細菌與慢性病之間的相互作用，並將此發現應用於疫苗開發中。

作為醫生和學者，他得到了高度評價，但在 30 歲時接受了惡性腫瘤的切除手術，並被宣告只剩 3 個月的生命。然而，為了在剩下的短暫時間裡盡自己最大的努力，他比以前更投入研究，結果身體狀況逐漸好轉，變得比發病前更健康。他堅信「還

有事情要做」的使命感拯救了他。

與順勢療法的相遇

因為從一場攸關性命的病痛中康復，他開始覺得僅僅依賴西方醫學的方法有其極限。於是，他對當時在英國逐漸擴展的順勢療法（p.45）產生共鳴。這種治療方法需要花時間仔細詢問病情，不僅關注疾病本身，還會考慮患者的性格和體質，並在此基礎上找出解決之道。

自1919年起，他開始在倫敦順勢療法醫院擔任病理學家與細菌學家的工作。在那裡，他閱讀了系統化順勢療法的創始人塞繆爾・哈內曼的著作《奧爾岡》，並意識到他自己所研究的疫苗和免疫學與順勢療法有相似之處。隨後，他將順勢療法的理論與自己的研究結合，開發了7種口服疫苗，這些疫苗廣受順勢療法醫師採用。

隨後，他仍在一些醫院和研究所從事疫苗的開發和研究，但同時也開始尋找更加簡單無害的療法。最終，他確信自幼熟悉的野山植物才是帶來真正健康與內心平靜的關鍵。

巴哈花精療劑的完成

1928年，他根據順勢療法的原則，從鳳仙花、龍頭花、鐵線蓮這3種植物製作名為療劑（Remedy）的花精，並根據患者的性格類型使用，取得了良好的療效。這成了以花的能量恢復情感和精神平衡為目的的「巴哈花精療法」的起點。

於是，他決定將所有時間投入這嶄新的植物療法研究，並致力於發掘可應用的植物。他放棄了過去在疫苗研究等領域所獲得的地位與名譽，為了尋找適合用於治療的植物，決定離開倫敦，前往威爾士及英國各地展開探索。當時，他43歲。

約6年後，他完成了38種花精療劑。為了讓更多的人受惠於這些療法，他公開了所用植物及其作用，並且詳細公開了製作方法。花精完成的隔年，他在50歲時離世。

在去世前出版的《十二種原始花精及其他花精》一書中，他寫道：

> 「心靈，是人類最容易受到影響的敏感部分。它比身體更明確地顯示疾病的開始與經過。心靈的狀態，將成為判斷需要使用哪種花精的依據。」
>
> 《愛德華・巴哈著作集：探索花精的本質》（愛德華・巴哈著，朱利安・巴納德〔Julian Barnard〕編，谷口みよ子譯，BABジャパン，2008年，p.58）

他提倡透過選擇療法來面對自己的內心，藉此重拾本來的自我，實現身心和諧的重要性。之後，繼承他遺志的人們擴展了巴哈花精療法的知識，如今在許多國家都有生產花精（p.34），作為植物療法的認知度也提高了。

充滿藝術感性的整體芳香療法先驅

瑪格莉特・摩利

(1895 年～ 1968 年)

Marguerite Maury

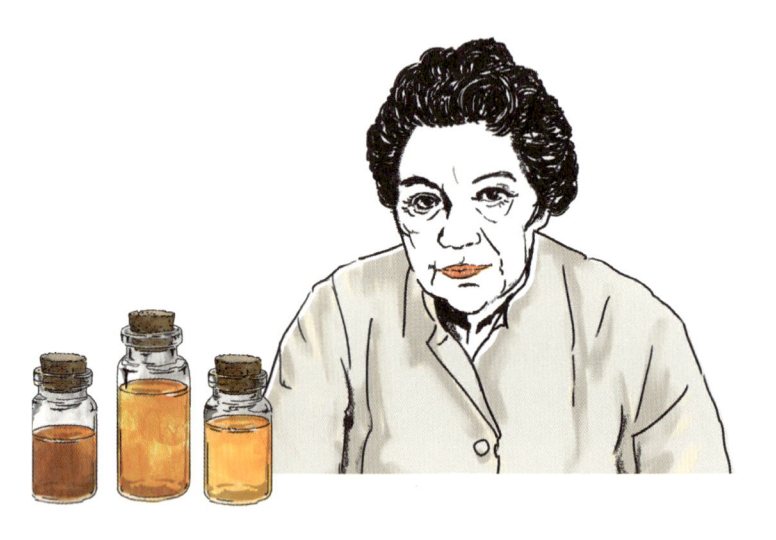

植物療法的開拓者與夢想家

為了年輕與療癒的芳香療法

在芳香沙龍接受護理，或是使用含精油的美容油進行抗衰老護理。這些概念如果沒有摩利夫人，可能不會出現在現代社會。她是將如今看似理所當然的「將精油與植物油混合後塗抹於皮膚」這一手法傳播世界的人物。與她同時期活躍的雷內・摩利斯・蓋特佛賽 (p.190) 和珍・瓦涅 (p.200) 是將芳香療法應用於醫療領域的先驅，而她則持續追求為了美麗、年輕、療癒所發展的芳香療法。

克服苦難，走向醫療之路

瑪格莉特・摩利 (舊姓：柯尼希) 於 1895 年在奧地利出生，並在維也納成長。

她的父親是一位實業家，也是維也納具代表性的畫家之一古斯塔夫・克林姆 (Gustav Klimt) 和埃貢・席勒 (Egon Schiele) 的贊助人。瑪格莉特在熱愛藝術的富裕家庭中長大，自小便接受繪畫和音樂的薰陶。

她在 17 歲時與同鄉的男性結婚並育有一子，但兒子僅 2 歲便因病去世，隨後第一

次世界大戰奪去了丈夫的生命，接著事業失敗的父親自殺，一連串的悲劇接踵而至。

年輕時期經歷了沉重考驗的她，為了克服悲傷，她努力鑽研學問。最終，她取得了當時女性在醫療領域能夠達到的最高職位，外科助手的資格。

移居法國重新出發的她，開始在阿爾薩斯（Alsace）擔任外科助手。在那裡，她遇見了改變命運的一本書，那就是由沙賓醫師（Dr. Chabenes）所著的《神奇的芳香物質（Les Grandes Possibilités par les Matières Odoriferantes）》。沙賓醫師是雷內・摩利斯・蓋特佛賽的老師，她因這本書開始對精油對人類健康的影響、香氣世界的奧妙、作為療癒手段的替代療法產生興趣。

「整體」的概念

1930 年代初，她與外科醫生摩利博士（Dr・E・A・Maury）相遇了。摩利醫生同樣對替代療法有濃厚的興趣，也非常熱愛藝術和文學，擁有許多共同點的 2 人不久後就結婚了。作為夫妻及事業夥伴，他們一起探索了順勢療法（p.45）、阿育吠陀（p.46）、中醫、藏醫學、冥想療法、禪、瑜伽等各種替代療法。

最終，他們認為治療不應僅針對身體的某一部分，而應該照顧整個人，包括身體、心靈、情緒和精神。如今，這種治療方式被稱為「整體醫療」。「整體（holistic）」這個詞，源自南非哲學家揚・斯穆茨（Jan Smuts）於 1926 年在其著作中使用的「holism（整體論）」一詞。摩利夫婦基於整體醫療的理念，重視從整體角度引導客戶達到健康。他們認為，要保持身心的平衡，必須補充不足的部分，減少過度的部分，並針對每個人量身定制處方和治療。

芳香療法的開發與發展

她在後來融合了沙賓醫師和雷內・摩利斯・蓋特佛賽的芳香療法，以及整體醫療的概念，開始追求獨具特色的芳香療法。起初，她根據每位客戶的需求調配專屬的精油，透過薰香的方式來活用，但她也在探索更有效將精油傳遞至體內的方法。在閱讀了多本文獻後，她得知精油的芳香成分能夠進入血液和淋巴液，並運送至身體各個器官。於是，她開始研究皮膚功能及芳香成分透過皮下吸收後的擴散時間等。隨後，她提出了用植物油稀釋精油並塗抹於皮膚上的方法，同時發展保養的技術。

起初，她將重點放在改善皮膚狀況的護膚保養上，但來自客戶的回饋顯示，這種療法還有緩解疼痛、改善睡眠、提升活力等多重附加功效。

出版與晚年的活動

摩利夫人於 1961 年出版了《青春的財富（Le capital 'Jeunesse'）》，在書中，她從各個角度探討了「老化」，並闡述了如何運用芳香療法來與衰老為友。

這本書除了介紹芳香療法外，也記載了香草療法（p.30）及改善飲食的質與量來促進健康的飲食療法。書中一貫寫到的是，應該挑選的精油、香草、食材、使用方法，會根據每個人的性格、健康狀況、生活條件而有所不同，因此答案不是只有1個。也因此，她也介紹了多個例子，包括客戶的性格和生活環境的細節，以及他們嘗試的具體療法及其結果。

1964年英語版出版後，這本書在英國也逐漸受到關注，這成為奠定可作用於每個人的肉體、精神、靈魂的整合芳香療法基礎的契機。

隨後，她在法國、瑞士、英國等地開設診所，致力於後輩的培養，並持續研究使用精油的治療方法，在歐洲各地舉辦講演會，積極地持續活動。

1968年，73歲的她離開了人世。臨終時床邊還擺著撰寫中的手稿，開頭寫道：「芳香療法在美容領域，可能會帶來最驚人的結果」。直至去世前，她仍在芳香療法的道路上持續邁進。

為了優雅健康地老去

她的愛徒之一丹妮爾‧雷曼（Daniele Ryman）曾在倫敦的診所參與經營，他形容摩利夫人是「有著偏執和古怪的一面，同時又非常寬宏大量、值得愛的女性，是一位擁有非凡魅力的人物」。確實，在《青春的財富》一書中，摩利夫人獨特的比喻表現和充滿智慧的文字隨處可見，讀者不僅能感受到內容的優質，還能充分體會她的魅力。

受父親影響而對藝術有深厚造詣的她，希望能將接觸藝術時所帶來的滿足感融入療法中。也因此，她的沙龍透過精油對嗅覺的刺激和治療對觸覺的刺激，使客戶在某種程度上體驗到「陶醉」，進而引導身心走向健康。她將藝術與芳香療法結合，並強調由此產生的陶醉感對身心的充實，這是一個極具創意的著眼點。

對於那些學習並實踐法式芳香療法的人來說，摩利夫人可能是將美容、抗老、治癒等輕度芳香療法推廣到世人面前的女性。然而，隨著對她足跡的追溯，我們會發現她始終致力於追求能夠使身心保持健康、優雅健康地變老的芳香療法。這與現代的預防醫學和健康長壽的理念也相關，足見她驚人的前瞻性。

抗老護理與芳香療法

摩利夫人認為，為了能夠長久度過充滿光彩的熟齡階段，人們不應畏懼「衰老」，而應該了解其特徵，並採取各種策略來對抗它。她在研究如何有效地將精油吸收進體內的過程中，發現精油塗抹在皮膚上時，不僅能夠滲透表層，其中一部分還能深入至「真皮」層。

真皮層中除了血管、淋巴管、神經外，還存在被稱為「纖維母細胞」的細胞。這些細胞會生成和維護負責保持皮膚彈性和緊緻的膠原蛋白與彈性蛋白，以及保持潤澤的玻尿酸。

有些精油含有能夠促進新陳代謝、活化肌膚的成分，或是有助於恢復肌膚彈性的成分。當這些成分深入至真皮層時，被認為有助於各種抗老保養。

讓我們像摩利夫人一樣享受年齡的增長，並將芳香療法融入日常生活中吧！

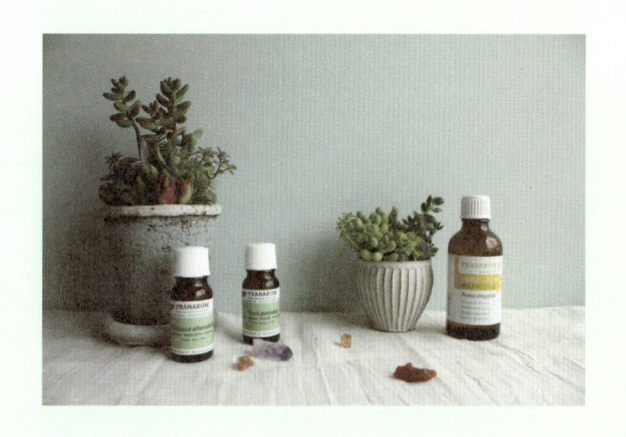

從化學視角持續研究精油的醫學芳香療法之父

珍・瓦涅

（1920 年～1995 年）

Jean Valnet

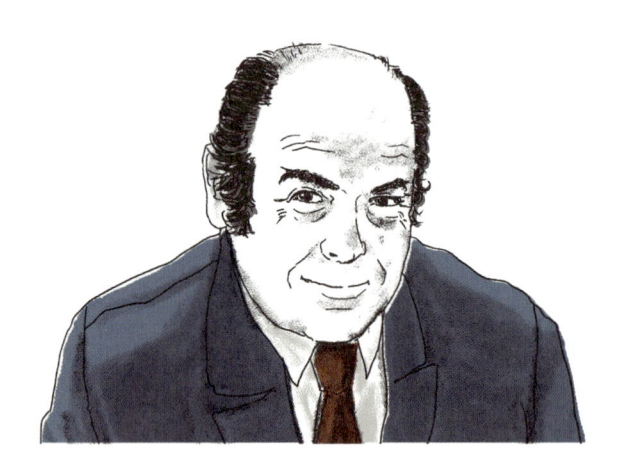

植物療法的開拓者與夢想家

活用戰地經驗的芳香療法

1920 年，珍・瓦涅出生於法國北部的馬恩河畔沙隆（現在的香檳沙隆）。他在陸軍幼年學校和陸軍衛生學校就讀後，他進入里昂的大學醫學院。從第二次世界大戰的 1942 年起加入抵抗運動，擔任外科醫師的助手照顧傷者。之後於 1945 年取得醫學學位。

儘管他的專業是外科，但他也精通微生物學、衛生學、法醫學等多個領域。在化學合成藥物使用迅速增加的時代，他再次關注以精油為主的植物療法，並致力於從化學角度驗證其功效。

從 1950 年起，他在印度支那戰爭中擔任軍醫，駐守於越南北部的第一前線醫療隊。在藥物供應不足的艱苦戰況下，他使用精油治療士兵的傷口和感染，取得了顯著的成效。

同時他發現，相較於合成抗菌劑和抗生素使用經驗豐富的歐洲人，不常使用的越南人和非洲人的治療效果更好。這使他意識到，這些藥物雖然可以拯救許多人，但隨著耐受性的增加，效果可能會減弱。

後來，他作為軍醫的功績受到肯定，並被授予法國最高榮譽的法國榮譽軍團勳章。他在 1959 年離開軍隊，在巴黎開設了自己的診所，除了診療外，還致力於研究以芳香療法（p.26）為主的植物療法。

《芳香療法之臨床醫療》出版

1964 年，珍・瓦涅出版了《芳香療法之臨床醫療 (Aromathérapie: Traitement des maladies par les essences des plantes)》。這是對精油的成分和特性進行了化學分析，並嘗試將其活用於維持健康的劃時代文獻。

書中介紹了如依蘭、天竺葵、香檸檬、薰衣草、迷迭香等 45 種精油的成分、特性、使用例子、患者的觀察實例等，並基於理論性的觀點和個人的經驗，深入解說精油的品質、與化學合成藥物的差異、芳香療法的可能性等。此書在約 20 年間再刷了 10 次，每次都會加入新的研究成果。

特別值得注意的是，書中還描述了現在仍然用於測量精油抗菌力的「精油抗菌實驗法 (aromatogram)」。精油抗菌實驗法是透過在實驗用的培養皿中培養細菌，並在其上放置幾片浸有精油的濾紙，來測量抑制細菌生長的程度。他開發了此測試方法，研究其可靠性和重現性，並將其命名。

這項研究不僅揭示了精油的抗菌活性，還有助於了解能引發作用的最低濃度。透過反覆的研究，他還發現除了少數例外，精油即使長期使用，活性也幾乎不會改變，也就是不容易產生耐受性。這成為他自戰時以來一直關注的藥物耐受性問題的一線曙光。

這樣的《芳香療法之臨床醫療》，可說是從醫學角度徹底分析精油，並推動芳香療法成為可應用於醫療領域之植物療法的一本書。

對近代芳香療法的影響

之後，珍・瓦涅又出版了《新醫學：植物療法與芳香療法 (Une médecine nouvelle - Phytothérapie et aromathérapie)》、《植物療法：用植物療癒 (La phytothérapie : Se soigner par les plantes)》等書籍，並發表了關於芳香療法、香草療法（p.30）、飲食生活等主題的多篇著作與論文。此外，他還致力於設立研究植物療法的組織，並創立精油製造商。

因為雷內・摩利斯・蓋特佛賽（p.190），讓人們認識到精油可用於療法的作用，而以療癒、美容、身心平衡調整的整體觀點將其推廣給世人的則是摩利夫人（p.196）另一方面，珍・瓦涅則基於臨床和化學視角，研究如何使精油在醫療現場與其他療法或藥物結合使用。

珍・瓦涅和蓋特佛賽、摩利夫人一同被稱為「現代芳香療法的創始人」。精油能在歐洲等多個國家的醫院和護理機構中被使用，可以說正是他的努力與不懈推廣所帶來的成果。

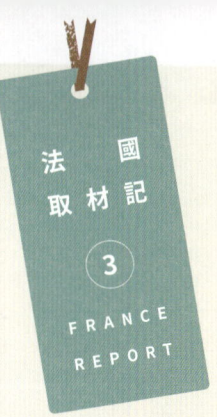

法國取材記 ③ FRANCE REPORT

COLUMN 3

巴黎的展銷會「Marjolaine」

Salon Marjolaine
https://www.salon-marjolaine.com/

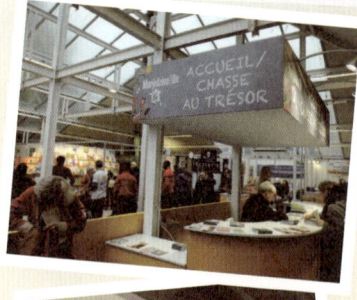

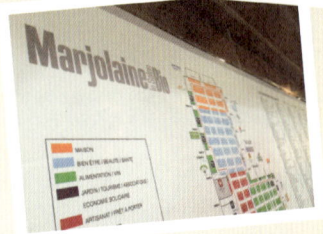

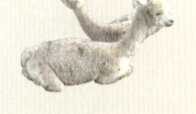

什麼是瑪喬蓮?

在巴黎,每年11月初都會舉辦名為「瑪喬蓮(Marjolaine)」的展銷會。瑪喬蓮是一個展示來自法國及歐盟各國的有機產品和環保產品,並且可以和生產者直接進行購買和商談等交流的大型展銷會。而且,1976年就已經開始舉辦了!如今,我們越來越常聽到「有機」、「環保」、「永續」等詞彙,但令人驚訝的是,早在1970年代就已經舉辦了秉持這些理念的展覽會。

現在,秉持著保護有機農業的農家與職人、保護土壤和生態系統、推動地產地消、減少廢棄物等宣言,並在此基礎上展示和銷售優質的產品。

在各個攤位上陳列的有精油、純露、香草、肥皂、化妝品等有機產品,以及講究製作工藝和素材的起司、葡萄酒、加工肉類等食品,還有對身體無負擔的鞋子和衣物、追求舒適的寢具、使用再生紙和間伐材製成的文具等,這些產品不僅有助於身心健康,對地球也很友善。其中精油和純露的產品尤其豐富,很多在日本很難買到的產品,也可以在現場觸摸樣品並購買。

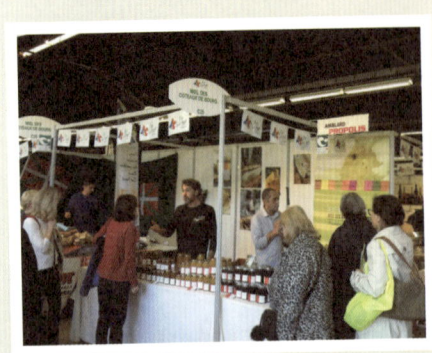

我在2014年造訪巴黎時,首次參加了這個展覽。當時我對有機產品的種類繁多以及現場的熱烈氛圍感到震驚,從那時起,我每隔1～2年就會去1次。

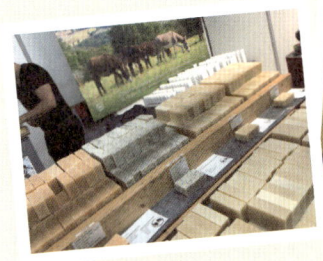

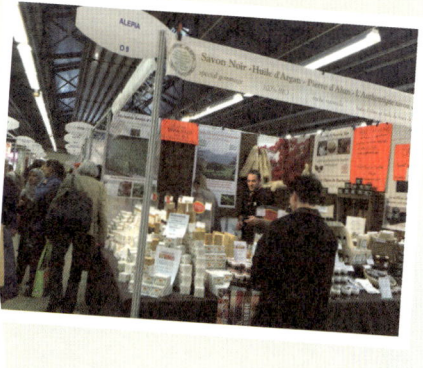

挑選滿意的產品

如今，瑪喬蓮已經擁有約 500 個展位。許多生產者會親自進行銷售，如果不是人潮擁擠的時段，任何人都可以向他們詢問產品相關問題。他們會詳細說明生產過程中的用心之處，而來訪的顧客也會積極提問、試用樣品，並仔細挑選適合的產品。此外，許多人只購買自己真正需要的種類與數量，這一點也令人印象深刻。

例如，在稱重販售的草本茶區，可以看到男女老少向商家說明自己的症狀或需求，即使只是少量也能購得符合需求調配的茶葉，並且小心翼翼地抱著袋子離開。每次看到這樣的情景，都會感覺到這裡吸引的並不只是相關專業領域的人，任何人都會來這裡仔細尋找對自己和家人身心有益的產品，並根據需求挑選合適的數量。

此外，展覽期間還會舉辦各種工作坊，如「花粉症與芳香療法」、「調節免疫力的植物療法」、「如何開始並持續從事農業」、「如何參與環保活動」等，免費就可以學習各種有趣的知識。

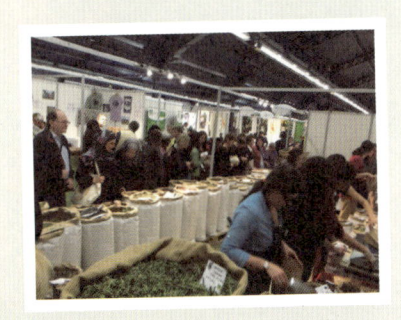

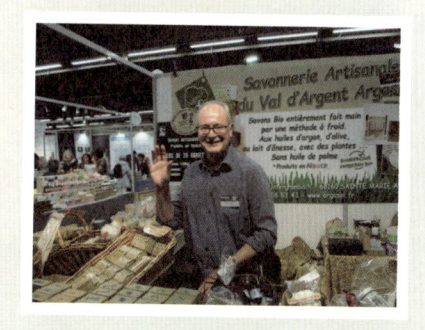

享受瑪喬蓮的魅力！

瑪喬蓮的展覽地點位於巴黎花卉公園（Parc floral de Paris）內，最近的地鐵站是 1 號線的 Château de Vincennes，離巴黎市中心大約 30 分鐘的車程。每年 11 月初舉辦時，車站到公園的行道樹紅葉景色非常壯觀，總是讓人情不自禁地停下腳步。穿過公園的大門後，你會看到正在散步的鳥兒和五彩繽紛的花朵迎接著你。森林中的樹木、色彩斑斕的落葉和花朵，光是從車站走過去，這些植物就能給你帶來許多能量。

展場入口附近設有眾多有機食品攤位，提供標明產地與培育方式的肉類、海鮮、蔬菜、乳製品等料理，還有嚴選食材製成的麵包與披薩等美食。無論是午餐或下午茶時間，這裡都可以滿足你的需求，讓你從早到晚充分享受一整天的展覽會。門票提前線上購買，會比當天在現場購票更划算。

與友善的生產者們打招呼，欣賞他們精心製作的產品，這本身就是一件令人開心、興奮的體驗。此外，還能感受到生產者們的堅持、顧客滿意的笑容，以及思考可持續的生產與消費方式，或許還會成為重新審視自身需求的契機。如果你 11 月正好要前往巴黎，不妨抽空去感受瑪喬蓮展銷會的魅力吧！

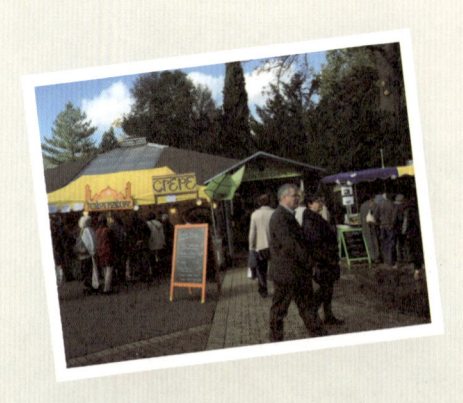

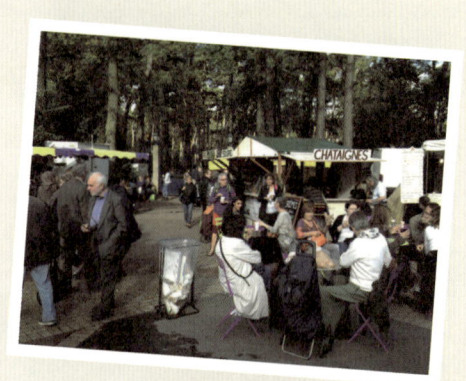

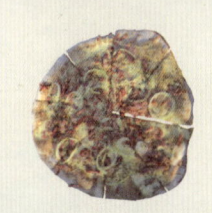

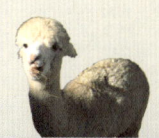

205

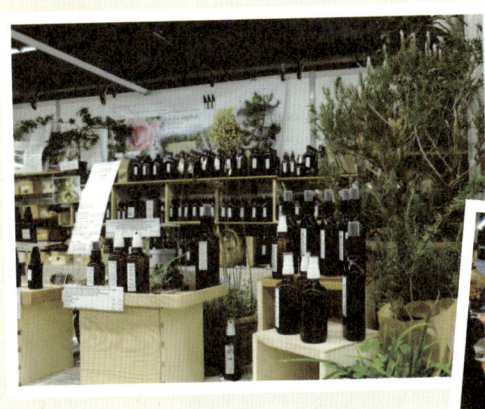

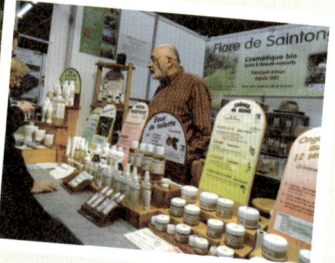

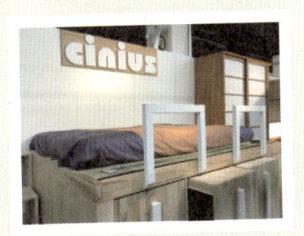

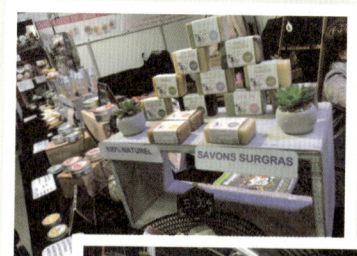

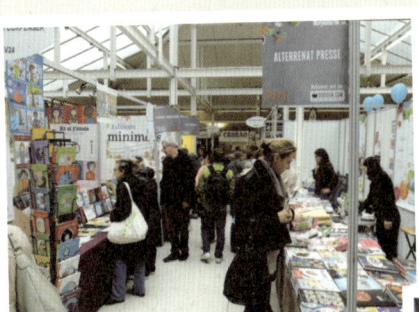

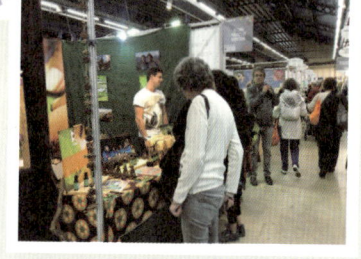

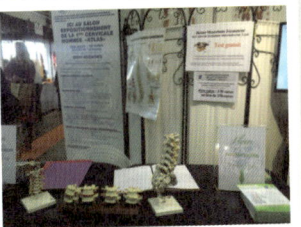

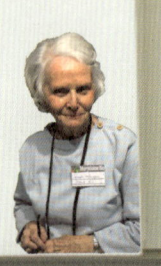

THYM sirop

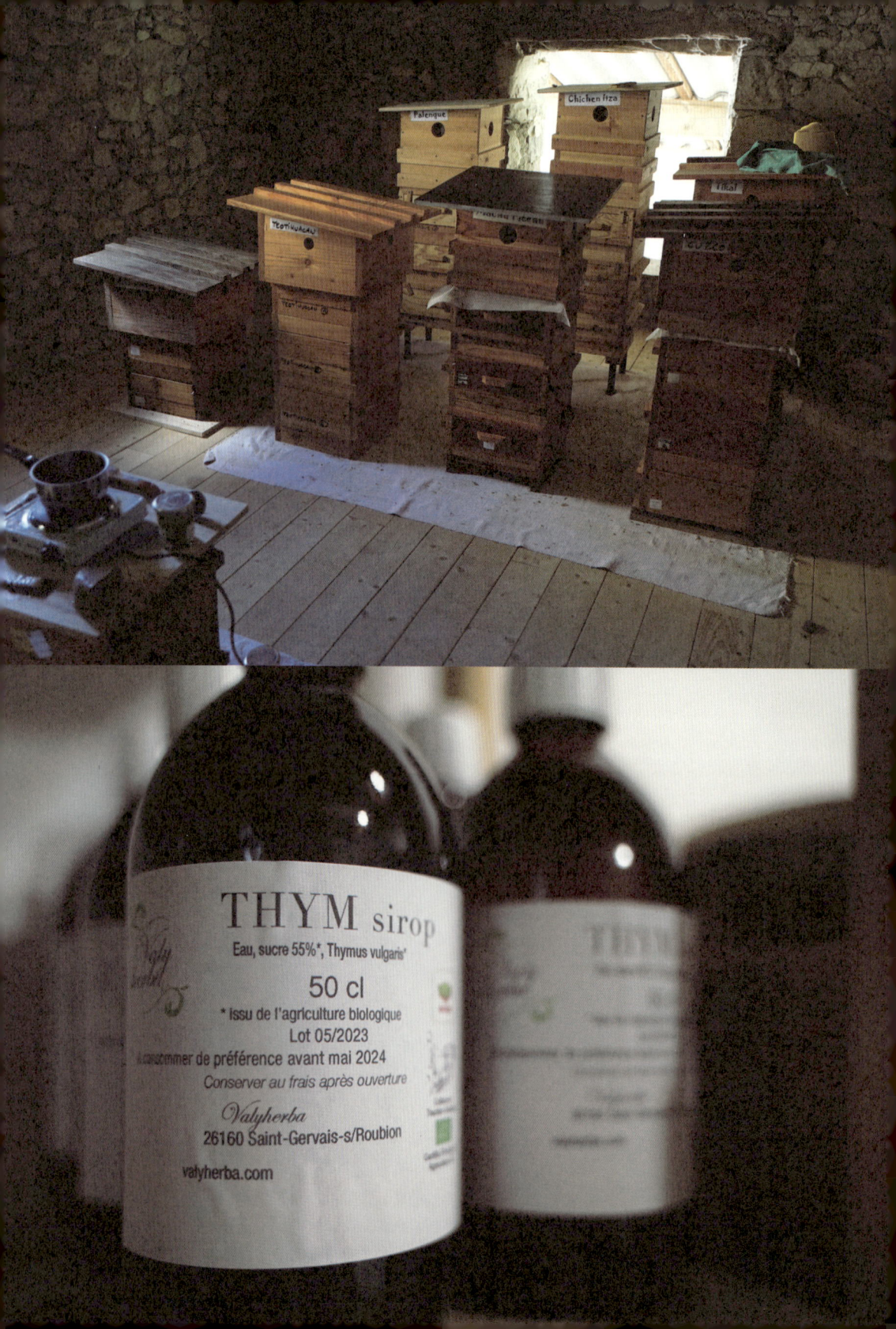

Eau, sucre 55%*, Thymus vulgaris*

50 cl

* issu de l'agriculture biologique
Lot 05/2023
À consommer de préférence avant mai 2024
Conserver au frais après ouverture

Valyherba
26160 Saint-Gervais-s/Roubion

valyherba.com

PART 4

文學與藝術裡的
植物寓意

各個時代的許多作品中,
都描繪了植物與人類之間的故事。
在 PART4 中,將介紹從聖經、日本古典文學、世界文學、
知名畫作、全球廣受喜愛的繪本與童話,
到現代的小說、電影、漫畫與動畫等
象徵性描寫植物與植物療法的多部作品。

聖經中出現的神聖植物

聖經不僅作為聖典被世代傳承，
也是一部值得細細品味的讀物。
這本可稱為世界上最暢銷的書籍，
出現了許多現在植物療法中常用的植物。

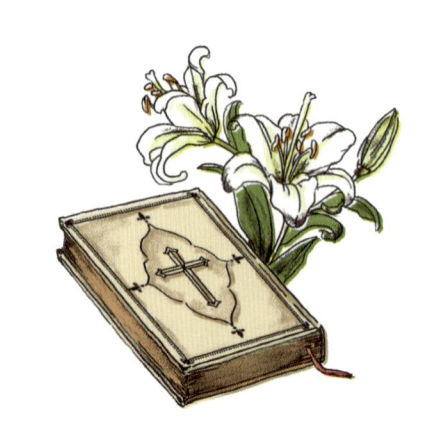

獻給神明的藥草

十分之一的稅與植物

舊約聖經的編撰開始於兩千多年前。雖然當時的環境仍處於早期發展階段，但已可見類似於現代「納稅」的觀念。

> 「地上所有的，無論是地上的種子，是樹上的果子，十分之一是耶和華的，是歸給耶和華為聖的。」（利未記 27:30）
> 《聖經和合本 2010》

舊約聖經指出，收穫的農作物 10% 是屬於神的，實際上納交的藥草，在口語譯本的新約聖經中提到的有「薄荷、茴香、歐芹」。「薄荷」所引用的種子推測為綠薄荷類，散發著清新的香氣，自古以來便被用於促進消化和強健神經等；「茴香」指的是蒔蘿，至今仍被用於調味和促進消化；「歐芹」指的是孜然，在老普林尼（p.136）和迪奧斯科里德斯（p.140）的著作中也記載了許多藥理作用和使用方法。

由此可見，正是因為這些藥草在當時被廣泛栽培，對人們的健康有幫助，所以在聖經中被描述為可作為稅收上繳的珍貴植物。

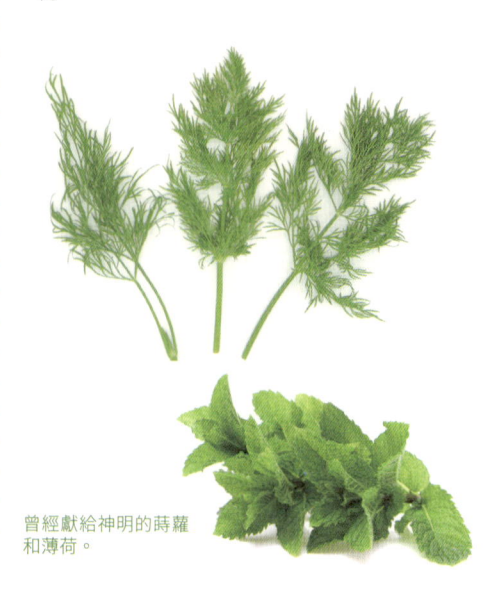

曾經獻給神明的蒔蘿和薄荷。

神聖的乳香與沒藥

來自東方的學者們

在植物療法的文獻中，經常會提到聖經中的一個故事。

> 「進了房子，看見小孩子和他母親馬利亞，就俯伏敬拜那小孩子，揭開寶盒，拿出黃金、乳香、沒藥，作為禮物獻給他。」（馬太福音 2:11）
>
> 《聖經和合本 2010》

耶穌誕生時，來自東方的占星術學者將黃金、乳香、沒藥獻給他。這 3 樣奉獻物各自象徵著：黃金是「現世的王」，乳香是「神」，沒藥是「救世主」。

乳香在聖經中出現了 20 次以上。自古以來便被認為是神與人之間的神聖香氣，被焚燒來與神對話，傳達願望和感謝之情。在耶穌誕生的場景中，也被描繪為象徵「作為神的耶穌」。

沒藥象徵著「作為救世主的耶穌」，意味著耶穌將透過死亡來拯救世人，並顯示了沒藥與「死亡」有著深厚的聯繫。沒藥是古埃及製作木乃伊時不可或缺的植物，聖經中也提到耶穌去世時，埋葬遺體時使用了這種植物。另外，沒藥還具有鎮痛作用，被用作治療風濕病和神經痛的生藥。

> 「他們帶耶穌到了一個地方叫各各他（髑髏地），拿沒藥調和的酒給耶穌，他卻不受。」（馬可福音 15:22-23）
>
> 《聖經和合本 2010》

耶穌拒絕了用沒藥來減輕處刑帶來的痛苦，意味著他願意承受所有的苦難。從誕生到辭世，沒藥始終伴隨耶穌。

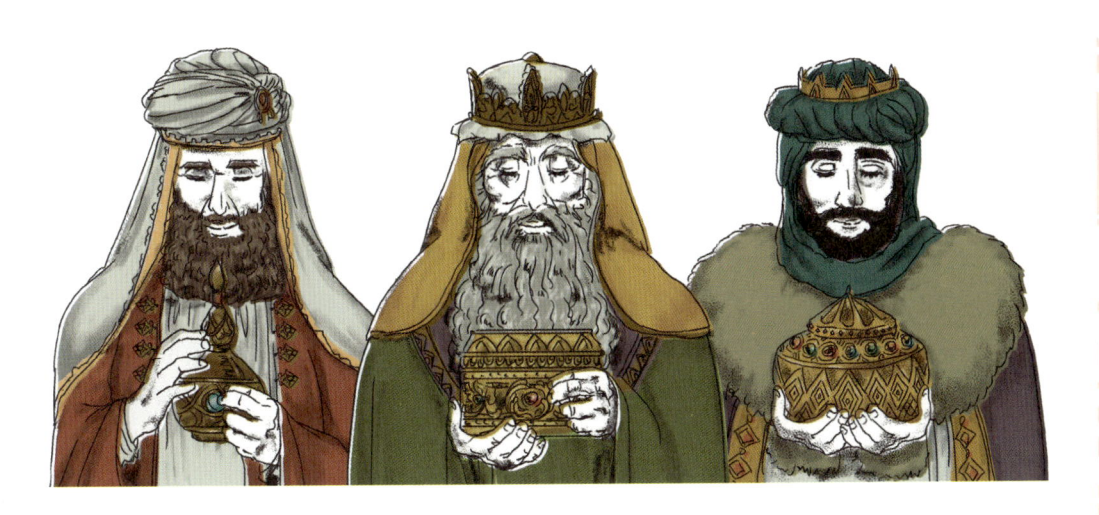

死亡前幾天的香氣

特別的香膏哪噠

耶穌在死去的前幾天，來到耶路撒冷郊區的伯大尼，這裡住著與耶穌親近的馬利亞和她的兄弟。

> 「馬利亞拿着一斤極貴的純哪噠香膏，抹耶穌的腳，又用自己頭髮去擦，屋裏充滿了膏的香氣。」（約翰福音 12:3）
> 《聖經和合本 2010》

哪噠即甘松香，自古以來其根和莖便被用作香料的原料。哪噠香膏是非常珍貴和昂貴的，然而馬利亞藉由奉獻這瓶珍貴的香膏，表達了她對即將死亡的耶穌的心意。據說，她奉獻的香膏價值相當於當時工人1年的工資。

哪噠在古代也用於葬禮中塗抹死者的遺體。這種泥土和樹木般的淳厚香氣，或許直到臨終前仍從耶穌的身體上緩緩散發出來。

至今，哪噠仍在中醫和阿育吠陀等療法中用於緩解胃痛、頭痛，以及用作髮油。芳香療法中使用的精油，則散發出一種喜好兩極的獨特氣味。

黎巴嫩雪松與環境問題

被濫伐的樹木

黎巴嫩雪松曾廣泛分布於古代的中東一帶，在聖經中被視為具有芳醇香氣的崇高植物。經常被提及的是古代以色列的大衛王和所羅門王在建造王宮和神殿時大量使用黎巴嫩雪松的故事。所羅門王用這種象徵榮耀的木材所建造的王宮被稱為「黎巴嫩林宮」。

擁有馥郁香氣、優越耐久性、美麗樹形的黎巴嫩雪松，自古以來就被濫伐，目前僅存於黎巴嫩山脈的少數區域，並已列為保育樹種。近年來，玫瑰木和檀香木的過度砍伐及其木材與精油的短缺已成為問題，但早在舊約聖經時代便已出現類似的環境問題。

為了解決這樣的窘境，人們也開始嘗試利用森林整護過程中產生的間伐材來提煉精油，作為森林大國的日本，正在為「循環型社會」貢獻一份心力。

黎巴嫩雪松的精油流通量非常有限，因此不容易取得，但同屬松科雪松屬的大西洋雪松或雪松的精油則被廣泛使用。這兩種香氣，都如同將古老的森林在眼前擴展開來般擁有深邃的包容力。

挪亞方舟使用的木材

生命力與活力的象徵

絲柏（Cupressus）具有青翠的葉子與筆直的圓錐形樹姿，其美麗的樹形也可視為歐洲景觀的象徵。

它的學名為 *Cupressus sempervirens*，「semper（經常）」＋「virens（綠色的）」意指此樹常保綠意，象徵著「永生」。在多個傳說中，絲柏也被描繪為生命力與活力的象徵。

此外，雖然眾說紛紜，但據說著名的「挪亞方舟」中出現的巨大船隻也是由絲柏製成的。

> 「你要為自己用歌斐木造一艘方舟，並在方舟內造房間，內外都要抹上瀝青。」（創世記 6:14）
> 《聖經和合本 2010》

「歌斐木」這個樹木名稱只出現 1 次，難以確定具體的樹種，但在口語譯的舊約聖經中記述為「絲柏」。絲柏不易腐爛、樹幹筆直，作為建材也易於處理，因此適合用來建造船隻。絲柏自古以來就被廣泛應用於造船、神殿建築、棺木等。

據說挪亞方舟的尺寸可媲美現代的大型油輪。如果是用含有豐富精油成分、香氣濃郁的絲柏製成的，那麼船內必定瀰漫著清新的樹木香氣。

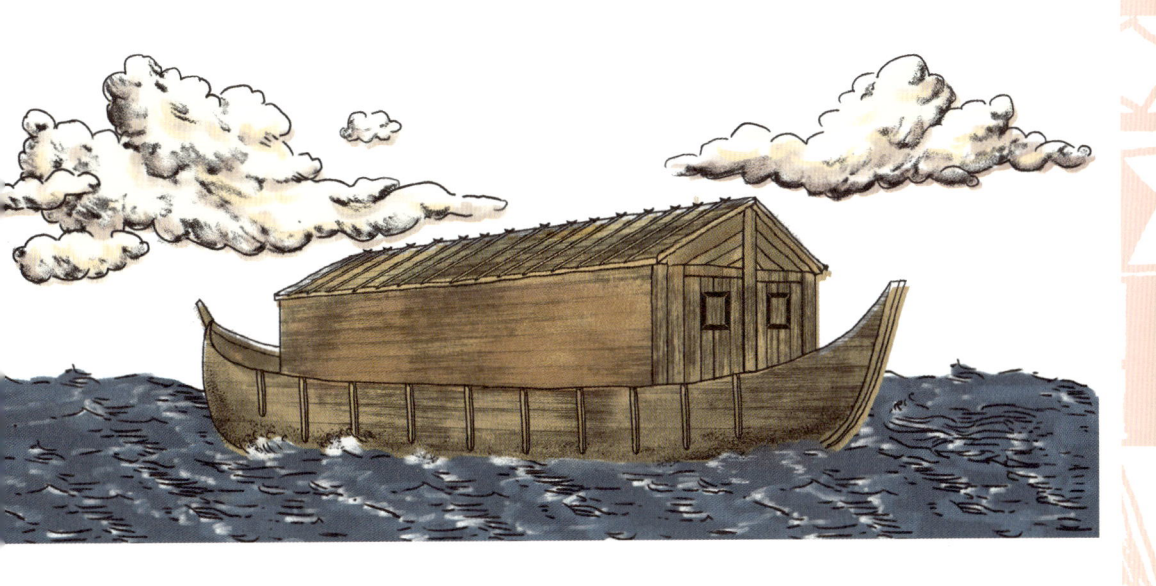

從日本古典文獻解讀藥草文化

《古事記》、《日本書紀》、《萬葉集》、《枕草子》、《源氏物語》等日本著名的古典文獻中，均有記載許多關於藥草和植物療法的內容。在這裡，將透過特別有名的5部古典文獻，介紹能窺見豐富藥草文化的片段。

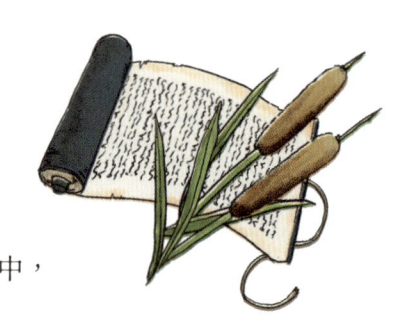

《古事記》：因幡之白兔

蒲草花粉與生理食鹽水

編撰於8世紀初，現存日本最早的歷史書籍《古事記》中，記述了藥方的相關記載，那就是著名的「因幡之白兔」的故事。

某日，大穴牟遲神在因幡（現在的鳥取縣）遇見一隻因被剝毛而皮膚紅腫的兔子。這隻兔子本打算騙一條鱷魚（也有說是鯊魚）過海，結果被識破並被剝皮。後來，兔子又聽信大穴牟遲神的兄弟神們「泡海水後吹風就會好轉」的騙人療法，導致情況更加惡化。

大穴牟遲神覺得可憐，便告訴兔子：「用河口的水清洗身體，然後把香蒲的花粉撒在地上，再於其上來回滾動就會好轉」。結果，兔子便恢復成原本的模樣了。

香蒲的花粉在中藥中被稱為蒲黃，自古以來被認為有止血和收斂的作用。而清洗身體的河口的水，濃度類似於現代的生理食鹽水，非常適合用來消毒傷口。

貝殼治療燙傷

幫助兔子的大穴牟遲神，後來因為得罪了兄弟神們而慘遭燒熱的岩石壓死。母神為了讓他復活而祈禱，女神們削碎赤貝的粉末，溶於蛤蜊的汁液製成藥物，再塗抹到大穴牟遲神身上，結果他馬上就康復了。貝殼和蟹等生物中的幾丁質具有抗炎作用，現在也被應用於燙傷治療的人工皮膚原料中。

1300年以前編撰的歷史書中，記載了從現代醫療角度來看也合理的生藥處方，著實令人驚訝。

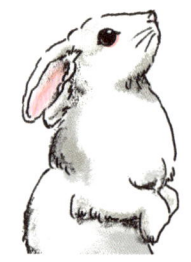

文學與藝術裡的植物寓意

《日本書紀》：宮中行事中的藥獵

定為藥草日的 5 月 5 日

飛鳥時代，大和政權認為「藥草是養活人民的重要物品」，於是下令栽培和收集藥草以備存。此外，《日本書紀》中還記載，在 611 年的 5 月 5 日於奈良縣的菟田野，舉行了藥獵這項宮中行事。

> 「十九年夏季五月五日，菟田野舉行藥獵。雞鳴時分，於藤原池上集合。天色微明隨即啟程而去。」
> 《日本書紀（四）》（坂本太郎、家永三郎、井上光貞、大野晉校注，岩波書店，1995 年，p.120）

藥獵中，男性負責收集鹿角作為生藥的材料，而女性則負責採集藥草。當時，家臣們身穿與冠位十二階所定之冠相同顏色的衣服，並在冠上附加金飾或動物的尾巴。

藥獵的起源及後續

藥獵是源自於中國於 5 月 5 日進行的藥草採集。現在的曆法約在 6 月左右進入雨季的這個時節，疾病和災厄增多，因此將 5 月 5 日定為藥草採集日以防備疾病。此外，人們還會將香氣強烈的菖蒲掛在屋簷下用來驅邪，或是將根部切碎放入酒中飲用。這些後來在日本也演變為 5 月 5 日慶祝端午節、泡菖蒲湯祈求健康的習俗。

《日本書紀》還記載了繼 611 年 5 月 5 日在菟田野的藥獵之後，隔年的 5 月 5 日在羽田、614 年和 668 年也有舉行此活動。從 611 年起，此活動仍持續進行，但宮中行事的壯麗感逐漸淡化，漸漸變成一種休閒娛樂活動。《萬葉集》中有幾首和歌明確地描述了這種情境。

《萬葉集》：藥獵之歌

紫草串起的成年男女關係

奈良時代末期完成的《萬葉集》收錄了 4500 首和歌，其中大約 3 分之 1 吟詠植物，這顯示當時的人們對植物有著強烈的興趣。藥獵的情況也被描繪出來。

> 「你走在紫草園裡，走在天皇的狩獵場上——不怕守吏看見嗎，對著我振動你的衣袖？」（中略）
> 「你比紫草還美艷，妹啊你讓我心生妒恨，已為他人妻更讓我思戀！」
> 《萬葉集：369 首日本國民心靈的不朽和歌》（陳黎、張芬齡譯，黑體文化，2023 年）

這兩首是贈答歌，描述的是《日本書紀》中也有記載的 688 年 5 月 5 日藥獵的情景。

紫草可用於治療外傷、燒傷、過敏、濕疹等各種皮膚疾病，其含有紅紫色素的根部還可用於草木染。

第1首和歌是飛鳥時代的女歌人額田王所作，是向後來成為天武天皇的大海人皇子所詠唱的作品。詩意為「在禁止進入的紫草叢生的原野上，你正熱情地向我揮動衣袖，或許守衛正在看著呢」，其中「揮袖」是當時表達愛情的一種方式。

對此，大海人皇子回應道：「如果我對像紫草般美麗的你感到厭煩，那麼身為人妻的妳為何會如此令我思戀呢？」

事實上，這兩人的關係相當複雜，他們曾是夫妻並有子女。但後來額田王成為大海人皇子的哥哥天智天皇（即位前名為中大兄皇子）的妻子。

了解這一背景後，可以看出大海人皇子在藥獵這樣的公開場合中，對曾經的妻子表達愛意，並將無法抑制的戀情寄託於歌中，是相當大膽的行為。而且，藥獵的主辦者正是他的哥哥，同時也是額田王現任丈夫的天智天皇。這段戀情的結局如何，讓人不禁擔心。然而，最近有觀點認為這2首歌很可能只是為了娛樂所作。理由是，這些歌在《萬葉集》中被歸類為在宴席等場合上詠唱的「雜歌」。

據推測，在藥獵的宴席上，天智天皇可能希望炒熱氣氛，於是額田王與大海人皇子即興吟詠了這兩首和歌，作為成人男女皆能享受的餘興表演。由此可看出藥獵帶有活動儀式的色彩。

用燕子花來打扮

744年，貴族兼歌人的大伴家持也曾詠唱藥獵之歌。

> 「將燕子花染在衣裳上，壯士們身穿華麗服飾進行狩獵的月份到來了。」
>
> 《萬葉集（四）》（佐竹昭廣、山田英雄、工藤力男、大谷雅夫、山崎福之校注，岩波書店，2014年，p.330）

這首詩的意思是「用燕子花的花朵為衣服上色，男性們盛裝打扮進行狩獵的月份來了」。這個時期的藥獵，似乎也成為男性展現自我存在感的場合。

燕子花自古以來被用於「摺染」這種原始的染色方法。燕子花鮮豔的紫色色素是水溶性且不穩定的，很快就會褪色。不過，由於摺染的過程不太繁瑣，因此在花開的期間內可以隨時反覆輕鬆染色，褪色後重新染色的變化或許也是一種時尚的享受。

植物學家牧野富太郎（p.182）曾經在訪問廣島縣八幡高原時，對滿開的燕子花感動不已，而將花的汁液擦在自己的襯衫上並吟詠詩歌。

燕子花的根莖切碎乾燥後煎煮飲用有去痰作用，但用染製品來振奮心情、享受其帶來的時尚，也算是一種植物療法吧！

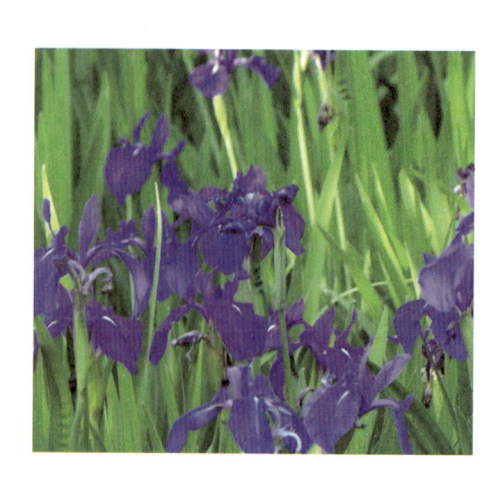

《源氏物語》

阻擋戀情的大蒜

平安時代誕生的《源氏物語》世界中充滿了香氣。在與戀人見面前，會用調和各種香料的薰香薰染衣物，分別後則藉由殘留的餘香來思念對方。書中也描寫了調配薰香並相互競技優劣的「鬥香」場面，可見貴族的生活與香氣息息相關。

在眾多與香氣相關的描寫中，這裡介紹 2 個印象特別深刻的場面。

光源氏 17 歲的夏天。5 月雨的夜晚，光源氏的身邊聚集了頭中將、左馬頭、藤式部丞等人，4 人談論起女性的話題，這就是被稱為「雨夜品評」的名場面。在每個人輪流講述自己對女性的評論和經驗時，藤式部丞談到某位女性的內容是這樣的：

> 「妾身近染風寒，已服用極熱的草藥，身有難聞惡臭，不便與君接近。」
> 《謹譯 源氏物語 — 改訂新修》（紫式部原著，林望著，祥傳社，2017 年，p.116）

藤式部丞在學生時代曾向博士的女兒示愛，並開始交往。她非常聰明，深思熟慮，學識淵博。最初，他因為她的知性而深受吸引，常向她請教問題或學習，但漸漸地變得有些怯懦，於是開始保持距離。

某天，藤式部丞到她家拜訪時，卻未被請進屋內，只能隔著物品對話。當他感到困惑時，對方告訴他：「這幾個月以來，我承受不了嚴重的感冒，正在服用大蒜的藥物。因為味道十分臭，因此無法見面」。她接著又說：「如果是每天見面的朋友，即使有大蒜的味道也不會覺得尷尬而無法見面，但是⋯⋯」，以諷刺的和歌暗喻藤式部丞偶爾才出現一次的事實。

大蒜的歷史悠久，從西元前就開始被栽培和使用，具有提高免疫力、抗菌、緩解疲勞、增強體力等多種作用，至今仍作為香辛料和精油使用。

從《源氏物語》這段情節可以看出，即使在平安時代的日本，大蒜的效果和氣味也已經為人所知。雖然無法確定她是否真的患有感冒，但她利用大蒜的氣味來間接批評對方的態度，顯示出她的自尊和機智。

競爭香氣的精緻遊戲

在描寫光源氏 39 歲春天的「梅枝」篇章中，記錄了鬥香的情景。

這一年，光源氏的女兒明石姬君 11 歲，並將舉行女性的成年禮「裳著儀式」。明石姬君是源氏在謹慎生活期間遇到的明石之君之女。由於明石之君身分較低，所以她由源氏的妻子紫之上撫養。某日，他為了替愛女慶祝，提議舉行一場鬥香活動。

> 「兩種香料，請各配一劑。」
> （中略）
> 「以香氣的濃淡來決定勝負。」
> 《謹譯 源氏物語 五 改訂新修》（紫式部原著，林望著，祥傳社，2018 年，p.342, 343）

源氏、紫之上、他的堂妹兼摯友的朝顏齋院、溫婉內斂的妻子花散里，以及明石姬君的生母明石之君，嗅聞品評彼此調製的薰香。這個場面中的香氣表現極為豐富，即使不熟悉這5人的生平、境遇與性格，也能從各自調合的香氣想像他們的人格。

光源氏的香氣高雅迷人，紫之上的香氣華麗且富有新意，朝顏齋院的香氣則帶有沉靜而高貴的韻味，花散里的香氣溫暖親切，令人感懷。而明石之君則參考了名為「百步香（百步の方）」這種據說百步之外也能聞到香氣的特殊配方，調製出世間罕見的華麗香氣。優雅與智慧兼備的明石之君，平時並不喜歡出風頭。然而，有人認為她為了讓久別的女兒感受到愛意，特意送上這款遠遠飄香的薰物。

最終，每種香氣都令人讚嘆，無法分出勝負。外頭飄來的梅花香，室內則瀰漫著薰香的芬芳，營造出令人心醉的春夜氛圍。平安時代的貴族們透過香氣遊戲陶冶性情，度過了優雅而豐富的時光。

《枕草子》

令人心動的香氣

這部作品是平安時代的作家清少納言，以彷彿現代社交媒體上的心情抒發般，將她喜歡的、討厭的、心動的、煩躁的事情等，以敏銳的視角和直言不諱的方式寫下的隨筆。植物與香氣，似乎也是她日常觸動心靈的因素，在書中隨處可見。

>「令人心動的事物
>（中略）焚燒上等薰香，獨自橫躺著。
>（中略）洗頭、梳妝，穿上浸染香氣的衣裳。即使並沒有人看著，內心仍感到興奮歡愉。」
>《新版 枕草子 上卷 現代語譯本》（清少納言著，石田穰二譯註，角川學藝出版，1979年，p.46）

她認為令人心跳加速的時刻，包括焚燒上等薰香後獨自躺著，以及洗髮梳妝後，穿上浸染著芬芳的衣物。她特別提到，即使沒有人在場欣賞，這樣的時光依然讓人心情雀躍。無論在哪個時代，細細品味香氣、精心裝扮並讓自己被香氣環繞，始終是一種奢華且心動的享受。

>「讓人醉心的事物
>（中略）薰物的香氣，讓人陶醉。五月長雨時節，齊信中將倚在女官房的御簾時飄散的香氣，實在令人陶醉。那並非單純的香氣，但被雨水微微濕潤後更顯濃郁雅致。這種景象雖然並不罕見，但我怎能不寫下來呢？」
>《新版 枕草子 下卷 現代語譯本》（清少納言著，石田穰二譯註，角川學藝出版，1980年，p.81, 83, 84）

她稱香木的香氣為「極具雅致」，並陶醉於五月長雨時，藤原齊信中將倚著簾子時散發的香氣。雖然不確定那是什麼香氣，

但因為雨中的溼氣，使得香氣更加濃烈且充滿誘惑，這種情景讓她忍不住記錄下來。作為宮廷中的女官，清少納言既享受來自高官們華麗香氣的魅力，也喜歡日常生活中遇到的簡樸香氣，範圍極為廣泛。

美麗雅致的植物

她還寫了很多與植物有關的故事。

> 「草中的菖蒲、菰、葵，是美麗的。（中略）三稜草、蛇床子、苔、雪中的嫩草、爬牆虎、酢漿草等，也都妙趣橫生。（中略）
> 山菅、石松、山藍、文珠蘭、葛、笹、漢防己、薺菜、稻苗、白茅，別有一番風味。」
>
> 《新版 枕草子 上卷 現代語譯本》（清少納言著，石田穰二譯註，角川學藝出版，1979 年，p.80, 81）

這裡介紹了許多的草。值得注意的是，儘管提到許多藥草，但對作用毫無提及，純粹從個人認為美麗雅致的角度來撰寫。

例如，「菰」指的是菰米（受真菌感染的膨大莖就是茭白），有助於消化系統保健與提升免疫力。「三稜草」作為生藥，用來改善血液循環及婦科保健。此外，還有可將榨取的汁液塗抹於燙傷或皮膚炎症的「酢漿」，以及春之七草之一的「薺菜」等，至今仍被廣泛運用於植物療法。然而，比起這些植物的藥理作用，是否富有情趣與韻味才是最重要的。她追求的是「喜好」，或許是透過記錄心動的、有趣的、失望的和無聊的事物，來整理內心的情感。

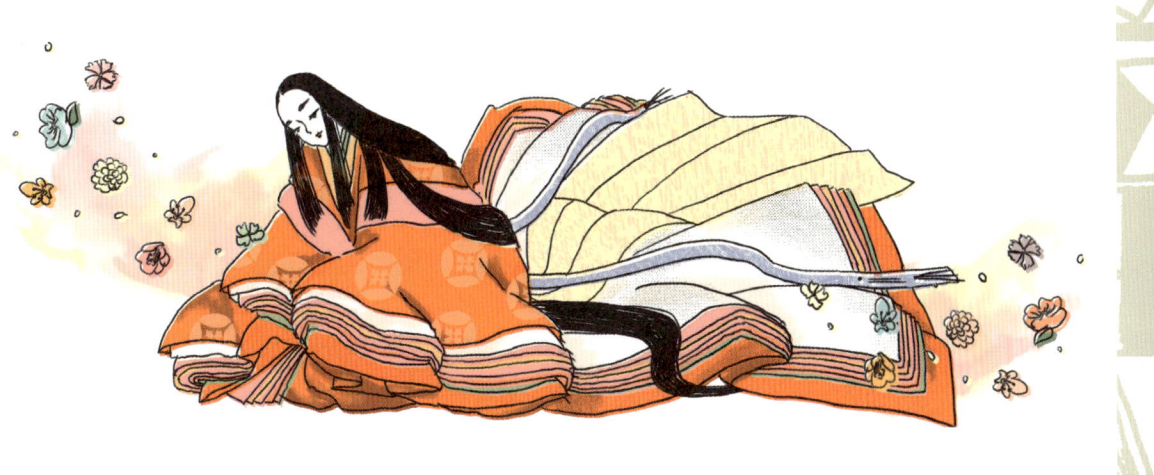

217

文學中描繪的香草豐富氣味

自古以來，植物及其香氣便被描繪於神話與傳說之中，成為各種事物的象徵或祈禱的對象。這裡將介紹植物和香氣在故事中扮演重要角色的作品。

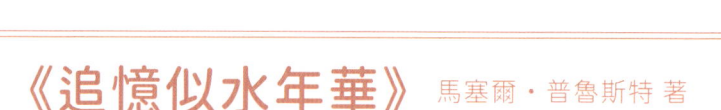

《追憶似水年華》 馬塞爾・普魯斯特 著

香氣喚醒的記憶

透過五感無意識中浮現的交錯記憶，編織出複雜卻美麗的故事。尤其是越過理智，直接訴諸我們本能的「香氣」，在跨越時空的各種場面中喚起主角的記憶。

這部作品衍生出了以作者名字命名的「普魯斯特效應」一詞，指的是當聞到某種味道時，過去的記憶和情感會浮現出來的現象。

最近，這種效應也越來越常被應用於醫療與照護現場。例如，讓失智症患者嗅聞與過往回憶相關的氣味，藉此喚起他們原本無法想起的家人或記憶。

作品的開頭中，出現一幕一口浸泡過瑪德蓮蛋糕的紅茶，深刻撼動主角記憶的場面：

> 「我無意中舀起一勺浸泡過瑪德蓮蛋糕的紅茶，送入口中。正當這帶著蛋糕屑的一口紅茶觸及我的上顎時，我內心突然感受到一種異樣的變化，不禁顫抖了一下。（中略）
> 此時，回憶突然浮現了。那是某個星期天的早晨，（中略）姨媽用常喝的紅茶或歐洲椴花茶浸泡過後遞給我吃的瑪德蓮蛋糕的味道。」
>
> 《追憶似水年華〈1〉第一篇＜斯萬家那邊1＞》（光文社古典新譯文庫）（馬塞爾・普魯斯特著，高遠弘美譯，光文社，2010年，p.116, 120）

然後他寫道，姨媽的家、城鎮、花園、廣場、街道的全貌，都從那一口紅茶中浮現出來了。這是一個著名的場面，但當我再次仔細閱讀時，似乎也喚起了我自己曾經歷過的「普魯斯特效應」的記憶。

文學與藝術裡的植物寓意

在貢布雷的美麗回憶

作品中關於香氣與記憶的描寫還有很多。例如，小說中最重要的角色之一，查爾斯·斯萬的描寫。

主角在法國鄉村小鎮貢布雷的童年時期認識的斯萬，是個住在附近、經常來玩、古怪而謙遜的男人。後來，他成為巴黎社交界的風雲人物。

不久之後，主人公開始出入斯萬家，並與他建立了新的關係。然而，每當回憶起初次相遇時的斯萬，歐洲七葉樹、覆盆子的籃子、龍蒿的嫩枝交織出的夏天貢布雷的純樸香氣總是伴隨著回憶一同浮現。

對主角而言，與家人一同度過的貢布雷，是充滿許多幸福回憶的地方。這些懷舊的記憶，即使在成年後，也會因某個氣味而被喚醒，讓他穿越時空，踏上通往記憶深處的旅程。

香氣的旅行，穿越時代與空間

後來，主角開始與戀人阿爾貝蒂娜在巴黎生活，但由於體弱多病，經常無法外出。每當她外出時，主角便一人待在房間裡，透過香氣重溯過去的記憶。

> 「弗朗索瓦絲來生火，往爐膛裡扔了些小樹枝引火。一個夏天下來已被遺忘的那股氣味，氤氳在爐膛四周，生成一個魔幻般的氛圍，我在其中依稀覺得自己正在看書，一會兒在貢布雷，一會兒又在東錫埃爾，我感到快活極了，儘管人還在巴黎的房間裡。」
>
> 《追憶似水年華〈1〉第一篇＜斯萬家那邊１＞》（光文社古典新譯文庫）（馬塞爾·普魯斯特著，高遠弘美譯，光文社，2010 年，p.57）

於是，即使在病床上，主角也透過香氣帶來的各種回憶，感到了一份喜悅。

普魯斯特本人從小體弱多病，就像小說中的主角一樣，他敏感地察覺著房間外的空氣、濕氣、天氣、聲音等。他描寫的「香氣與記憶的場景」如此美麗且鮮明，可能也與他自身的經歷有關。這部作品無疑是了解「普魯斯特效應」源起的經典之作。

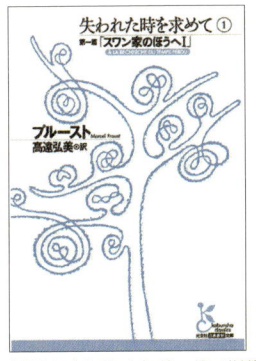

《追憶似水年華〈1〉第一篇＜斯萬家那邊１＞》（光文社古典新譯文庫）
（馬塞爾·普魯斯特著，高遠弘美譯，2010，光文社）

《坎特伯里故事集》 傑弗里·喬叟 著

獻給騎士們的藥草

隨著春天的到來，前往坎特伯里大教堂的朝聖者們，在倫敦的旅館共宿，為了打發路途中的無聊，他們決定每人輪流講述一個故事。朝聖者們來自不同的身分和職業，其中也包括作者喬叟。

打頭陣的是階級最高的「騎士」，他講

述的是關於堂兄弟騎士帕拉蒙與亞賽特，圍繞美麗的愛蜜莉公主展開的爭鬥故事。雅典的公爵命令他們各自率領 100 名大軍決鬥，並承諾勝者將獲得迎娶公主的權利。在戰鬥結束的場面中，騎士們的傷勢會用藥草進行救治。

> 「有些人將藥膏塗在傷口或折斷的手臂上，也有些人施以治療的咒語。此外，有人還會煎煮藥草或鼠尾草的葉子來飲用。」
> 《完譯 坎特伯里故事集（上）》（岩波文庫）（喬叟著，桝井迪夫譯，岩波書店，1995 年，p.130）

這裡提到的「鼠尾草的葉子」，應該是指別名為「藥用鼠尾草」的葉子，這種植物自古以來就用來治療各種疾病。也因此，不但有助於傷口的癒合，或許還象徵著長壽，人們用它來祈求身體的康復。

在不幸落馬身亡的亞賽特的葬禮上，為了火葬收集了 20 多種植物。此外，還擺放了沒藥和芬芳的香料。在生死攸關的戰鬥中，藥草和芳香植物常伴左右，幫助人們或為生命的終點增添一抹芬芳。

關心體液平衡的雞

朝聖者當中，在後半段說故事的是「女尼的教士（女子修道院的司祭）」。他講了關於 1 隻公雞的故事。

這是一個動物們和人類一樣會說話歌唱的時代。有一天，公雞尚特克勒做了一個遭狐狸襲擊的噩夢，於是向心愛的母雞佩特洛特傾訴。然而，佩特洛特卻對他的膽怯感到失望，並說：「你之所以會做這樣的夢，是因為體液的平衡失調。」隨後，她開始為他介紹能夠幫助排出體內滯積體液的藥草。

這種體液失衡會導致疾病的概念，正是古希臘醫師希波克拉底（p.130）所提出的「體液學說」的核心思想。佩特洛特遵循這一理論，陸續推薦多種能夠幫助排出滯積體液的藥草。

> 「你應該排出你的黃膽汁和黑膽汁。（中略）這一兩天先吃些昆蟲來幫助消化，然後再服用作為瀉藥的歐亞瑞香、百金花、球果紫堇、這裡生長的聖誕玫瑰、續隨子、鼠李，還有這座美美麗花園裡生長的金錢薄荷。」
> 《坎特伯里故事集 共同新譯版》（傑佛里・喬叟著，池上忠弘監譯，悠書館，2021 年，p.795）

書中提到的藥草多數具有強烈的利尿、催吐、排泄作用，有些根據使用部位和方式，可能會具有毒性。尚特克勒雖然知道這些，且嘟囔著「瀉藥根本一文不值，有害無益」，但為了心愛的她還是聽從了建議，走進花園。於是，正如夢中所預示的，那隻狡猾的狐狸將他誘拐走了。

在其他朝聖者的故事中，也有提及藥草或體液，表示在本書寫成的 14 世紀英國，使用藥草的植物療法和體液學說已被廣泛認知。

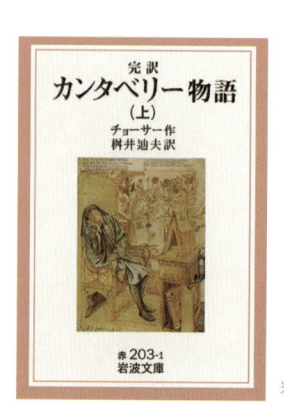

《完譯 坎特伯里故事集（上）》（岩波文庫）（喬叟著，桝井迪夫譯，岩波書店，1995 年）

《西方魔女之死》 梨木香步 著

某個夏天的魔女修行

升上國中沒多久就拒絕上學的小舞，在初夏的某個月，來到遠離人煙的深山裡與祖母同住。這位英國裔的祖母出身於代代相傳的「魔女」家族，並向小舞講述了許多關於神秘力量的故事，小舞因而渴望成為一名魔女，於是開始了魔女的修行。

與大自然和諧共處的祖母，在日常生活中融入了各種植物。祖母告訴小舞，要在木盆裡以踩踏的方式清洗床單。洗好後，她輕輕地將床單攤開在薰衣草叢上。

> 「這樣做，床單會沾上薰衣草的香氣，能讓人睡得更好。」（中略）
> 「小舞被這些帶著薰衣草與陽光香氣的床單包裹時，不覺得很幸福嗎？」
> 《西方魔女之死》（梨木香步著、新潮社、2001年、p.83, 120）

這段話讓人感受到薰衣草的香氣能帶來安心感與幸福感，引人進入高質量的睡眠。

有一天，祖母將後院的鼠尾草和薄荷剪下，煮成了大量的香草茶。

> 「那些都是讓我的花園和農田喝的。能成為防蟲藥。」
> 《西方魔女之死》（梨木香步著、新潮社、2001年、p.88）

當她將這些香草茶與水混合後撒在農田上，青蟲和蚜蟲便慌忙逃竄。鼠尾草和薄荷具有驅蟲作用，但不像強烈的殺蟲劑，蟲子能夠離開並在別的地方繼續生存。

除此之外，祖母還會將大蒜種在玫瑰花之間，防止花朵被蟲子侵害；把裝在網袋中的洋蔥掛在床柱上，幫助人們安眠。這些都展現了祖母使用植物的智慧。閱讀這本書時可刺激五感，彷彿也被帶入了「魔女」的花園。

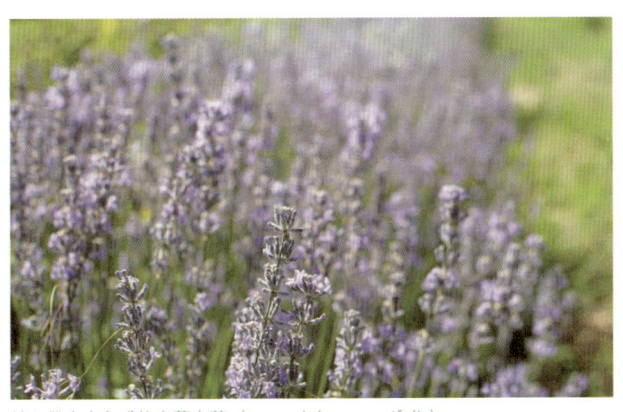

給人帶來安心感的真薰衣草（Lavandula angustifolia）。

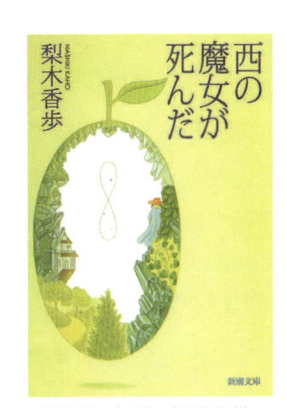

《西方魔女之死》（新潮文庫）
（梨木香步著、新潮社、2001）

《香君》 上橋菜穗子 著

聞出「氣味之聲」的少女

很久以前，名為「香君」的活神帶來了一種奇蹟般的稻米—歐阿勒稻。即便是在貧瘠的土地上也能每年多次收穫，非常耐寒害和乾旱，也不會被蟲害侵襲，甚至不讓雜草生長。正是這種稻米，讓烏瑪帝國能夠征服多國，並且繁榮至今。

然而有一天，歐阿勒稻發生了蟲害。如果繼續下去，依賴這種稻米的帝國將面臨糧食危機。就在這時，名叫愛夏的少女來到了帝國。她擁有異常敏銳的嗅覺，能夠感知生物之間透過香氣溝通的「氣味之聲」。愛夏決定利用這個能力，與現任香君一同揭開歐阿勒稻的恐怖謎團。

森羅萬象與自然法則

植物們的聲音彷彿從紙頁中跳躍出來的描寫，打破了「植物無聲」的既定印象。實際上，植物會分泌含有香氣成分的化學物質，與其他生物進行交流。這種作用被稱為「化感作用」，會對其他生物產生抑制或共生的作用。

儘管這是本小說，但所涉及的主題絕非虛構。人類無法單獨生存，必須與植物和其他動物合作、生物為了生存不斷變化、過度依賴某一物種是非常危險的，這些都是目前非常重要的事情。

在小說後半出現的害蟲研究權威人物阿莉姬老師說道：

> 「大自然確實殘酷，但其實很公平的。」
> （中略）
> 「這世上應該沒有哪種生物是穩贏不輸的。」
>
> 《香君（下）漫漫長路》（上橋菜穗子著，文藝春秋，2022 年，p.225）

生態系統極為多樣，人類也是森羅萬象的其中之一。植物療法的世界也是，如今越來越重視物種的保存以及與自然的共生。例如，在《華盛頓公約》中被列入有滅絕危險的玫瑰木，由於難以提取大量精油，因而使用香氣和成分相似的芳樟木和大葉釣樟等精油來替代。此外，還有從間伐材中提取精油、在調整採摘量的同時進行草本種植等各種努力都在不斷進行。

能夠感知植物和昆蟲的「氣味之聲」的愛夏，利用自己的專業和能力，與其他人一起合作，克服困難。這些情節與現實世界相互呼應，讓讀者一頁接著一頁，完全沉浸其中。即使無法直接聞到「氣味之聲」，也會激起我們想要在廣闊的自然中感受那股氣息與細語的渴望。

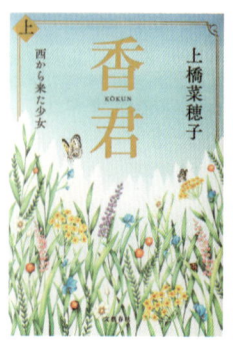

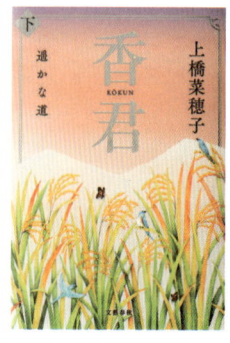

《香君（上）來自西方的少女》《香君（下）漫漫長路》
（上橋菜穗子著、文藝春秋、2022 年）

《香水》 徐四金 著

擁有異常嗅覺的男子

故事背景設置於 18 世紀的巴黎。在魚市場一出生就被遺棄的尚·巴蒂斯特·葛奴乙，擁有超乎常人的嗅覺。

有一天，他在眾人中隱約感受到一名女性的香氣，並被其迷住。為了重現這股香氣，他決定向香水師學藝。不久，發生了針對年輕女性下手的連環殺人事件……。

故事開頭羅列了各種惡臭的表現。廚房的腐爛蔬菜、中庭的尿騷味、皮革加工廠的強鹼味、人們的體臭和口臭，河流、廣場、教堂、宮殿也一樣都飄著臭味，讓人能夠感受到當時法國的衛生狀況。

而使他人生失控的少女氣息是這樣描寫的：

> 「雖然細薄微弱，可是非常清晰，（中略）這香味有一股清新的氣息，可是又不像甜檸檬和柳橙那樣新鮮，（中略）它同時又給人一種溫潤的感覺，可是既不像香檸檬、柏樹和麝香那樣，又不像素馨、水仙（中略）也就是兩種不可能的氣味結合在一起。牛奶和絲綢，這兩種！」
> 《香水》（文春文庫）（徐四金著、池內紀譯、文藝春秋、2003 年、p.58,59）

僅僅透過文字，就能如此生動地表達氣味，令人驚嘆。從刺鼻的惡臭到令人陶醉的芬芳，氣味似乎就飄散在我們的鼻尖。

正如書名所示，故事中多次描述了調製香水的場景與當時的香氣潮流。曾經聽聞匈牙利之水這款芳香水非常流行，於是他調製了薰衣草、香檸檬和迷迭香的混合香水，但最終卻流行起來的是像麝香這樣的動物性香料。這樣的情節描述讓人覺得頗具說服力，甚至讓人不禁為當時調香師的辛酸境遇感到同情。

此外，書中也描述了五感中，嗅覺是最原始且能喚起強烈情感的感官。

> 「在嗅覺世界的豐富和語言的貧乏之間的那種不成比例的關係，都讓少年葛奴乙懷疑語言的作用。（中略）他不僅能透過嗅覺認識它們，下次碰到也能立刻認出來，只要讓他聞到一次，他就能在記憶裡牢牢抓住。」
> 《香水》（文春文庫）（徐四金著、池內紀譯、文藝春秋、2003 年、p.40）

在故事中，葛奴乙正是利用了自己特殊的嗅覺，讓許多人在無意識的情況下，進行本能、野性的驚人之舉。特別是故事結尾，葛奴乙在格拉斯和巴黎使得人們因為香氣而發生異常轉變的場面，可謂是壯觀至極。

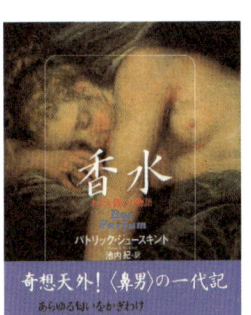

雖然情節荒誕不經，但本書揭示了「氣味」的真相，無疑是一部極具吸引力的作品。

《香水》（文春文庫）（徐四金著、池內紀譯、文藝春秋、2003 年

畫作中的植物象徵與情感表達

在畫作中，也會出現許多的植物。這裡將特別介紹繪有可用作香草或精油的藥用植物及芳香植物的畫作。

馬奈、竇加、羅特列克⋯⋯
讓許多藝術家為之著迷的「苦艾酒」

「魔鬼的酒」的魅力何在？

苦艾酒曾被稱為「魔鬼的酒」，是一種以藥草製成的烈酒。這款吸引了羅特列克、梵谷、波特萊爾、奧斯卡·王爾德等多位藝術家的酒，以苦艾為主要原料，並加入茴芹、茴香等多種藥草所製成。酒精濃度大多在 70% 左右，這使得貧困的藝術家們容易醉而廣受歡迎。過量攝取會引發幻覺或精神錯亂，許多人因追求那種陶醉感而成癮。

成癮的原因之一，是苦艾的主要成分「側柏酮（Thujone）」。但近來有研究認為，

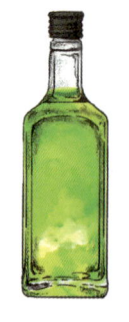

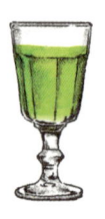

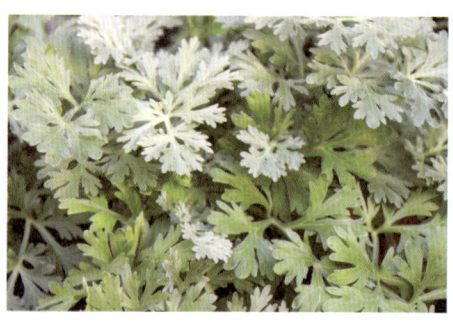

苦艾酒的主要原料苦艾。

苦艾酒成癮者的這些症狀並非僅由側柏酮引起，過度攝取高濃度酒精以及與其他香草的相互作用也是原因之一。

側柏酮是鼠尾草、艾草、西洋蓍草等精油或香草中也含有的成分，雖然含量比苦艾少，但只要遵守各種禁忌事項和注意事項，仍可以適當使用。

苦艾本來是用作胃腸藥、利尿藥、強壯劑、防蟲劑等的香草，老普林尼（p.136）、迪奧斯科里德斯（p.140）、阿維森納（p.150）等人都記載了其藥理作用。當時人們常利用煎煮、用葡萄酒燉煮等方式使用苦艾，

到了18世紀才開始製作蒸餾酒。其獨特的香氣、透亮的翡翠綠色、誘使人進入幻想世界的刺激味道等特色都吸引了許多藝術家，並成為不少畫家的創作主題。

馬奈與竇加描繪的苦艾酒

愛德華・馬奈創作了許多以饒富內涵的視角描繪巴黎市民的作品，《喝苦艾酒的人》便是其一。馬奈在與上層階級和知識分子交流的同時，也對巴黎的遊民表現出興趣，並關注羅浮宮美術館階梯上的乞丐。他覺得那醉醺醺的樣子很高貴。於是，他請求這名乞丐成為這幅畫的模特。

另一方面，愛德加・竇加則經常以咖啡館中的女演員或藝術家為模特兒，或是拍攝題材照片，再據此進行創作。《苦艾酒》便是採用了這種手法來繪製，但為這幅畫擔任模特兒的女演員其實從未喝過苦艾酒，卻長期被誤解為成癮者。

羅特列克與苦艾酒的現在

本身就是重度苦艾酒成癮者的亨利・德・土魯斯－羅特列克，創作了《包魯先生在酒館裡》等多幅以苦艾酒為主題的作品。他也是著名的苦艾酒雞尾酒專家，喜歡將等量的苦艾酒和干邑白蘭地混合製成的雞尾酒，並將其命名為「地震」。

其他像是梵谷和畢卡索等，許多畫家也都曾描繪過苦艾酒，有時甚至讓畫家自己的人生也陷入瘋狂。20世紀初，苦艾酒在許多國家被禁止生產。然而，世界衛生組織（WHO）於1981年表示，如果其中的側柏酮殘留量低於10ppm，則可以批准製造，隨後瑞士和法國陸續解禁了改良製造方式與原料的苦艾酒。小酌這款美麗的翡翠綠藥草酒的同時，或許也可感受當時藝術家們的氛圍。

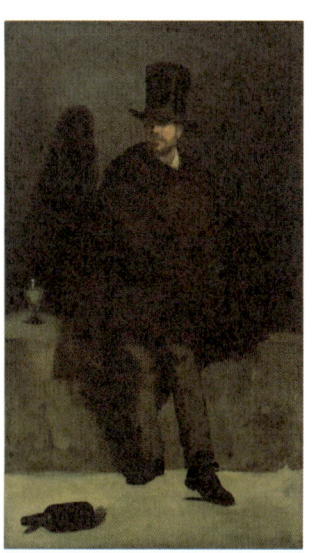

愛德華・馬奈《喝苦艾酒的人》1859年
Édouard Manet（1832–1883）: The Absinthe Drinker（1859）
Ny Carlsberg Glyptotek, Copenhagen　Painting / Oil on canvas / height : 1,805 mm（71.06 in）; width: 1,056 mm（41.57 in）
Public domain, via Wikimedia Commons

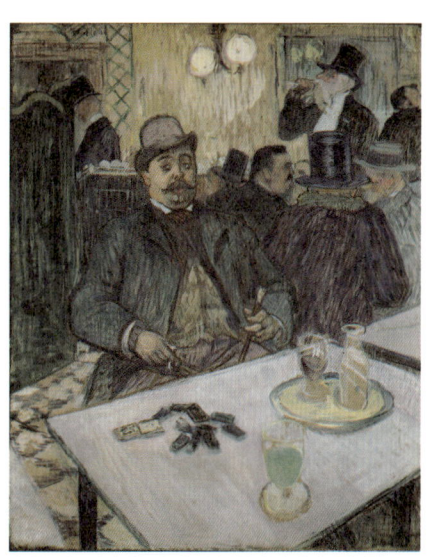

亨利・德・土魯斯－羅特列克《包魯先生在酒館裡》1893年
Henri de Toulouse-Lautrec（1864-1901）: Monsieur Boileau at the Café（1893）　Cleveland Museum of Art　Drawing
Public domain, via Wikimedia Commons

連接生與死的絲柏

庫帕里索斯的化身

絲柏在神話、聖經和傳說中多次出現，英文為「cypress」，其精油富含代表森林香氣的成分之一 α- 蒎烯，聞到這種香氣時能讓人感受到森林浴的氛圍。古希臘人曾燻焚絲柏來淨化空氣並促進健康的呼吸。

絲柏的學名 Cupressus 源自於希臘神話中掌管藝術、醫學、預言之神阿波羅寵愛的美少年「庫帕里索斯（Cyparissus）」。他非常喜愛一隻擁有金色鹿角的鹿，但有一天，他不慎用自己的長矛將牠誤殺。

失去了最摯愛的朋友，他悲痛欲絕，並希望自己也能死去，永遠陷入哀痛之中。阿波羅不情願地答應了他的願望，將他變成了絲柏。據說當時阿波羅告訴他：「我將永遠悼念你。而你，也可哀悼其他人的死亡，與那些人的痛苦融為一體」。庫帕里索斯的化身絲柏自此以來，始終保持著翠綠的葉子，並被種植在墓地旁。

描繪這一情景的畫作有很多，其中最為人所知的是安東尼奧·坦佩斯塔的作品。畫中描繪了正在變成絲柏的庫帕里索斯與注視著他的阿波羅，以及被長矛刺中倒在地上的鹿。

勃克林所描繪的生與死的世界

瑞士畫家阿諾德·勃克林以《死之島》為題創作了 5 幅畫作，這些畫作中都出現了絲柏。

陡峭的岩壁覆蓋著一座幽暗的島嶼。乘

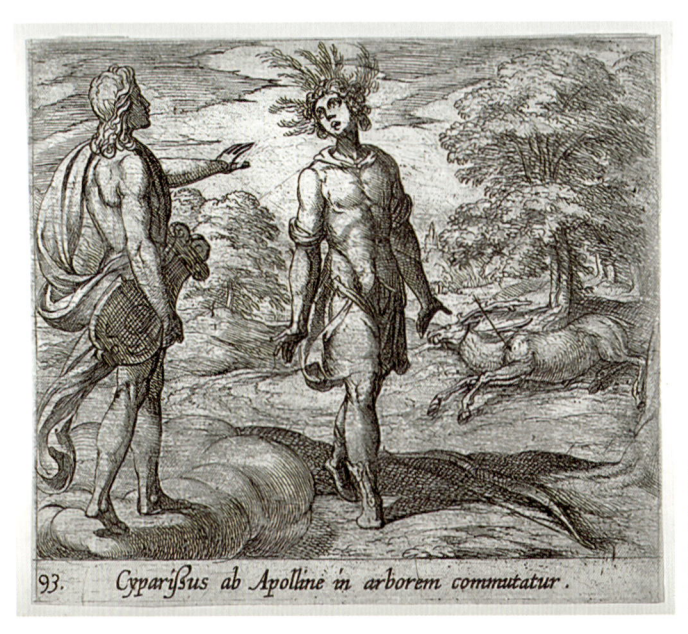

安東尼奧·坦佩斯塔《被阿波羅變成樹木的庫帕里索斯》1606 年
Antonio Tempesta（1555-1630）：Cyparissus ab Apolline in arborem commutator（1606）
Incisione / per le Metamorfosi di Ovidio edizione di Anversa, 1606.
Public domain, via Wikimedia Commons

226

坐小舟靠近島嶼的人，搬運的是以鮮花裝飾的棺木。小舟即將停泊的防波堤外，是一片無盡的黑暗。仔細凝視，那黑暗似乎向上延伸與絲柏相連，不僅象徵著「死亡」與「哀傷」，同時營造出彷彿將亡者的靈魂帶向天國的莊嚴氛圍。

值得一提的是，這 5 幅畫作中的第 3 幅，曾被勃克林的狂熱支持者希特勒購買，並掛於他的辦公室內。《死之島》還被製成版畫與明信片販賣，受歡迎程度甚至有在德國「家家戶戶皆有一幅《死之島》」的說法。幽暗沉靜的「死的世界」與象徵著「生的世界」的絲柏在畫中交織共存，或許正是深深打動人心的原因。

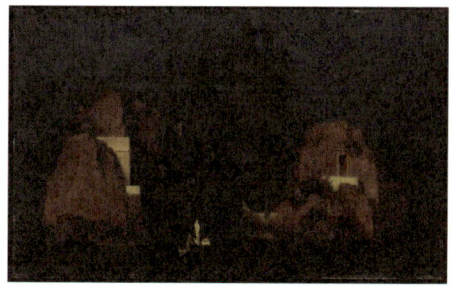

「絲柏一直佔據著我的思緒。我想要像畫向日葵那樣畫絲柏。因為，令人驚訝的是，還沒有人用我所看到的方式來描繪過絲柏。」

《梵谷的信：圖畫與靈魂的日記》（H. Anna Suh 編、千足伸行監譯、富田章、藤島美菜譯、西村書店、2012 年、p.255）

曾經畫過象徵太陽的向日葵的梵谷，晚年開始描繪絲柏，有人解釋說他是在意識到自己的「死亡」之後才這樣做，但他同時也感受到絲柏充滿「生命」的能量。在絲柏那充滿活力的香氣包圍下揮灑筆觸的梵谷，應該正如寫給西奧的信中所寫的，充滿了挑戰新題材的喜悅與活力。

「盡情吸入這清新的香氣」

「正因為意識到死亡，人生才更加閃亮」

彷彿能夠聽見絲柏傳遞著這樣的訊息。或許梵谷也曾在那樣的絲柏旁深呼吸吧。

阿諾德・勃克林《死之島》1880 年
Arnold Böcklin（1827–1901）: Island of the Dead（1880）
Series title : Isle of the Dead   Metropolitan Museum of Art
Painting / European Paintings / Oil on panel / 29 x 48 in.（73.7 x 121.9 cm）   Place of creation : Switzerland
Credit line : Reisinger Fund, 1926   Public domain, via Wikimedia Commons

與梵谷相依偎的生命之樹

說到絲柏，很多人可能會聯想到梵谷。他在南法小鎮亞爾（Arles）患上精神疾病，並於過世的前一年 1889 年進入亞爾附近的聖雷米療養院。

從那個時期開始，梵谷的畫作中頻繁出現過去較少描繪的絲柏。他在寫給弟弟西奧的信中如此寫道：

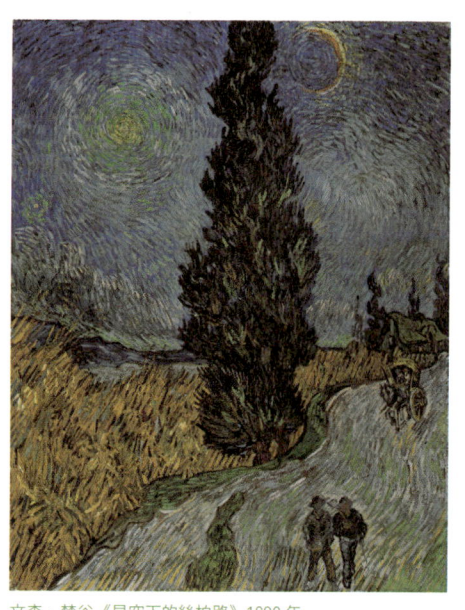

文森・梵谷《星空下的絲柏路》1890 年
Vincent van Gogh : Road with Cypress and Star（12-15 May 1890）   Public domain, via Wikimedia Commons

《奧德賽》與驅魔藥草

被奉上的魔法酒

　　古希臘詩人荷馬所作的《奧德賽》，講述了在特洛伊戰爭中獲勝的英雄奧德賽，經歷艱難險阻，花了 10 年時間終於回到故鄉的冒險故事。其中有一幕描寫了女巫喀耳刻的出現。

　　抵達幻之島的奧德賽派遣部下前去探索島嶼。這時，島主喀耳刻邀請他們進入宮殿，並使用魔法將他們變成豬。奧德賽前去尋找失蹤的部下，途中遇見了旅人的守護神荷米斯，並獲得了驅魔藥草。服用藥草的奧德賽朝喀耳刻等待的宮殿走去，與她正面對峙。而描繪了這個瞬間的，正是約翰・威廉姆・沃特豪斯的畫作《喀耳刻遞酒杯給奧德賽》。

　　喀耳刻冷冷地注視著奧德賽，一手端著倒滿魔法酒的酒杯，另一手則握著魔杖，準備隨時將他變成動物。奧德賽喝下酒杯中的酒，卻因驅魔藥草的保護而毫髮無傷，並隨即拔劍躍向喀耳刻。起初他打算殺死喀耳刻，但當她將部下變回人形，並發誓不再使用魔法時，奧德賽寬恕了她。

驅魔藥草與兩人的後續發展

　　令人好奇的是，這種驅魔藥草究竟是什麼呢？根據《奧德賽》的描述，「這種藥草被稱為摩呂（Moly），其花為乳白色，根部則呈漆黑色，人類很難挖掘到它」。

　　至今，學者們提出了幾種可能的候選植物，包括芸香、某種大蒜、聖誕玫瑰、曼德拉草。芸香與大蒜自古以來就被認為能透過氣味驅避瘟疫，而聖誕玫瑰與曼德拉草則曾被用作解毒劑或麻醉藥，都是符合驅魔作用的植物，因此至今仍無法定論。

　　至於奧德賽與喀耳刻，後來竟彼此深深吸引，奧德賽更是在她的宮殿中逗留一整年，甚至還育有子嗣。最後經部下們再三勸說，他才決定回到故鄉，著實讓人震驚。

　　也有一種推測認為，喀耳刻遞給奧德賽的並非魔法酒，而是一種媚藥，因此服用了驅魔藥草也毫無效果，最終還是落入喀耳刻設下的圈套愛上了她。究竟那杯酒與驅魔藥草的真正成分是什麼？不妨在欣賞畫作的同時，也一同思索這耐人尋味的謎題吧！

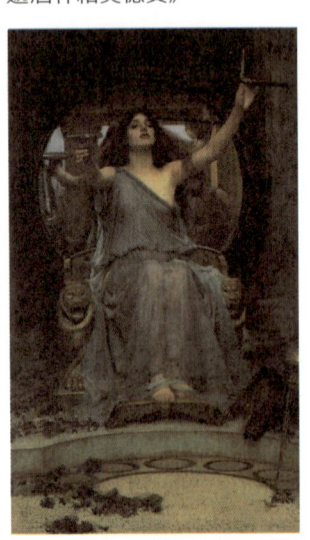

約翰・威廉姆・沃特豪斯《喀耳刻遞酒杯給奧德賽》1891 年
John William Waterhouse（1849–1917）: Circe Offering the Cup to Odysseus（1891） Gallery Oldham Painting / Mythological painting / Oil and oil painting on canvas / Length: 92 cm（36.2 in）; Height: 148 cm（58.2 in）
Public domain, via Wikimedia Commons

畫中描繪的香丸

預防疾病同時作為珠寶

香丸（Pomander）在中世紀曾多次被用來防範肆虐歐洲的瘟疫。最初，香丸是以香草、樹脂、動物性香料等混合品為主流，但隨著更為高級的製品出現，貴族們開始配戴金、銀、象牙製成的豪華容器，並將香草和香辛料等香料填充其中。

在義大利文藝復興藝術的巔峰時期，畫家提香繪製了《克拉麗莎・斯特羅齊肖像》。年僅 2 歲左右的克拉麗莎身穿奢華的絲綢禮服和珠寶，香丸懸掛在她的腰間。嵌有寶石的鏈子和精緻工藝的香丸，象徵著斯特羅齊家族的崇高地位，其影響力可與美第奇家族相媲美。

另一方面，美第奇家族也委託畫家繪製配戴香丸的肖像畫。義大利畫家布龍齊諾創作了《魯克蕾齊亞・德・美第奇的肖像》。這幅畫中的香丸裝飾著一顆大型的彩色寶石珠寶，並搭配水滴形的珍珠，與黑色禮服的對比效果極為迷人。

荷蘭畫家雅各布・科內利斯・范奧斯特薩嫩（Jacob Cornelisz van Oostsanen）繪製的男性肖像中，則可見到較為簡單的香丸。雖然雕刻較少，但它散發出莊重而閃耀的光澤，讓人感受到其優良的材質。

然而，最為震撼的當屬伊麗莎白一世肖像畫中的香丸。她非常喜愛香料，擁有極其敏銳的嗅覺和香氣品味。香丸的尺寸和華麗裝飾令人驚豔，而它所散發的香氣必定也極為優雅與精緻。

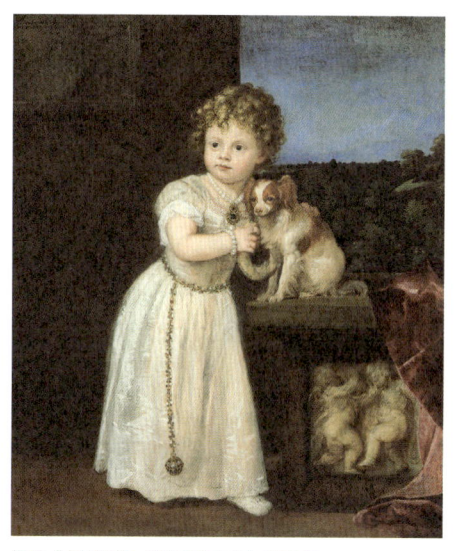

提香《克拉麗莎・斯特羅齊肖像》1542 年
Titian（1490–1576）: Portrait of Clarissa Strozzi（1542）
English : Portrait of Clarissa Strozzi（Clarissa de' Medici）
/ Español: Retrato de Clarisa Strozzi　Gemäldegalerie
Painting / Portrait / Oil on canvas / Height: 115 cm （45.2 in）; Width: 98 cm （38.5 in）　Public domain, via Wikimedia Commons

畫作中可見的瘟疫蔓延

上述介紹的香丸畫作，雖然都繪製於 1500 年代，但來自義大利、荷蘭、英國等不同國家。此外，鄰近國家的畫家們也曾描繪配戴香丸的肖像畫，足以顯示出當時整個歐洲籠罩在瘟疫的恐懼之中。

貴族們所擁有的香丸不僅具有實用性，同時也重視作為裝飾品的美感。然而，那些未曾出現在畫作中的平民百姓，則是配戴手工製成的簡單香丸，或是將迷迭香、茴香等香草直接懸掛在門口來保護自身健康。

電影中讓人印象深刻的植物

時而帶來療癒、時而幫助生活、時而引發恐懼。
在電影中，植物也扮演著各種角色。
以下介紹 5 部植物的存在讓人印象深刻的作品。

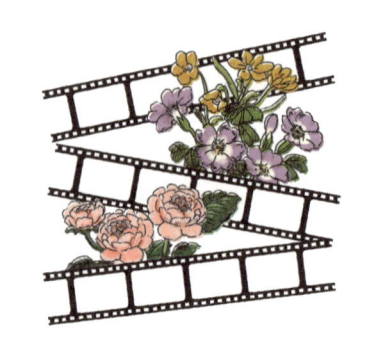

《塔莎杜朵，一個人的田園生活》
（松谷光繪 執導，2017 年，日本）

如同植物般優雅的人

美國知名的繪本作家塔莎・杜朵（Tasha Tudor），與她親手打造的美麗庭園共同生活。她在撫養 4 個孩子長大後，搬到佛蒙特州的深山裡。直至 92 歲去世前，獨自住在兒子為她建造的農舍風格房屋裡，過著與大自然為伴的生活。

這部作品是一部紀錄片，介紹了塔莎對豐富人生的追求，以及她近乎自給自足的生活方式。

她的庭園充滿生命力，看似一片渾然天成的原野，其實是她花了很多時間，憑藉著冒險精神與耐力細心打造的成果。例如，每當種植新植物時，她總會選擇 3 個不同的地方來測試哪裡最適合生長，還會調整石灰的使用量來改變土壤的 pH 值，並推敲種植球根和種子的時期。

即使年過 90，她依然每天透過植物書籍學習，並細心整理那些因過季而枯萎的植物。她曾說：「為植物創造一個能夠幸福生長的環境，是園丁的職責。」

儘管她被稱為「慢活之母」，但她的生活方式其實充滿積極與行動力。她那美麗的花園和精心編織的生活方式，都是她靠堅強的意志親手實現的，這點從她的言語中可見一斑。

電影中她多次提到：「人生是短暫的」、「人生需要耐心」。這絕不是消極的話語，而是告訴我們，為了讓有限的人生過得更加豐富，就應該不放棄追尋心中所求的事物並持續積累。

這部電影讓我們能夠接觸到像塔莎一樣強大、美麗且寬容的植物姿態，以及她的人生哲學，在心靈失落時帶來滋養與啟發。

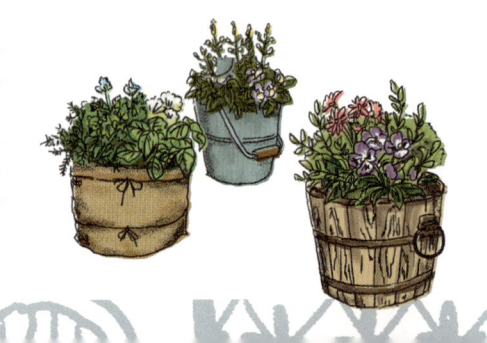

文學與藝術裡的植物寓意

230

《寂寞調香師》
(格雷戈里・馬涅 執導，2019 年，法國)

調香的祕訣是人生的啟示

曾經，天才調香師安在香水界享譽盛名，來自世界頂級時尚品牌的訂單源源不斷。然而，4 年前，由於過度忙碌與工作壓力，她患上了嗅覺障礙，從此失去了曾經擁有的地位與名聲。儘管嗅覺已經恢復，她卻做著與昔日截然不同的工作，例如去除皮革包的異味、解決工廠排放廢氣的惡臭問題等，過著隱居般的低調生活。然而某一天，她邂逅了一位同樣遭遇人生挫折的司機吉翁……。

當安聞到一個骯髒的加油站廁所裡的香皂味時，她回憶起了童年露營的往事，臉上露出了微笑。吉翁則從被割下的草香中，回想起當年和父親一起割草的情景。透過氣味交織出的種種片段，逐漸拼湊出兩人過往的點滴。儘管整部電影以靜謐的基調展開，卻能讓人不知不覺沉浸於香氣的世界之中。

此外，為了回復因過度嗅聞而麻痺的嗅覺，安會聞自己的衣物氣味，或是將香氣的印象和成分透過話語傳達給他人，這些場景或許也能為精油調配提供靈感。安認為調香的祕訣在於：「不應該試圖抹去令人不悅的氣味，而是應該將它與其他香氣結合，使其變得更令人感到安心和難以忘懷」。

這在芳香療法和香草療法中，當需要調和效果卓越但氣味難聞的精油或香草時也能派上用場。這句話，也與電影的宣傳標語「讓人生變得豐富的配方不只一種」相呼應，也為我們提供了一種看待人生的啟發。

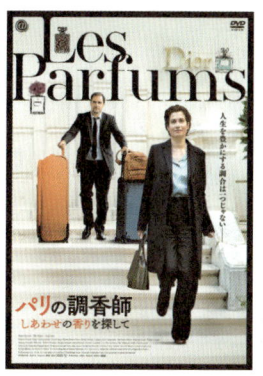

《寂寞調香師》DVD
© LES FILMS VELVET - FRANCE 3 CINÉMA
發售日：2021/10/6
價格：￥4,180（含稅）
發行商：At Entertainment
銷售商：TC Entertainment

《歡迎光臨貝拉的奇幻花園》
(賽門・艾布 執導，2016 年，英國)

透過園藝開啟心靈之門

故事的主角貝拉・布朗喜愛秩序，對於飲食的內容、時間、每天的衣服和牙刷等一切都嚴格遵守自己所定的規則。然而，唯獨公寓的花園卻一片混亂、荒蕪。她在

出生不久後便被丟棄於一個自然環境豐富的公園，這段經歷讓她對植物產生了恐懼。

有一天，房東告訴她如果在一個月內不把花園整理好，就會被要求搬走。貝拉感到無助，而救她的是熱愛園藝、脾氣古怪的鄰居亞菲。雖然最初兩人互相排斥，但隨著花園重生，他們各自找回了積極的心態，並建立了特殊的關係。

亞菲將貝拉帶到盛開著毛地黃、大麗花、鼠尾草、鐵線蓮等美麗花卉的自家花園，向她講解園藝的訣竅。「該如何搭配色彩，才能營造出深度與韻味，並享受季節的變遷。園藝的本質，就是在維持美麗秩序的同時，擁抱混沌的世界」。

他的花園充滿自然的豐富與生命力，在看似隨意的布局中，蘊含著精心計算的和諧之美，堪稱英式花園的典範。看著畫面中繽紛綻放的花朵，自己彷彿也一同漫步在花園中，感受花草的芳香與觸感。

此外，亞菲還分享道，每一株親手栽種的植物都承載著珍貴的回憶，而這些記憶將延續至未來。看完這部電影後，心境彷彿也變得開闊明朗，甚至想嘗試園藝或翻土的樂趣。

《失嬰記》
（羅曼・波蘭斯基 執導，1968 年，美國）

與奇怪鄰居的相遇

蘿絲瑪麗・伍赫思與她那星運不順的演員丈夫蓋伊，剛搬進紐約一棟充滿不祥傳聞的老公寓。鄰居羅曼・卡斯維和米妮夫婦雖然親切，但也有些多管閒事。他們的養女泰麗配戴著一個裝有特殊氣味藥草的項鍊墜飾作為護身符。

某晚，泰麗從公寓跳下來，死因不明。蘿絲瑪麗開始對卡斯維夫婦產生些許不信任，但蓋伊卻不知為何與他們愈來愈親密。

有一天，米妮送給蘿絲瑪麗一條與泰麗相同的項鍊。她說這種有特殊氣味的藥草是「譚尼斯根（Tannis Root）」。從那天起，奇怪的事情開始發生在蘿絲瑪麗和蓋伊身上。

不久後，蘿絲瑪麗發現自己懷孕了，而卡斯維夫婦擅自決定婦產科醫生，並且每天讓她喝含有譚尼斯根的神秘藥草飲品。隨著日子一天天過去，腹痛變得越來越頻繁，蘿絲瑪麗的身心逐漸衰弱……。

本作的小說和電影創作於 1960 年代，當時美國興起了自然回歸運動，對於自然的恩惠藥草，以及曾被認為是其使用者的女巫再次感到興趣。故事就在這些元素的巧妙交織下，直到最後仍無從確定蘿絲瑪麗的經歷究竟是真實或是幻覺。

神秘藥草「譚尼斯根」

譚尼斯根究竟是什麼藥草呢？它既能驅邪，又會引起腹痛，並且能讓人精神崩潰。故事中曾出現「是茴芹（anise）嗎？」這樣一幕確認名稱的場面，而羅曼則回答「是

譚尼斯根」。這表明它與古埃及時代被認為有療效的茴芹有某些聯繫。

老普林尼（p.136）曾在《博物誌》中寫到，將茴芹香草掛在床邊能防止噩夢，而實際上它也被用作強力的驅邪植物。此外，還具有促進分娩及幫助乳汁分泌的功效，是象徵「母子守護」的香草。發音與 anise 相似的 tannis，卻讓人感受到一種與「母子守護」走向完全相反的恐怖意涵。更令人不寒而慄的是，譚尼斯根的花語竟有「欺騙」的意思，這是否意味著卡斯維夫婦是在欺騙蘿絲瑪麗，企圖讓母子遭遇危險呢？

而蘿絲瑪麗的名字，既象徵年輕、美麗和幸福的婚姻，同時也被認為是異教徒與不道德的象徵。卡斯維夫婦是否意圖用譚尼斯根將蘿絲瑪麗變成他們想要的樣子，並控制她的思想？令人不禁陷入無止盡的聯想。

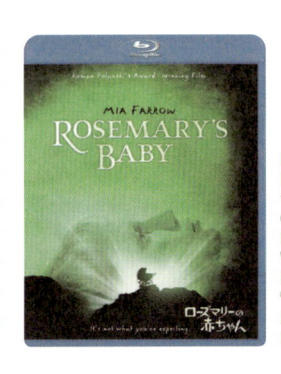

《失嬰記》重製版
Blu-ray：¥2,075（含稅）/
DVD：¥1,572（含稅）
發行商：NBC 環球娛樂
Copyright © 1968 Paramount Pictures Corporation and William Castle Enterprises, Inc. All Rights ReservedTM, ® & Copyright ©2013 by Paramount Pictures. All Rights Reserved.

《香草之家》
（瑪麗亞・諾瓦柔 執導，2010 年，墨西哥）

連結母女的草藥

妲麗亞是一位擔任電台主持人的單親媽媽，而母親拉拉則是墨西哥著名的香草學家。她與分開的丈夫及女兒妲麗亞保持著適當的距離，繼續進行植物研究。然而有一天，她被診斷出患有阿茲海默症。在與自己逐漸變得不像自己的恐懼奮戰的同時，將自己研究過的香草用來治療自己的拉拉，以及在內心掙扎中持續支持著母親的妲麗亞，兩人的形象被靜靜地描繪出來。

美麗色彩構成的畫面中，可以見到許多平時難得一見的植物，如承載歷史痕跡的藥草標本、在拉拉的庭院中生長的墨西哥特有草花等。那些帶有異國風情的植物一再被特寫，彷彿在與母女之間的戲劇互相呼應，傳達著某種訊息。此外，畫面中還穿插著美麗的藥草圖鑑插圖及其功效簡介，宛如說書人般為每個場景增添象徵意義。

影片中的植物，每一片花瓣和葉子都充滿了生命力，與逐漸走向死亡的拉拉形成了鮮明對比。然而，隨著畫面的推進，蟲鳴鳥叫、風聲雨音，以及神祕的民族音樂環繞其間，彷彿被引入一個生與死渾然一體的大自然循環之中。

在音樂中散發存在感的植物

在歌詞中出現植物的樂曲數不勝數。
植物的名稱有時象徵著人物的命運，
或是表達溫暖的回憶。
在這裡，將介紹 5 首植物的存在別具重要意義的樂曲。

《Scarborough Fair（斯卡伯羅集市）》
英國民謠

4 種香草所代表的意義

英國的傳統民謠，其中最為人熟知的是因作為電影《畢業生》的插曲而風靡全球、賽門與葛芬柯（Simon & Garfunkel）所改編的版本。這首歌的歌詞中，反覆出現了 4 種香草的名字。

> Are you going to Scarborough Fair?
> (Parsley, sage, rosemary and thyme)
> Remember me to one who lives there
> She once was a true love of mine
>
> 你要去斯卡伯羅集市嗎？
> （香芹、鼠尾草、迷迭香、百里香）
> 請代我向住在那裡的某個人問好
> 她曾是我的摯愛

一名男士對前往斯卡伯羅集市的旅人說話，請他傳話給住在當地的昔日戀人。旅人則低聲念著「香芹、鼠尾草、迷迭香、百里香……」。歌詞自第 2 段起，具體描述了想向她傳達的內容，但旅人只是反覆念著香草的名字。

作為歌詞的解析，常見的說法是，對旅人說話的男子其實是魔物，而旅人為了驅魔而不斷念著 4 種香草的名字。

這首歌曲，據說是源自蘇格蘭的民謠《The Elfin Knight（妖精騎士）》。在英國的妖精傳說中，許多妖精以欺騙或奪取人命為樂，因此從原曲的標題衍生出「男子＝妖精騎士＝魔物」這樣的解釋。

4 種香草各自有著空氣清淨和除臭的作用，自古以來便用於淨化和驅邪。如同施咒般地反覆詠唱這些名字，試圖逃離魔物的詛咒。

此外，也有人認為這首歌是思念已故戀人的男子所唱的「悲傷戀歌」。第 2 段以後希望向她傳達的內容，盡是不可能完成

的難題，像是「請在不留接縫、不用針線的情況下為我製作一件襯衫」、「請為我找到一英畝的廣大土地」、「請為我用皮製的鐮刀收割作物」等等。當這些願望實現時，她就會成為我的戀人。這顯示他深知他們永遠無法再回到現實中成為戀人，卻仍然把不可能的願望託付給了旅人。

的確，這4種香草每一種都有與「死亡」相關的故事。根據希臘神話，香芹被認為是從死之預言者奧契莫洛士（Archemorus）的血液中萌芽的，是象徵死亡的植物；鼠尾草在神話中是一種妖精，雖然知道與人類相戀會導致死亡，仍愛上了一位來森林狩獵的年輕王子，最終死於愛情；迷迭香的香氣有助於保存遺體，並在北英格蘭等地的葬禮上被撒在棺木上；百里香則據說在古希臘獻祭時會焚燒，並且有傳說認為這種植物內住著被殺者的靈魂，也被視為預言死亡的植物。

通過反覆唱出這4種暗示「死亡」的香草名字，或許表達了2人的悲傷過去和男子無法實現的心願。

《Lavender's Blue（薰衣草）》
英國民謠

讓人想起仙度瑞拉的花

這首英國民謠曾在迪士尼電影《仙履奇緣》(2015年)中演唱而引起關注。已故的生母曾將這首歌作為搖籃曲唱給仙杜瑞拉聽。

> Lavender's blue, dilly, dilly
> lavender's green,
> When I am king, dilly, dilly
> you shall be queen.
> Lavender's green, dilly, dilly
> lavender's blue,
> If you love me, dilly, dilly
> I will love you.
>
> ------
> 薰衣草是藍的，薰衣草是綠的，
> 當我是國王，你就是皇后。
> 薰衣草是綠的，薰衣草是藍的，
> 如果你愛我，我也會愛你。

這歌詞暗示著仙杜瑞拉未來的命運。當時，為了找到玻璃鞋的主人，王國的侍衛們奔走四方，甚至來到仙杜瑞拉與繼母一家所住的房子。繼母將仙杜瑞拉藏起來，但從囚禁她的閣樓中微微傳來的歌聲引起了王子的注意，最終與她重逢，這是個令人印象深刻的場景。

薰衣草的名稱源自拉丁語中意指「清洗」的「lavo」或「lavare」，象徵著清澈和純潔的心靈。喜歡生長在石礫多的地方，並能在大雨中防止沙土流失，因此也代表了勤勞與體貼，恰好體現仙杜瑞拉的性格。

真薰衣草的精油和香草，有助於使心靈平靜並帶來精神上的穩定。希望繼母和義姊們也能多加使用這些良方。

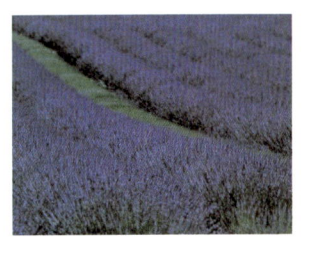

《Tangerine（橘子）》
爵士標準曲

如陽光般照亮周圍的人

這首歌於 1941 年發表，是爵士樂的經典，許多藝術家如納金高、法蘭克辛納屈、奧斯卡・彼得生、查特・貝克等都有演奏過此曲，也常用作電影和影集的插曲。

> Tangerine, she is all they claim
> With her eyes of night
> and lips as bright as flame
> （中略）
> And I've seen toasts to Tangerine
> Raised in every bar across the Argentine
> ---
> 橘子，她如大家所說的那樣
> 擁有夜色般深邃的雙眸
> 以及像火焰般鮮亮的雙唇。
> （中略）
> 我曾見過無數人為橘子女孩舉杯歡慶，
> 在阿根廷所有的酒吧裡。

柑橘類也是芳香療法（p.26）中常用的精油，在這首歌中被描繪成女性的名字，讓人聯想到像沐浴在陽光下那般明亮美麗的女性形象。精油散發著清新香氣，能舒緩不安與緊張，讓心情平靜下來，同時也具有幫助消化、促進新陳代謝、提升活力的功效。或許歌中的橘子，也是一位笑容可掬、食量驚人、活力十足的迷人女性吧。

歌詞中段提到，在阿根廷所有的酒吧裡，大家都為她舉杯慶祝，阿根廷盛產色彩鮮艷、果汁豐富的橘子。負責作詞的強尼・默瑟（Johnny Mercer）或許也正是受到這樣的靈感啟發……聽著這首充滿魅力的歌曲，想像便不斷延伸開來。

《La vie en rose（玫瑰人生）》
愛迪・琵雅芙

愛與美麗花朵點綴著人生

法國香頌歌手愛迪・琵雅芙（Édith Piaf）的代表作，許多人或許都曾經聽過這首歌。

在音樂的世界裡，玫瑰常出現在充滿愛與幸福的場景中。反之，枯萎的玫瑰或散落的花瓣則用來象徵失戀與喪失。

根據希臘神話，愛與美的女神阿芙蘿黛蒂（Aphrodite）從賽普勒斯島的海中泡沫誕生時，大地之神為了證明自己也能創造出與她一樣美的存在，便創造了玫瑰花。因此，玫瑰經常被描繪為世上最美的花朵。此外，許多權力者都被玫瑰的高貴香氣所吸引，使玫瑰成為豐饒的象徵。

Quand il me prend dans ses bras
Il me parle tout bas
Je vois la vie en rose
Il me dit des mots d'amour
Des mots de tous les jours
Et ça me fait quelque chose

當他把我擁入懷中
低聲細語地對我說話
我看到了玫瑰色的人生
他對我說著情話
那些平凡日常的話語
卻讓我深受感動

目前植物療法中使用的玫瑰精油和香草，也具有符合「美麗」、「愛情」、「豐收」這些關鍵字所代表的作用。玫瑰露、玫瑰茶、稀釋的精油等，都能在美容與抗衰老護理中發揮作用，並且透過芳香帶來幸福感與滿足感。

請在充滿香氣的氛圍中，聆聽這首跨越時代被眾多人翻唱的經典歌曲。

《Supermarket Flowers（超市裡的鮮花）》
紅髮艾德

溫暖回憶中的景象

這是世界知名的創作歌手紅髮艾德（Ed Sheeran）於 2017 年發表的歌曲。這首歌的歌詞是以他母親的視角，描述他們在祖母過世後整理病房時的情景。

I took the supermarket flowers from the windowsill
I threw the day old tea from the cup
Packed up the photo album Matthew had made
Memories of a life that's been loved

我拿起窗台上那些超市買來的鮮花
倒掉了靜躺在杯裡一整天的茶
打包整理馬修製作的相冊
那是充滿愛的生命回憶

紅髮艾德在錄製專輯的過程中，重病的祖母於專輯完成前不幸辭世。為了紀念她，艾德創作了這首歌曲，並將其收錄在專輯《÷（Divide）》中。

曲名的「Supermarket Flowers」只在歌詞的開頭出現過 1 次。然而，我們可以推測，正因為祖母深受眾人喜愛，經常有人前來探望，所以窗邊擺放的不是華麗昂貴的鮮花，而是超市購得的花朵。

儘管歌詞中並未具體提到花的名稱，但病房的景象與家庭日常生活仿佛隨著旋律浮現出來。那些一束又一束被帶來的超市鮮花，也許不僅撫慰了病榻上的祖母，也安慰了每一位送花者的心。

漫畫與動畫中增添氛圍的植物

登場人物是藥師，或是使用藥草的魔法師等，涉及植物療法的漫畫和動畫也很多。
故事中不僅有真實存在的藥草，還會出現虛構的植物。
以下介紹幾部將植物的存在描繪得相當吸引人的作品。

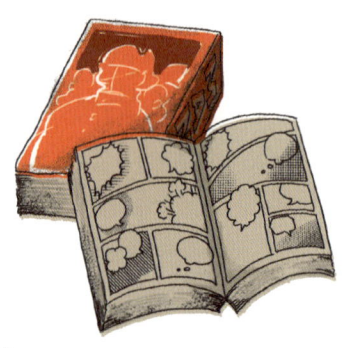

《雜研！》
（上村奈帆／モノガタリラボ 原作，pukupuku 漫畫）

雜草是寶物

華麗且充滿活力的高中一年級新生活開始了。杉野由香里對周圍的氛圍感到格格不入，還沒有找到自己真正熱愛的事情。另一方面，德田美海從入學的第一天起，就以閃亮的眼神凝視著學校裡生長的雜草，並視它們為寶物。她開始著手復興即將被廢止的「雜草研究部（簡稱：雜研）」。起初，由香里對美海過於熱愛雜草感到困惑，但逐漸被吸引進入了雜草的世界。這兩位性格極端的女孩和雜研的結局會是如何呢？

點綴回憶的身邊植物

每一話以1種雜草為主題，詳細介紹其特徵、作用及食譜，也會細緻描寫與該植物相關的人物劇情。讀這些故事時，會發現我們需要植物的理由不僅僅是實用性。

例如，春季七草之一的薺菜，具有利尿、解熱、止血等作用，把心形的果實部位往下拉，然後用手指左右撥動，還可享受輕快的啪嗒啪嗒聲。很多人小時候應該都有玩過這種遊戲吧？

此外，還有撿松果或橡果裝飾在房間裡，或用芒草做成掃帚玩魔法師遊戲等，我們從身邊的植物中獲得了許多療癒和快樂的體驗。這樣與植物互動、玩耍，甚至長大後回想起來也會讓人感到溫暖，或許這就是一種植物療法吧。

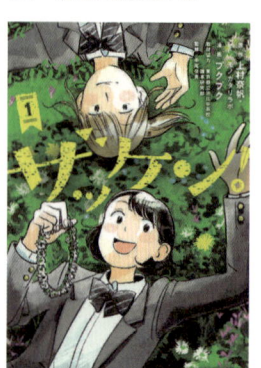

美海教會我們，即使是那些在路邊常見的草花，也擁有各種作用和回憶。只要稍微改變一下視角，眼前的世界就能變得既美麗又有趣。

《雜研！》(裏 Sunday)
（原作：上村 奈帆／モノガタリラボ、漫畫：プクプク）

文學與藝術裡的植物寓意

《藥師少女的獨語》

（日向夏 原作，貓海月 作畫，七緒一綺 構成，筱冬子 角色原案，SQUARE ENIX）

後宮華麗而神秘的故事

　　故事的主角貓貓是醫生養父的助手，在煙花巷擔任藥師。有一天，在採集藥草時被人拐走。她被帶到的地方是「後宮」，那裡是上級妃生活的地方，並有各種身分的人進出服侍。

　　後宮不僅是為了孕育和培養帝國繼承人而設，還是充滿皇位繼承和階級鬥爭等複雜權謀的場所。作為下女開始工作的貓貓，運用藥學知識，逐步解開了皇子衰弱事件及連續不明死亡的謎團。

　　最終，她引起了宦官壬氏的注意。貓貓好奇心旺盛，性格隨和，擁有驚人的藥物知識和對毒物的高耐性。壬氏則是外表俊美、神秘，卻又帶著某種魅力。兩人逐漸捲入了一場足以撼動國家的重大事件。

為了增添魅力的植物療法

　　在後宮內，出現了許多使用植物的場面，比如製作蜜柑薑糖來溫暖身體，或者燻艾草和松樹葉來驅蚊。此外，植物來源的化妝品和香油等場面也令人印象深刻。

　　例如，類似現在的指甲油「爪紅」，是用鳳仙花的花瓣壓榨出的液體來染指甲，若加入酢漿草的液體，顏色會更鮮豔。這在上級妃和侍女中掀起了熱潮，讓人躍躍欲試。

　　此外，故事中還描繪了當香油變得受歡迎時，在洗衣場內洗滌沾滿香油的衣物時，混在一起的香味讓侍女們感到困擾的場面。在女性聚集的後宮中，用來增強魅力的植物療法也備受關注。

既是毒也是藥的植物

　　另一方面，後宮內發生的多起事件中，有些是由植物毒物引起的。然而，大多數情況下，這些毒物原本是作為藥物或食物使用，只因使用者忽視了體質、劑量和禁忌搭配等因素，才成了毒藥。貓貓曾對壬氏說過「少量的毒也是藥」這句話，與帕拉塞爾蘇斯（p.158）說的「所有事物都具有毒性。毒與藥的區別在於用量」十分相似。這也是我們在處理精油、香草、花精等時應具備的心態。

　　這部橫跨小說、漫畫、動畫等不同媒介和年代的超人氣作品，一旦開始閱讀後，將無法自拔地沉浸於錯綜複雜的人際關係和故事情節中。至於那些既能成為毒藥也能作為藥物的植物，未來會如何被運用，並激發出新的故事情節，也是值得關注的焦點。

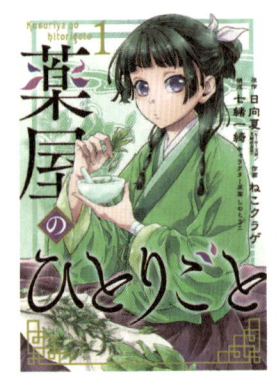

《藥師少女的獨語》（BIG GANGAN）
（日向夏 原作、ねこクラゲ 作畫、七緒一綺 構成、しのとうこ キャラクター原案、スクウェア・エニックス）
©2023 Natsu Hyuuga/Imagica Infos Co.,Ltd.
©Nekokurage/SQUARE ENIX
©Itsuki Nanao/SQUARE ENIX

《父子草》
（田川ミ 著）

父子兩人的賣藥之旅

賣藥的行腳商人寅吉，最愛的妻子栞突然去世，無法接受現實的他，將幼小的兒子獅郎交給親姐姐照顧，獨自踏上了行商之旅。2年後回到家中，在「不能再失去唯一的兒子」的強烈念頭驅使下，衝動地帶著獅郎離家，自此父子兩人一起踏上賣藥的巡迴之路。

獅郎雖然是個愛哭且怕生的孩子，但年紀輕輕便繼承了父親的藥草知識，常常讓大人們驚訝。在旅途中，他們偶爾被冷漠對待，甚至遭遇粗暴的語言對待，但獅郎純真無邪、寅吉雖笨拙但誠實的生活態度，逐漸化解了周圍人的心結。

擁有深厚藥草知識的「藥販」職業

故事中的「藥販」職業是以「富山賣藥郎」為模型。自江戶時代正式發展起來的富山賣藥郎會到處尋訪賣藥，或許可以說是現今所謂的居家護理的先驅。

他們與顧客建立了長期的信任關係，並且將顧客的家族情況、老毛病、常備藥等詳細記錄在名為「懸場帳」的帳本中。故事中也有提到這些藥販會定期訪問顧客，根據懸場帳的資訊，提供藥物幫助顧客進行健康管理和疾病治療。

寅吉的藥販同伴和師父們各有特點，但每個人都有著關心他人的善良與對藥草的深厚知識，顧客們也期待他們的來訪。事實上，很多人都曾期待這樣的藥販造訪。

支持健康的植物們

故事中出現了許多當今仍在使用的生藥、草藥和精油等，並簡單明瞭地介紹了它們的作用和特徵。

比如，對食慾不振的老人，使用桂皮（肉桂）和丁香調和作為健胃藥，藉由香氣促進食慾；為了安撫封閉心靈的栞，泡製具有放鬆作用的洋甘菊茶。

此外，還有寅吉患上感冒後，獅郎採集具有止咳效果的南天，或者將月桂樹葉放入浴缸中，用於預防感冒和舒緩關節痛等場面。這些植物的多樣用途，充分展現了它們對人類健康的貢獻。

許多我們熟知的草花，也有著拯救人命的歷史，有些還擁有意想不到的效果。閱讀這些內容時，或許會想以全新的視角來觀察那些日常生活中常見的植物。

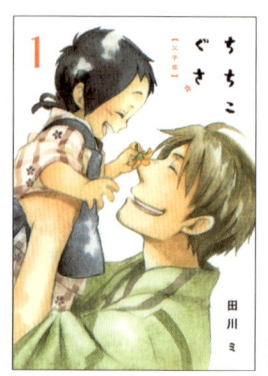

《父子草》全8卷
（田川ミ著、Mag Garden）
© 田川ミ/Mag Garden

《0 的奏香師》
（由貴香織里 著）

與香氣相關的各種事件

能夠記憶各種香氣，並利用不同配方創造出理想香水的天才調香師奏。他與法國的表妹亞奈絲一起，根據「氣味」留下的線索，解決客戶失蹤及「死亡香水」的謎團等各種事件。

透過與他們一同解開以「掩蓋氣味」、「普魯斯特效應」等利用香氣相關特性的各種事件，似乎也能自然而然地獲得調香和芳療的知識。

外表乍看冷酷的奏，其實對調香擁有高度熱情，他曾說道「調香需要想像力和心靈」、「我想要創造一種能讓人感到幸福的香水」，且不是以調香師自稱，而是「創香師」。

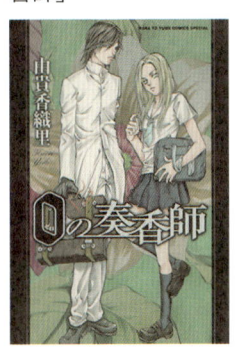

香氣能直接且強烈地觸動我們的情感。在精油和香草的混合中，也想追求能夠讓自己幸福的香氣。

《0 的奏香師》(花與夢 COMICS)（由貴香織里著、白泉社、2006）

《香料魔術師》
（青木幸子 著）

替人生增添些許香料

故事的主角柚子原香繼承了父親的工作，從小便跟隨父親遊歷世界各地，對各國特有的料理香氣著迷。現在，她在一家香辛料公司工作，每天持續探究香草和香料的世界。有一天，她偶然被委託管理一家人氣餐廳「芳賀亭」所在的大型宅邸及其飼養的貓。

自稱「香料魔術師」的香，會為來到芳賀亭的客人、員工及公司的夥伴們，準備能刺激嗅覺和味覺的創意料理。而且，就像是加入一點香料一樣，透過她的料理也會解決他們的煩惱。

本書中介紹的食譜，每一道都巧妙地運用了香草與香料，讓熟悉的料理透過一點小心思變得更加美味。所選用的材料包括柚子、迷迭香、八角、奧勒岡、山椒等易於取得的食材。除了精緻的節日食譜外，也有簡單易做的食譜，讓你可以將香草與香料融入日常飲食，讓健康管理與病痛預防變得有趣又輕鬆。隨著故事情節中嗅覺與味覺的刺激，一邊閱讀彷彿就能夠享受香氣四溢的料理。

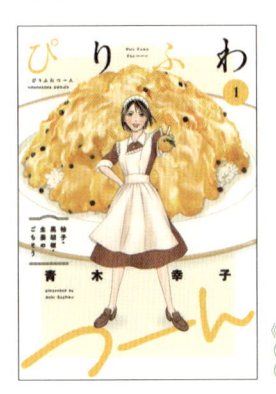

《香料魔術師》全 4 卷（芳文社漫畫）（青木幸子 著、芳文社）

替繪本與童書增添
溫柔氛圍的植物

從孩子到大人，能夠激發感性的繪本和童書。
讓我們與能夠享受香草、精油、季節花草的名作一起，
漫遊在生動描繪的植物世界中。

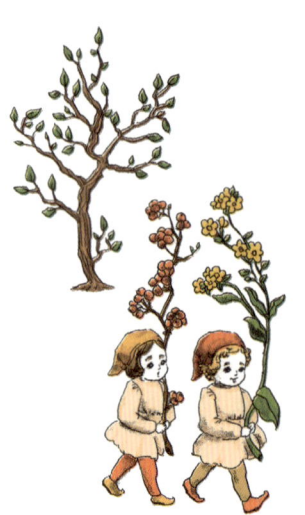

《小兔彼得》繪本系列

碧雅翠絲・波特 著

與香草為伴的生活

在《小兔彼得的故事》及其續篇《小兔班傑明的故事》中，描繪了彼得一家與香草共度的日常生活。

彼得的母親獨自撫養4隻小兔子，因為彼得的父親在附近的麥奎格先生的菜園發生事故，竟然被做成派了。從此，母親開始編織兔毛手套、販賣香草藥和迷迭香茶，還有一種叫做「兔子煙草」的乾燥薰衣草來維持家計。

有一天，頑皮的彼得溜進母親明令禁止的麥先生菜園，把所有的蔬菜都吃光了。因為吃太多肚子不舒服，彼得決定去找些歐芹來吃。或許是因為他記得母親教過的香草知識，他選擇了具有促進消化作用的歐芹。然而，他卻碰上了麥先生，陷入困境！

成功逃回家的彼得，筋疲力盡，肚子也不舒服。母親便為他煮了洋甘菊茶。洋甘菊對調理胃腸、放鬆和助眠有很好的效果。當彼得的身體恢復後，他和表弟班傑明再次前往麥先生的菜園……。

充滿香草的美味料理

在繪本系列《城裡老鼠強尼的故事》中，出現了香草布丁。住在熱鬧城市的老鼠強尼，一天遇到了來自鄉村的老鼠田米。強尼和他的朋友們熱情地招待田米，但田米無法適應城市的生活，最終搭上馬車回到了鄉村。回到鄉下的田米，嗅著堇菜的香氣和春天花草的香味，還有陽光和煦地溫暖毛皮，悠閒地度過每一天。

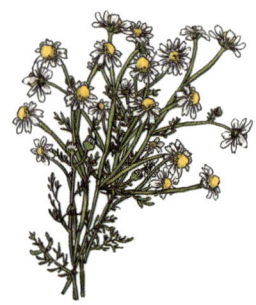

某天，強尼來到田米的鄉村，田米為了表示歡迎，準備了一道由春季香草製成的布丁款待他。最終，強尼還是無法適應鄉村的寧靜，迅速回到城市。故事的最後，作者寫道：「雖然每個人喜歡的地方不同，但我和田米一樣喜歡鄉村生活。」

在《母鴨潔瑪的故事》中，也會出現用來烹飪的香草。潔瑪是隻不太擅長孵蛋的鴨子，產的蛋總是被農場的人拿走。於是潔瑪決定離開農場，去一個遠離人群的地方孵蛋。就在她前面出現了一隻狐狸紳士，親切地提供了適合孵蛋的地方。

有一天，狐狸紳士請潔瑪幫忙從農場摘取迷迭香、百里香、薄荷和歐芹，為他做一道美味的歐姆蛋。潔瑪照做，在農場裡來回走動摘取香草。但那是狐狸為了燒烤吃掉潔瑪所需的香草。不愧是裝作紳士的人，狐狸所要求的香草料理看起來確實很好吃。

其他像是在《金傑和皮克的故事》裡，貓咪金傑與狗狗皮克經營的商店裡，人氣商品是薄荷糖，在系列故事中會出現各式各樣的香草。

可以見到彼得們的地方

小兔彼得繪本系列在全球廣受喜愛。作者比碧雅翠絲・波特（Beatrix Potter）從小生活在蘇格蘭和英格蘭的湖區，與自然和動物們為伴度過童年。在她的繪本中，兔子、老鼠、貓咪、鴨子等動物，也會與眾多的植物一同出現。

草花的香氣彷彿瀰漫在空氣中的風景，以及動物們悠閒的生活，讓人不禁想去湖區旅行。碧雅翠絲在 39 歲時從倫敦搬到了湖區，晚年致力於農業、放羊和自然保護活動。去世後，廣大的土地被遺贈給景觀保護團體，至今依舊保持著原貌。或許，我們還能看到活潑的彼得們奔跑的身影。

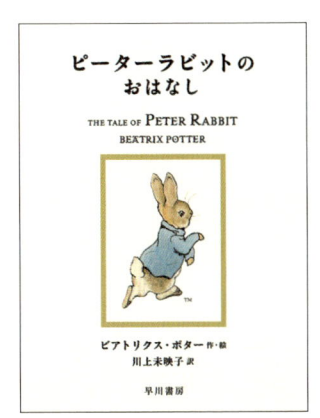

《小兔彼得的故事》（碧雅翠絲・波特 圖文、川上未映子譯、早川書房、2022 年）

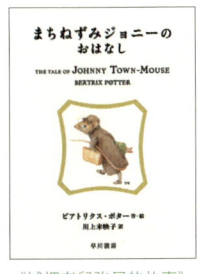

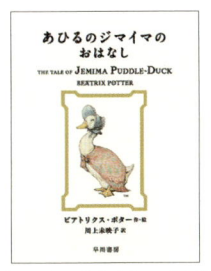

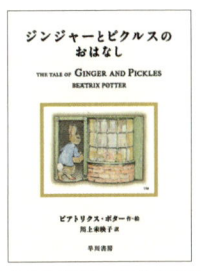

《城裡老鼠強尼的故事》、《母鴨潔瑪的故事》、《金傑和皮克的故事》（均為碧雅翠絲・波特 圖文、川上未映子譯、早川書房、2023 年）

《時空旅人》 艾莉森・烏特利 著

在兩個時代之間穿梭的少女

體弱多病且富有想像力的少女佩內洛普，為了靜養離開了倫敦，來到了經營農場的親戚家中。這裡以前曾是莊園領主巴賓頓家族的宅邸，當時稱為「薩卡茲」。這棟經歷了幾百年歲月的房子，承載著歷史的痕跡，以及曾經住過這裡的人們的氣息與香氣。

某天，她在屋內遇到了一位穿著古老衣服的貴婦人。自那時以後，佩內洛普發現自己開始在 20 世紀與 16 世紀兩個時代之間穿梭。她知道 16 世紀巴賓頓家族將遭遇的悲劇，並渴望能夠改變未來⋯⋯。

成為時空橋梁的香草

這個故事描繪了從 16 世紀到 20 世紀，始終不變的美麗自然景象和芬芳的香草。值得注意的是，兩個時代的香草使用方法有所不同。

在 16 世紀的情節中，經常使用香草來預防疫病、清潔和淨化。例如，故事中便多次出現在屋內的地板或教堂的座位上，撒上新鮮採摘的迷迭香、月桂樹、小白菊、燈心草等的場面。當時人們習慣定期撒上香氣四溢的香草和花卉，來預防疫病的蔓延和消除臭味，並稱之「撒播香草」。此外，薰衣草、洋甘菊、檸檬薄荷、鼠尾草、薄荷等也經常被使用。

此外也寫到，領主的夫人脖子上配戴著垂掛著「香丸」的金鏈子，使整個房間彌漫著宜人的香氣。當時的上流階級人士，會將香草和香料等填入金、銀、象牙等製成的華麗容器中，用來預防疫病。

另一方面，在 20 世紀的情節中，則有許多自古以來香草療法中用於豐富生活的使用方法，例如在床單或亞麻布上添加薰衣草的香味、利用果實與香草製作果醬或酸辣醬、在高級葡萄酒中加入香草等。這或許是必須依賴植物療法來對抗疾病的 16 世紀，與出現了化學合成藥物等多種選擇的 20 世紀最大的差異。

然而，屋頂上垂掛的香草束、含有香料和香草的料理和飲品、庭院的野玫瑰、路旁的薰衣草等，都始終守護著薩卡茲家族的人們，並且讓佩內洛普在兩個時代中都感到安心。

作為連結過去與現在的美麗象徵，香草一直以來都是支持和鼓舞人心的存在。

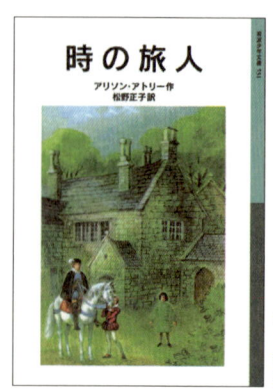

《時空旅人》（岩波少年文庫）
（艾莉森・烏特利 著，松野正子譯、岩波書店、2000 年）

《小矮人》 威爾・海根／瑞安・普特伍里葉 著

小矮人的健康生活

　　以歐洲為中心，在北美和俄羅斯也有棲息的神祕小矮人「諾姆（Gnome）」。基於2位作者實際前往小矮人的國度，進行長達20年的觀察這樣的設定撰寫而成的這本書，是全世界唯一的小矮人研究專書。書中介紹了他們的特徵、生活、文化、哲學等，並配有富有韻味的插畫，讀著讀著會讓人分不清究竟是現實還是幻想。前言中提到，因為這本書，愈來愈多人開始熱衷於尋找小矮人，其風靡程度甚至逼近賞鳥活動，令人感到既溫馨又會心一笑。

　　小矮人們生活在大自然豐富的地方，與各種動物和植物共生。他們的平均壽命約為400年，並大量使用香草來預防和治療疾病與受傷。例如，高血壓可使用薺菜、風濕病使用山金車或蕁麻、失眠症使用洋甘菊、神經症使用聖約翰草、胃腸脹氣使用茴香、骨折時則用康復力。

　　小矮人的飲食也非常健康，早餐會喝薄荷茶、野玫瑰茶、椴樹花茶或素馨茶，並吃蛋、蘑菇、水果醬、加了香料的蛋糕等。他們的便當包含了草的種子磨成粉製成的餅乾，回家後則會有各種堅果、豐富的豆類、各種蔬果、發酵的覆盆子酒或蜂蜜等。

　　妻子負責準備這些食物，丈夫則根據每天的情況做不同的工作。有時會在藥草田播種或修剪，有時則會採摘野草莓，或去收集柴火。不管怎樣，他們的生活總是與植物息息相關。

幽默與和諧的精神

　　每翻一頁，我們都能窺見他們自然生活中的智慧與幽默。他們對嗅覺、肌肉組織、老化等生理機能的描述也異常真實，讓人不禁期待，是否某天能在森林中偶遇這些神秘的小矮人。

　　書的最後幾頁，傳達了「本能與智慧」、「自然界與人類世界」的和諧，並以溫暖的文字呈現了來自小矮人對我們的訊息。

> 「如果你真誠對待自然，自然也會展現出最真實的樣貌。」
> 《諾姆 不可思議的小矮人 愛藏版》（威爾・海根、瑞安・普特伍里葉著，遠藤周作監譯，山崎陽子、寺地五一／柴田里芽譯，Graphic 社，2013 年，p.210）

　　這些幽默、充滿好奇心、與萬物和諧共處並聰明生活的小矮人們，教會了我們許多事情。當我們感到日常繁忙、疲憊時，不妨停下腳步回歸本能，享受一次「小矮人的生活」。

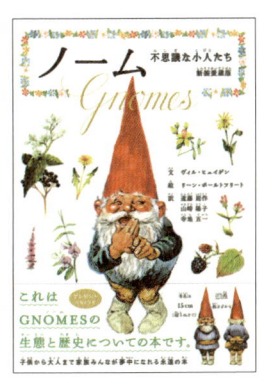

《諾姆 不可思議的小矮人 新裝愛藏版》（威爾・海根、瑞安・普特伍里葉著，遠藤周作監譯，山崎陽子、寺地五一／柴田里芽譯，Graphic 社，2017 年）

《清秀佳人》 露西・莫德・蒙哥馬利 著

安妮居住的自然豐饒之地

在加拿大的愛德華王子島上，有個名為艾凡利的小村落。

60歲的馬修和他的妹妹瑪莉拉，原本打算從孤兒院領養一位能幫助他們種田的男孩。結果，實際上來到他們家的卻是一位喜愛幻想的紅髮小女孩安妮‧雪莉。起初，瑪莉拉他們打算將安妮送回孤兒院，但在與這個開朗健談的安妮相處並了解她的過去後，他們心生憐憫，決定收養她。

某天，安妮和瑪莉拉一起前往鄰家同年齡的黛安娜家。黛安娜家的庭院中，大片的樹木圍繞著，各式各樣的花朵爭奇鬥艷。

在安妮和黛安娜初次見面的場景中，出現了許多植物，如卷丹、芍藥、水仙、玫瑰、蘭花、苦艾、薄荷、三葉草等，彷彿是祝福她們的相遇。就在這個花園裡，安妮和黛安娜迅速成為知心朋友，並且注定成為一生的摯友。

植物展現的四季面貌

故事描繪了安妮從11歲到16歲的5年時光，藉由植物隨著季節變換的變化，細膩地展現了時間的流逝。春天有水仙、五月花、菫菜、櫻花、西洋李和蘋果的花，夏天有白樺的小樹、星花珍珠菜、鈴蘭，秋天有金黃色的白樺、火紅的楓樹、鮮紅甜美的蘋果，冬天則有霜覆蓋的潔白楓樹、濃黑的雲杉森林、像珍珠般浮現的白樺、數不勝數的植物在故事中出現。

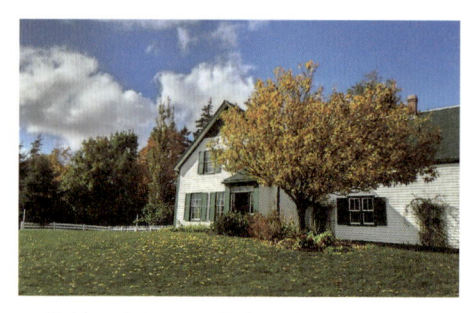

此外，安妮還為家中的植物取了富有創意的名字，比如她將窗邊的天竺葵命名為「波尼」，將白花盛開的蘋果樹行道樹稱為「喜悅的白色小道」，還為櫻花樹命名為「白雪女王」，藉由安妮獨特的表達方式，我們能感受到植物的生命氣息。

安妮總是能以敏銳的感受捕捉到快樂、悲傷和憤怒的情緒，然而她總是能藉由周圍人們的溫暖以及植物的力量克服這些困難。在一次因為同學取笑她紅髮而爆怒後，她把蘭花編成花環戴在頭上，在森林中漫遊來舒解心情。即便是在失去摯愛家人、沉浸於悲痛中的時候，花朵和新生的草木依然能為她帶來療癒與微笑。

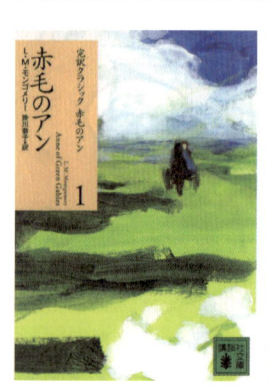

「活在當下」的安妮與她的植物朋友們，必定也能教會我們如何體驗人生的喜悅。

《清秀佳人》（講談社文庫）（露西・莫德・蒙哥馬利著、掛川恭子譯、講談社、2005年）

《香草魔女》系列

安畫安子 著

香草魔女特芭絲的家

人類女孩嘉莉德，某天因為一些巧合，獲得了香草魔女特芭絲的遺產繼承權。這份遺產包括了特芭絲的宅邸「特芭絲莊園」、宅邸前的香草花園「魔法花園」，以及特芭絲留下的香草藥「配方書」這3項遺產。

繼承的條件是住進特芭絲莊園，並且被「家」這個地方喜歡。試用期為一週。嘉莉德在經歷了許多失敗後，仍然懷抱著遺產管理人迦蒂的話語：「試著站在對方的立場上想想」，開始打掃家裡、照料魔法花園。

在最後一天的夜晚，嘉莉德心中有2個擔憂。一個是被丟棄在魔法花園裡的小貓們，遲遲無法睜開眼睛。另一個是想要向嚴格又溫柔的迦蒂表達感謝之情。

於是，她根據特芭絲的配方書，為小貓們製作了含有琉璃繁縷和峨參切根的草藥水，幫牠們擦拭眼睛。結果，6隻小貓陸續睜開了眼睛。接著，她為因舊傷而疼痛的迦蒂，調製混合了茶樹精油和蜂蠟的藥膏。第二天早晨，迦蒂抱著嘉莉德精心製作的藥膏瓶，開心地說：「恭喜你！特芭絲莊園是你的了！」

從此，嘉莉德在特芭絲莊園成為了一位香草師，接受各種人和動物的求助。

傳遞心意的植物療法

嘉莉德之所以被特芭絲莊園接受，與配方書有關。這本書只會在「真心希望能幫助別人」的時候，教給她需要的配方。正因為嘉莉德無法使用魔法，她才會更加用心地與困難中的人們和動物面對面，雖然經過許多試錯，但她依然真心給予建議，並針對每個人制定合適的香草和精油配方。特芭絲莊園和配方書正是看中了她這樣的努力。

在《香草魔女》系列的20多本書中，出現了許多使用香草和精油的配方，並提到香草各自具有特定的作用，但根據使用者的回憶和心情，也可能會產生「特殊的效果」，而且不僅僅是提供精油或草藥，陪伴並聆聽對方的心聲也是很重要的時刻。除了實用的配方，還強調使用時的「心意」。這個故事讓我們想起進行植物療法時不可忘記的重要事情。

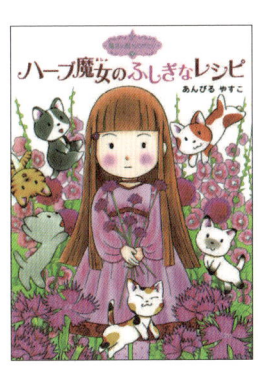

香草魔女1
《香草魔女的不可思議食譜》
（安畫安子著、POPLAR 社）

活躍於格林童話中的植物

在《格林童話》中，
描繪了許多貼近人們生活的植物。
這裡將從 200 多個故事中，
精選出 4 則有趣且適合從植物療法角度來探討的故事。

《少女瑪琳》與蕁麻

被囚禁的公主與侍女

瑪琳公主為了心愛的王子拒絕了父親推薦的婚約，因此激怒了父親，結果被囚禁在一座漆黑的塔樓中。7 年後，她與同樣被囚禁的侍女，用麵包刀在牆上開了個洞，終於逃脫。然而，在這段時間裡，父王的王國已經滅亡，城鎮和村莊也被燒毀，居民全數喪命。瑪琳公主與侍女為了尋找食物和棲身之地四處流浪，但走到哪都遭到冷漠的拒絕，她們只好用路邊的蕁麻充飢。

帶來幸福的蕁麻

蕁麻是歐洲各地常見的植物，葉片和莖上覆蓋著像刺一樣的刺毛。這些刺毛含有引起皮膚炎症的物質，如組織胺和乙醯膽鹼，因此被刺中時會感到劇烈的疼痛。她們摘下這些蕁麻，生吃來度過飢餓的時期，

顯然她們的飢餓感相當強烈。幸運的是，蕁麻富含營養，含有鈣、鉀、鐵、維他命等成分。此外，它還是一種藥理作用強大的香草，至今仍被用來做香草茶或湯品，有助於預防貧血、恢復體力、排出體內廢物、利尿、解毒以及治療過敏等。

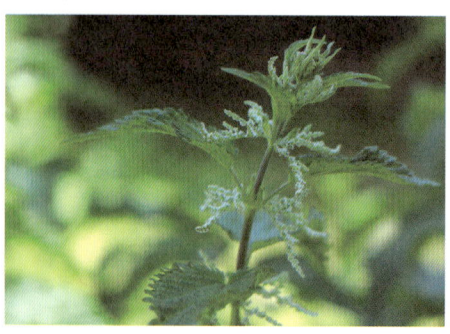

幫助瑪琳公主和侍女的蕁麻。

瑪琳公主和侍女經過一段時間的流浪後，終於在宮殿裡找到了一份打雜的工作。歷經漂泊後還有足夠的體力承受激烈的工作，這或許得益於蕁麻所提供的豐富營養。

文學與藝術裡的植物寓意

她們工作的宮殿，正好是曾與瑪琳公主相戀的王子的國家。王子已經有了未婚妻，但她是一位外貌和內心都非常醜陋的女子。害怕在婚禮上露臉成為笑柄的未婚妻，命令自己的女僕瑪琳公主代替她出席婚禮。瑪琳公主雖然拒絕，但她被告知如果不答應就會丟掉性命，因此不得不接受這個要求。就這樣，和王子重逢的她，最終結為夫妻過著幸福快樂的日子。

故事中，還有這麼一段瑪琳公主向蕁麻傾訴的句子：

> 「蕁麻呀，
> 小小的蕁麻呀，
> 你為什麼獨自站著？
> 我們是老朋友了，
> 曾經沒有煮過，也沒有烤過，
> 就這樣吃了你。」
>
> 《完譯格林童話集 7》（雅各布・格林、威廉・格林著，野村泫譯，筑摩書房，2006 年，p.244, 245）

瑪琳公主不忘感謝在困難時期給予她身心支持的蕁麻，並利用它帶來的恩惠堅強地生活下去，最終獲得了幸福。

《玫瑰公主》與犬薔薇（玫瑰果）

沉睡百年的公主

這是與《睡美人》很類似的故事，是在日本也相當熟悉的格林童話。

在某個城堡裡誕生了一位公主。國王高興地舉辦了盛大的慶祝宴會，邀請了親戚和朋友，以及擁有法力的女巫師們。這個國家有 13 位女巫師，但由於城堡裡只有 12 個金盤子，因此只有 12 位受邀，其中 1 位未被邀請。

12 位女巫師依次給公主送上禮物。就在此時，第 13 位女巫師出現了。她對未被邀請心生怨恨，大聲叫道：「公主在 15 歲時會被紡錘刺傷，最後死去」，說完便離開了。第 12 位女巫師說，雖然詛咒無法完全解除但可以緩解，她告訴大家：「公主不會死去，而是沉睡 100 年」。當公主 15 歲時，她在塔樓的最上層房間裡看到了一位陌生的老婆婆正在紡線。出於好奇的她靠上前去，結果詛咒應驗，紡錘刺入了她的手指，隨後便進入了 100 年的沉睡。

詛咒解開的時候

詛咒立即將整座城堡吞噬，城裡的所有人都陷入了沉睡。很快，城堡被茂密的帶刺玫瑰所覆蓋，沒有人能進入其中。

這些玫瑰，可能是歐洲常見的野生犬薔薇，它生長迅速，樹枝上有刺，並會纏繞其他植物向上生長，甚至覆蓋整面外牆。

多年後，一位王子聽說了被玫瑰所覆蓋的城堡和裡面沉睡著美麗公主的故事。王子渴望見到她，勇敢地走近那片茂密的玫瑰叢，就在這時，百年的詛咒解開了，使他能夠進入城堡。王子吻了公主後，她從睡夢中醒來了。與此同時，城堡裡的人們也都醒來了，王子和公主結婚並幸福地生活在一起。

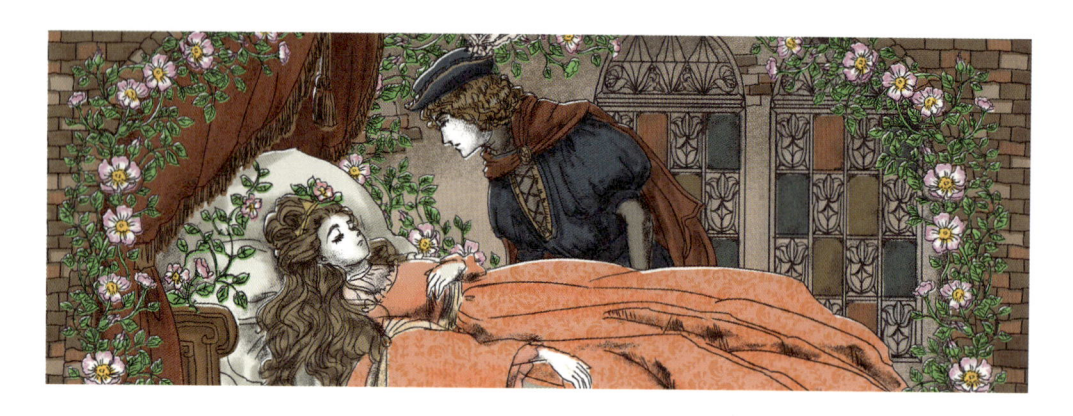

防止老化的玫瑰果

　　從百年沉睡中甦醒的城堡居民們，竟然絲毫沒有衰老的跡象。雖然可以簡單地解釋為「女巫師對城中施下了時間停止的魔法」，但若思考圍繞著城堡的犬薔薇可能造成的影響或許會很有趣。

　　犬薔薇會綻放散發清新華麗香氣的花朵，以及被稱為玫瑰果（Rosehip）的果實。玫瑰果含有比檸檬多達 20 倍的維他命 C。它能補充維他命，保護皮膚細胞免於氧化、活化新細胞，有助於對抗老化。此外，花朵的甜美香氣也能舒緩心情。

　　在這 100 年中，這些果實與花朵圍繞著他們，讓他們在良好的睡眠中補充了豐富的維他命，不斷更新細胞、保持青春，從而保護他們免於衰老……這樣的推測，會不會有點牽強呢？

《杜松樹的故事》與杜松

鋤惡扶弱的樹木

　　有一對渴望擁有孩子卻始終未能如願的夫妻。某天，妻子被庭院中生長的刺柏（杜松）香氣所吸引，當果實成熟時，她吃了很多，結果卻生病了。

　　杜松的果實也稱為杜松漿果，經過乾燥後可用作香料，蒸餾後可得到精油。可是生的果實非常苦，幾乎沒有人會直接食用。而且，過量食用會對腎臟等器官造成負擔，也許這正是她生病的原因之一。

　　不久妻子如願生下了兒子，但也隨之離世。丈夫依照妻子的願望，將她葬在杜松樹下。

　　過了一段時間丈夫再婚，並與新妻子生下了一個名叫瑪莉亞的女兒。新妻子偏愛

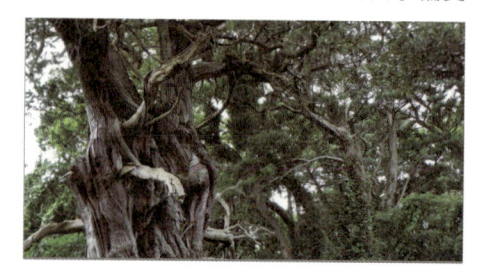

親生女兒，並憎恨丈夫前妻所生的兒子。某天，當丈夫外出時，新妻子殘忍地殺害了兒子，並將其頭顱砍下，將屍體放進鍋中與湯一起燉煮。毫不知情的丈夫，把骨頭以外的部分都吃得精光。

知道事情真相的瑪莉亞，哭著撿起被爸爸丟棄的兒子骨頭，並將它們放在杜松樹下。隨後，一隻美麗的鳥從樹枝間出現並翱翔而去。

後來，新妻子被那隻鳥帶來的石臼砸死，並且從現場升騰燃燒的火焰和煙霧中，兒子復活了。最終，他和父親及瑪莉亞3人一起享用著豐盛的晚餐。

這是一個荒誕且殘忍的故事，卻讓人感到結局有所回報。故事中反覆出現的杜松樹，自古以來被認為擁有強大的力量，能夠驅逐魔鬼或精靈等邪惡化身，也被認為是弱者的庇護所。香草被用來預防瘟疫或解毒，精油則有助於舒緩疼痛，強化身心。

對作惡的繼母施以制裁、療癒生母與兒子，最終讓兒子重獲新生的，正是從頭到尾見證一切的杜松樹的力量。

《老希爾德布朗》與月桂

被妻子蒙騙的男人

某地有一位名叫希爾德布朗的農夫和他的妻子。妻子與村中的牧師有外遇，並計畫讓希爾德布朗外出。首先，妻子從星期三開始裝病，並讓牧師在星期天的禮拜中對所有與會者說：

> 「家中有生病的人，應前往義大利的高克利山朝聖，在那裡用一個銅板買一配克的月桂樹葉。若進行朝聖（中略），病人將會立刻康復。」
> 《完譯格林童話集 4》（雅各布‧格林、威廉‧格林 著，野村泫譯，筑摩書房，2006年，p.248）

為了心愛的妻子，希爾德布朗毅然出發，前往山中尋找月桂。牧師便趁機來到家中，與妻子舉行宴會。最終，希爾德布朗在途中遇見的表親告訴他真相，並將牧師趕出家門。

獻給他勝者的桂冠

月桂自古以來便被用於燉煮料理中。此外，據說蓋倫（p.142）曾建議在生病時使用乾燥的月桂葉與樹皮。實際上，月桂所萃取的香草與精油具有抗菌、抗發炎、鎮痛等功效，並被用於呼吸系統症狀、關節疼痛、消化系統的護理。

月桂編織而成的桂冠，過去曾作為榮譽的象徵授予勇士和勝者。我們也為希爾德布朗獻上一頂桂冠，以表彰他的體貼，並由衷期盼他從今以後能過著幸福的生活。

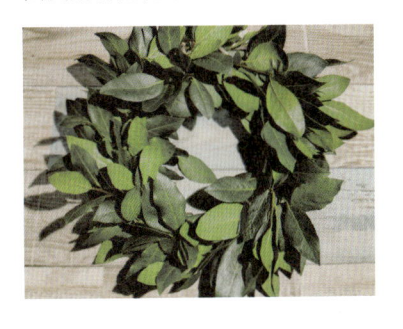

女巫與神秘的藥草

穿戴黑色三角帽和斗篷的鉤鼻老婆婆，
在大鍋裡咕嚕咕嚕地熬煮著來歷不明的藥草……。
一提到「女巫」，許多人腦海中浮現的或許就是這樣的形象。
在許多故事中出現的女巫，究竟是何方神聖呢？

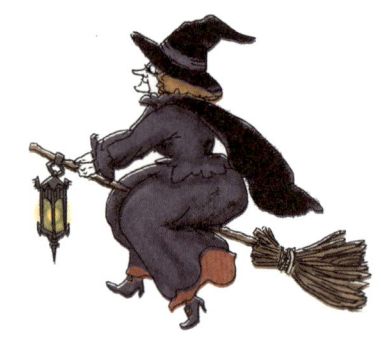

女巫是什麼？

與自然界相連的人

　　自古以來，人類便善用身邊的植物來治療疾病。隨著時代演進，逐漸出現了擅長辨別與運用藥草的人。其中也許有人會在森林中向自然獻上感謝的祈禱，並在最佳時機詢問藥草的效用後再小心採集。

　　那些具有特殊能力，能夠利用深刻的洞察力和經驗來累積植物知識，並正確處理藥材的人，受到高度的重視。他們相當於現在的「植物療法師」、「藥劑師」、「祈禱師」和「助產士」等。

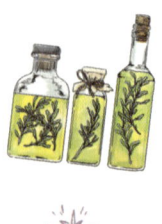

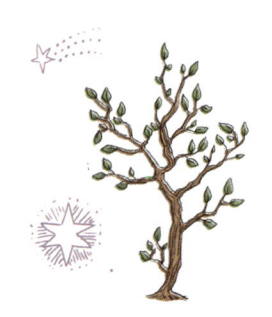

令人毛骨悚然的異端分子形象

　　然而，隨著一神教這個新興宗教傳入歐洲，崇敬植物、大地和太陽的自然崇拜逐漸被消除。與自然世界相連的人們，開始被視為令人害怕的異端分子而遭受迫害，最終被當作了解魔鬼的「女巫」來折磨，據說有成千上萬的人成為了獵巫行動的犧牲品。犧牲者中占大多數的女性在繪畫和書籍中以誇張的形式被描繪出來，所謂的「女巫形象」就此擴散開來。

文學與藝術裡的植物寓意

252

女巫的藥草

由於熟悉植物知識的人也會成為獵巫的目標，因此女巫與藥草之間有著密不可分的關係。在這之中，以下將介紹幾種與女巫或驅魔相關的草藥。

◎ 曼德拉草

在《哈利波特》與《羅密歐與茱麗葉》等作品中都有出現，可能是少數擁有如此多傳說、迷信和謎團的植物。當它成長時，分岔的根部像人類下半身一樣，放射狀的葉片則像頭髮，這樣的形象使得許多畫作將它描繪成人形。

據傳，當它被拔出時會發出可怕的尖叫聲，聽到的人會立即死亡或發狂。因此，採集時必須戴上耳塞，並用繩子將根部綁住讓狗拉拔，然而狗會因此犧牲死亡。當然這只是迷信，而這些迷信是由擔心失去工作機會的採集者「切根師」所散播的。

由於曼德拉草含有有毒成分，因此若在沒有知識的情況下食用，會引發幻覺，甚至可能導致昏迷。其毒性、人形的奇異外觀以及眾多的神秘傳說，使其被認為是「女巫使用的恐怖植物」。

過去曾被用作藥草，老普林尼（p.136）和迪奧斯科里德斯（p.140）等人也曾介紹過它作為麻醉藥、解毒藥、墮胎藥、催吐藥、媚藥的使用方式。

至今仍自生於地中海沿岸，在日本的幾個植物園中也有栽培。請務必親自接觸實體，確認它是否具有魔力。

◎ 顛茄

學名為 *Atropa belladonna* 的顛茄，其 Atropa 來自負責在死亡瞬間剪斷人類生命線的希臘女神「阿特羅波斯（Atropos）」，而 bella donna 在義大利語中意味著「美麗女性」。被稱為「斬斷生命的美麗女性」的植物，正如其名所示，既恐怖又迷人。

顛茄的萃取液滴入眼睛後具有放大瞳孔的作用，過去曾被女性用來營造水潤迷人的大眼效果。這是因為顛茄中所含有的阿托品（Atropine）成分的作用。然而，若大量攝取阿托品，會對中樞神經系統產生作用，導致劇烈出汗、呼吸困難、血壓下降，甚至導致死亡。那些使用它的女性，是否抱著哪怕斷送性命也要變美的決心呢？

此外，顛茄的果實看起來非常光滑且誘人，讓人忍不住想要品嘗。然而，切記絕對不可以吃。它具有兒童食用 3 顆左右、成人食用 5 顆左右就足以致命的毒性。據說，孩子們會被告誡「這是女巫使用的毒草，如果摘取果實會召來惡魔或死神」。聖賀德佳 (p.152) 也在著作中寫道：「顛茄盛開的地方是邪惡的，並且有魔鬼存在」。

◎ 聖誕玫瑰

聖誕玫瑰也被稱為「冬季貴婦」，是一種在寒冬枯萎期間綻放的植物，深受喜愛。傳說在耶穌誕生時，一位貧窮的少女未能準備禮物，她的眼淚落在地上開出了這朵花，並將這朵花獻給了聖母馬利亞與耶穌。

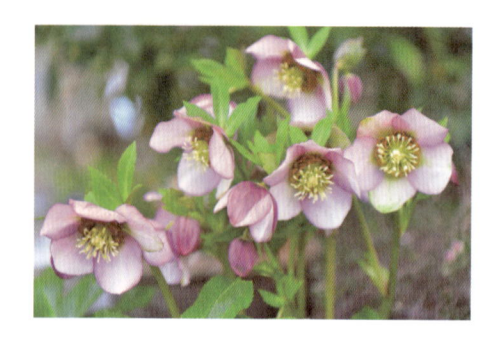

這樣的故事和低頭綻放的姿態讓人誤以為這是一種可愛的植物，但實際上它具有強烈的毒性。它的學名 *Helleborus niger*，是由希臘語具「死神之食」之意的 helleborus，和具「黑色」之意的 niger 所組成。全株有毒，尤其是黑色根部的毒性最強，並且被認為擁有魔力。

過去的藥草醫生曾將其用作解毒劑、瀉藥、墮胎藥和退燒藥。即使在調整劑量的情況下，仍有死亡的風險，儘管如此，還是有一些醫生冒著風險使用。

在希臘史詩《奧德賽》中，聖誕玫瑰曾被用作對抗女巫喀耳刻的驅魔劑。由於其強大的作用和毒性，被認為能抵擋魔法。這個故事使它與女巫產生了深厚的聯繫，並被認為是與女巫密切相關的植物。

◎ 槲寄生

如同其名槲寄生，它透過寄生於其他樹木來吸取養分而成長。它在落葉樹木上青翠繁茂的姿態，自古以來就被視為擁有強大靈力和生命力的特別植物。

古代凱爾特民族負責宗教的德魯伊僧侶將寄生在橡樹上的槲寄生視為神聖，他們會用黃金鐮刀切下的小枝當作驅邪物，放在門口或配戴在身上。

此外，其強大的生命力也被用作長生不老的藥物。在老普林尼（p.136）的《博物誌》中提到，它曾用來幫助懷孕。正是因為這些功效，人們視它為驅邪植物。

槲寄生也常見於倒掛花束或花環中。不僅賞心悅目，還能保護裝飾場所免受邪惡之物的侵害。

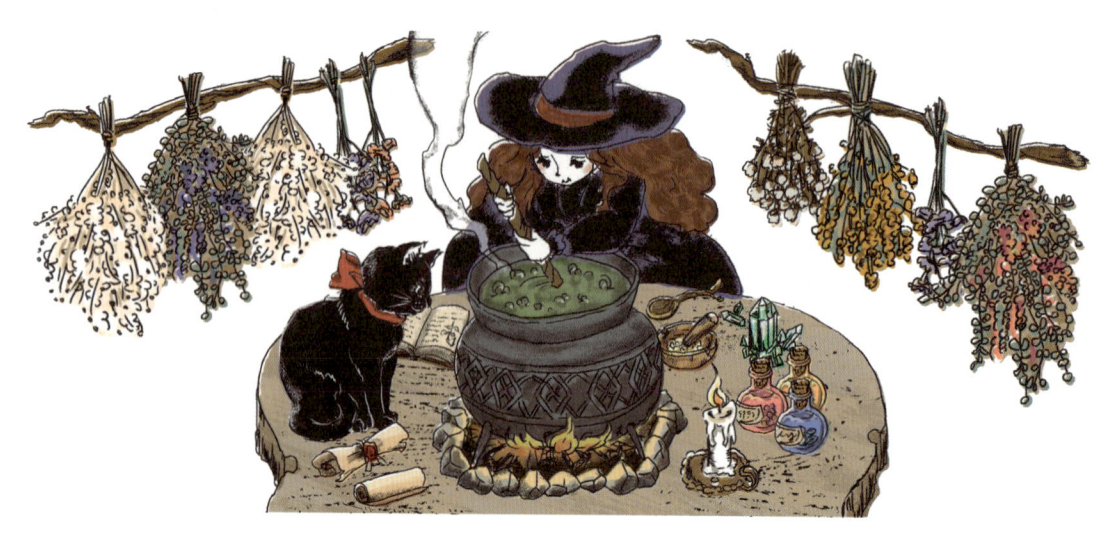

無法完全解明的植物

除了上述植物外，與女巫有深厚關聯的藥草還包括天仙子、烏頭、金雀花、芸香等。這些植物具藥理作用同時也有強烈的毒性，因此曾有過在不知情的情況下服用而喪命的案例，被視為「不吉利的植物」、「女巫和魔鬼使用的藥草」，然而其強烈的解毒和排毒作用，也被稱為「驅邪的藥草」。

植物是有生命的，並且不斷變化。此外，植物的效用認知和使用方法，也可能因地區和文化而所有差意。難以完全解明的植物可能被認為既神聖又可怕，或許正因如此，才會與女巫產生關聯。

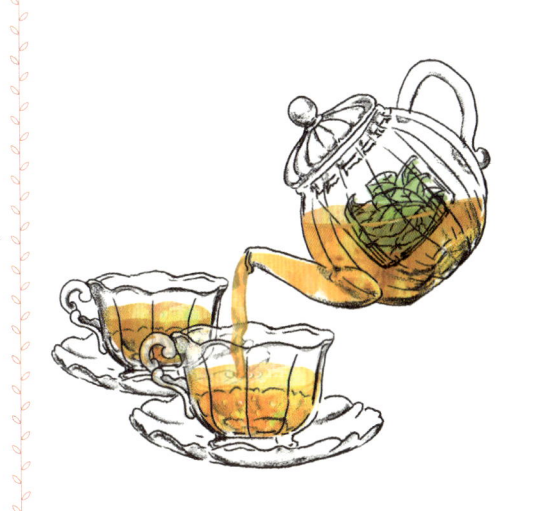

之後的女巫們

跨越時代的女巫

女巫狩獵最為盛行的 16 世紀和 17 世紀，也是女性地位低下的時代。也因此，知識淵博的女性或獨立的女性遭受迫害，而作為警戒的手段，年老或貧困的女性也會遭到處罰，但隨著時代的進步，不合理的女巫狩獵逐漸減少。

然而英格蘭直到 20 世紀，仍然存在一條針對所謂「女巫」和從事魔術的人進行取締的「妖術行為禁止令」。隨著這項法律在 1951 年被廢除，人們對於如此過時的法律感到驚訝，女巫再次受到關注。後來，女性地位的提升和自然回歸運動等的興起，涉及女巫和藥草的書籍與活動也逐漸增多。

如今，結合了香草等植物療法、西洋占星術、塔羅牌、環保活動、女性主義、藝術和時尚等多種元素的新型「女巫」誕生了。

一種探索自我、表達自我、開創人生的現代女巫。古代女巫的存在是她們的原點，儘管她們的生活方式被否定，仍然留下了無數的智慧。

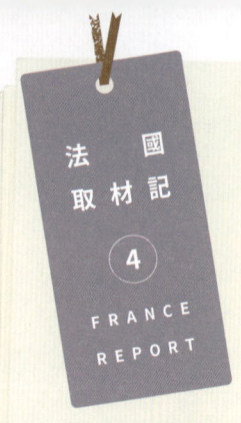

COLUMN 4

法國取材記 4 FRANCE REPORT

將農耕者的智慧
傳承給下一代的製造商
「Maison Laget 梅森拉格」

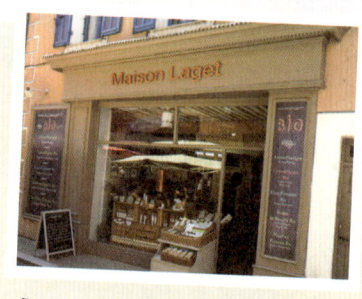

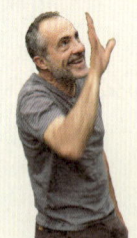

Maison Laget
https://www.maisonlaget.fr/

與羅蘭先生的相遇

當我開始進行法國農場的採訪時，我幾乎不會說法語。於是，我在南法尋找一位對植物療法有興趣的翻譯，並且遇到了一對非常親切的夫婦。當我們見面不久，這位法國丈夫便提議說：「我認識一位專注於經營高品質精油和香草製造商的人，你想見見他嗎？」，我與「Maison Laget（梅森·拉格）」的合作就此開始。

梅森·拉格是由弗朗西斯·拉格（Francis Laget）於1946年在南法的比伊萊巴羅涅（Buis les Baronnies）創立的歷史悠久製造商。最初，他們專注於藥用香草的銷售，但從第二代接班人伯納爾·拉格（Bernard Laget）時代起，便開始從事芳香植物的栽培、採摘、精油的蒸餾，以及植物性化妝品的開發和銷售。儘管化學合成藥物的興起曾使業務一度低迷，但現任代表羅蘭·普拉克斯（Laurent Prax）先生作為新的領導者，通過各種創新和努力，使公司重新走上了正軌。

羅蘭先生對產品的品質、精油成分的分析結果、可追溯性的確保有著極高的要求，他成功重振了這家處於困境中的公司。當我第一次見到他時，我曾想像他是一位像一人掌權的總裁般的強硬人物，並且感到非常緊張。但實際見面後，我發現他對工作非常嚴謹，同時又意外地隨和、幽默。他對在普羅旺斯生長的植物特徵及其加工方法也非常了解，每次見面我都能學到許多新知識。

野生與扦插的植物

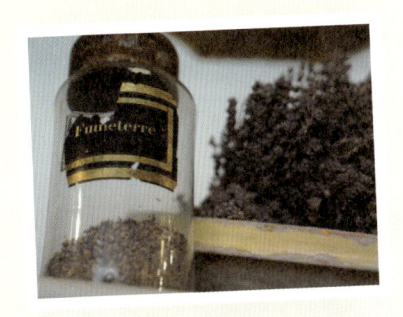

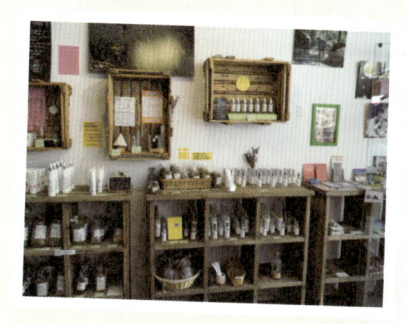

羅蘭先生在談到植物栽培方法和精油蒸餾時，總是會說：

「普羅旺斯有著祖先代代相傳的知識。我們的研究開發基礎正是『農耕者的常識』。幾世紀以來，人們在這片土地上傳承植物加工的智慧和方法，我們只是在重現這些技術」。

其中一項技術便是野生植物與扦插植物的區分使用。野生植物受氣候和土壤的影響較大，因此它們的香氣、味道、顏色和形態每年都會有所不同。此外，野生植物在自然界中為了生存，會製造出豐富的香氣和味道成分。相對地，扦插繁殖的植物則保留了與原始植物完全相同的遺傳基因，因此每年都能保持相同的品質。換句話說，透過計劃性地增加健康且不易生病、生長力強的植物，生產者能夠穩定維持植物品質。薰衣草中，也有透過扦插繁殖出耐氣候變化且採油率高的品種，不僅有助於穩定農民收入，也能將精油提供給更多人。

那麼，要如何確認這些精油的特性和品質呢？這就需要在每次蒸餾時進行精油的成分分析。梅森・拉格每次提取 200 毫升的精油時就會進行成分分析，並公開其結果。例如，薰衣草精油有數十個品種，其中有些能帶來放鬆效果，而有些則能強健身心。羅蘭先生表示：「要向消費者傳遞精油的正確資訊，分析是唯一的方法」。此外，通過分析還能確定精油的最佳蒸餾時間，從而從植物中提取出最佳品質的精油。

製造商與生產者的理想關係

在普羅旺斯地區，許多小規模的農民和製造商非常重視與當地居民的聯繫，並注重促進地區經濟循環。例如，當有農民希望與梅森・拉格合作時，會建議他們按照「Nature et Progrès」這個有機認證機構制定的嚴格標準來耕作，並提供技術指導；此外，梅森・拉格還會提供經濟支援，協助農民獲得國際有機認證機構「Ecocert」的認證。

透過這樣的合作方式，梅森・拉格與當地農民共同栽培高品質的植物，既促進了地區經濟發展，也推動了環境保護。這或許就是製造商與生產者之間的理想關係。事實上，在農業及其他領域，不僅是法國，其他國家也可以透過這種方式推動地區發展和環境保護。

儘管如此，這一切肯定需要強大的信念與強大的體力。羅蘭先生從早上開始就跑遍多家農場，參與摘取、蒸餾，還要負責接待顧客。他和員工及鄰近的店家夥伴談笑風生，並珍惜與家人相處的時間。即便在繁忙的日程中，他總是充滿活力、友好且積極樂觀。

為了傳承農耕者們世代相傳的智慧，羅蘭先生和梅森・拉格在普羅旺斯的小鎮上努力不懈。我也必須繼續學習植物知識，鍛煉自己的身體，隨著他們一起向前邁進！

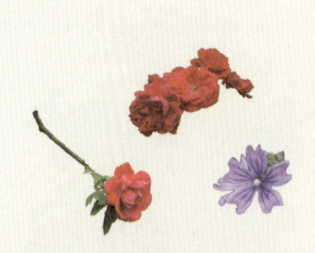

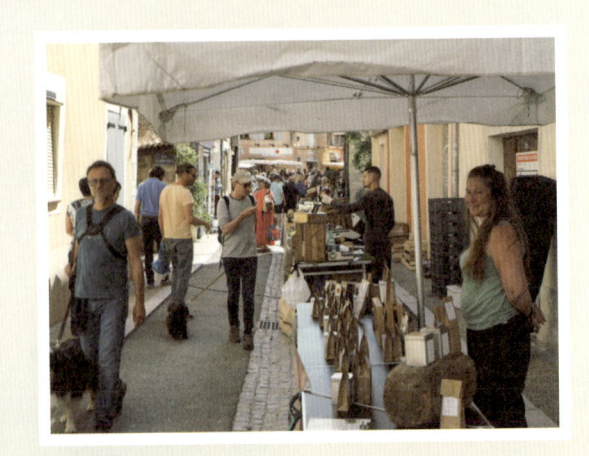

259

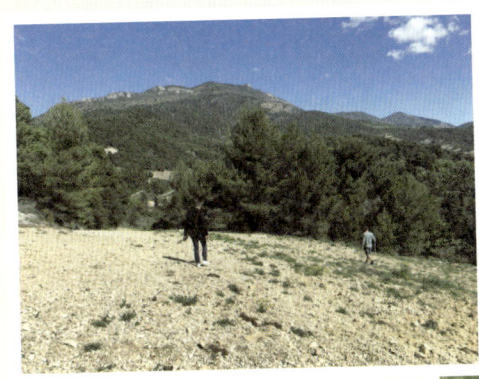

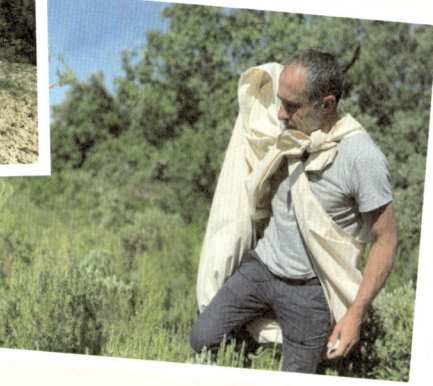

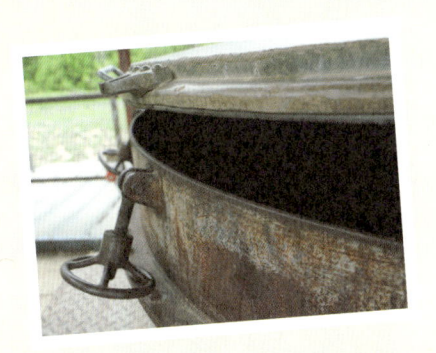

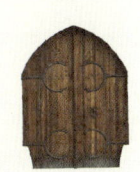

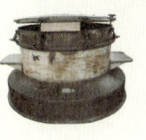

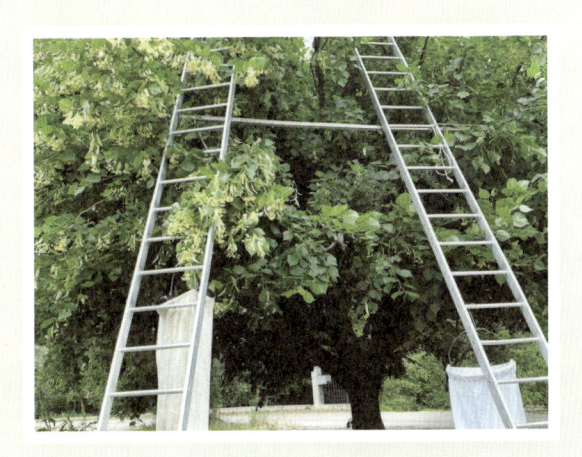

附錄 1

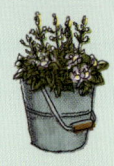

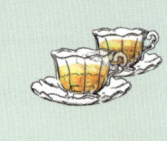

享受芳香與香草
植物療法的實踐

這裡將介紹本書出現的植物療法中，容易融入日常生活的實踐方法。
另外，在使用這些植物療法時，精油和香草的禁忌及注意事項，請參考「本書介紹的主要植物圖鑑20」(p.262)。
請避免對3歲以下的嬰幼兒進行油類或凝膠的皮膚塗抹。

從苗木開始培育
盆器栽培

步驟

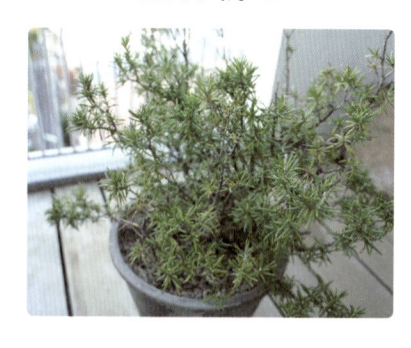

1. 在花盆底部鋪放花盆底網和輕石。
2. 填入約花盆的 1/3 ～一半的培養土。
3. 從育苗軟盆中取出苗木，根系緊密時請輕輕鬆開後放入花盆中央。
4. 填土至盆緣下方 2 ～ 3 公分處，輕輕壓實。
5. 大量給水直到水從盆底流出。

第一步是試著用花盆培育 1 種苗木。
澆水要有節奏，乾了就要大量給水。

容易培育的植物推薦
- 迷迭香
- 羅勒
- 德國洋甘菊
- 薰衣草
- 檸檬香蜂草
- 紫蘇

溫暖身心
香草茶

步驟

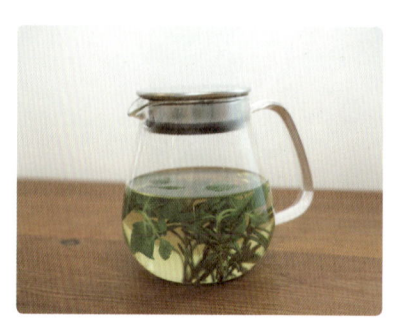

1. 將香草放入茶壺中，注入 200 毫升熱水。
2. 蓋上蓋子，浸泡 4 ～ 5 分鐘就完成了。

慢慢地品味香氣與滋味的香草茶，能讓身心都獲得療癒與元氣。配方的量不需要太過精確，請一邊調整，一邊享受自己喜歡的香草茶吧。

壓力舒緩的草本混合茶
- 德國洋甘菊 .... 1 茶匙
- 檸檬香蜂草 .... 1 茶匙
- 薰衣草 .... 1/2 茶匙

消化系統護理的草本混合茶
- 薄荷 .... 1 茶匙
- 迷迭香 .... 1 茶匙

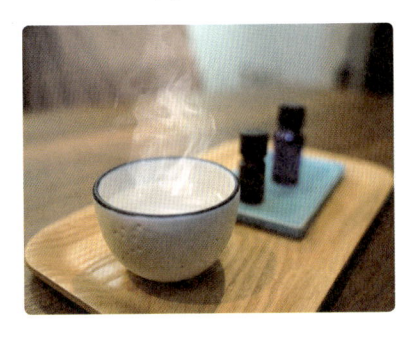

讓心情積極樂觀
芳香浴

步驟
1. 將 200 毫升的熱水倒入耐熱容器中。
2. 滴入 1 滴精油並確認香氣。
3. 如果香氣不足,最多可以加入 3 滴精油。

只需在面紙或化妝棉上滴 1～2 滴精油,就可以進行芳香浴。如上所述使用熱水的方式也能突顯香氣,十分推薦。

放鬆身心的精油推薦
- 烏樟
- 乳香
- 馬郁蘭
- 橘子
- 真薰衣草

提神醒腦的精油推薦
- 葡萄柚
- 柏木
- 杜松
- 月桂
- 桉油醇迷迭香

提高代謝
護理油

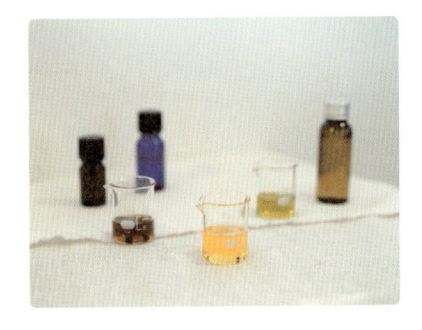

步驟
1. 在燒杯等玻璃容器中,加入 30 毫升的荷荷巴油等植物油。
2. 加入最多 15 滴精油並充分混合。
3. 裝入容器後蓋上蓋子。

沐浴後或睡前,塗在容易感到寒冷或浮腫的部位(臉部除外)。也可緩緩地享受香氣。請於約 2 週內使用完畢。

森林精油的調和配方
- 檸檬 ………… 6 滴
- 乳香 ………… 5 滴
- 黑雲杉 ……… 4 滴

和風精油的調和配方
- 小夏柑橘 …… 6 滴
- 杉(葉部) …… 6 滴
- 生薑 ………… 3 滴

※ 壓榨法提取的柑橘類精油可能具有光毒性, 塗抹於肌膚後請避免接觸紫外線。
※ 兒童或敏感肌膚的人使用時, 精油的量都減少至一半以下。

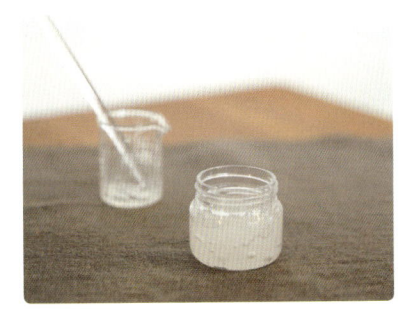

預防感冒與花粉過敏
凝膠

步驟
1. 在燒杯等玻璃容器中,加入 20 克芳香療法用的中性凝膠。
2. 加入最多 12 滴精油並充分混合。
3. 裝入容器後蓋上蓋子。

這種凝膠可用於塗抹於胃部或口罩外側,亦可用於手部消毒等。視需求 1 天塗抹數次。請於約 2 週內使用完畢。

預防感冒精油配方
- 芳樟木 ……… 6 滴
- 茶樹 ………… 3 滴
- 月桂 ………… 3 滴

花粉症護理精油配方
- 澳洲尤加利 … 6 滴
- 真薰衣草 …… 4 滴
- 薄荷 ………… 2 滴

※ 薄荷精油可用無使用禁忌的羅文莎葉精油替代。
※ 兒童或敏感肌膚的人使用時, 精油的量都減少至一半以下。

261

附錄 2

本書介紹的
主要
植物圖鑑 20

介紹本書中經常提到的 20 種植物的基本資料。

丁香

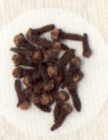

【學名】	Syzygium aromaticum / Eugenia caryophyllata
【別名／英文名】	丁子香／Clove
【科名】	桃金孃科
【利用部位】	花蕾

具有優異的抗感染作用，其刺激性的香氣也被稱為「牙醫的味道」。自古以來便被用於防腐等用途，過去更曾作為珍貴的香料而以高價交易。

禁忌／注意 嬰幼兒、孕婦、哺乳期女性應避免使用。精油應稀釋至 10% 以下，並避免大範圍塗抹。

大葉釣樟

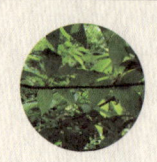

【學名】	Lindera umbellata
【別名／英文名】	香樟／Camphor tree
【科名】	樟科
【利用部位】	枝／葉／樹皮／根

自古以來就深植於人們的生活中，例如被用作牙籤等用途。其精油有助於調節自律神經的平衡，茶飲則有助於消化系統及血壓的保養。這種植物也常出現在「大嘗祭」或「春日祭」等祭典中，與神道儀式有著深厚的關聯。

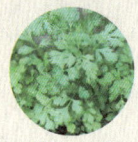

芫荽

【學名】 *Coriandrum sativum*
【別名／英文名】 香菜／Coriander
【科名】 繖形科
【利用部位】 種子／葉／莖／花

被認為是世界最古老食譜的美索不達米亞文明泥板上，也記載了芫荽。其葉與莖可作為香草使用，種子則可作為香料。不論是精油、香草還是香料，皆具有優異的促進消化作用。

絲柏

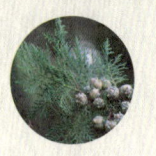

【學名】 *Cupressus sempervirens*
【別名／英文名】 地中海柏／Cypress
【科名】 柏科
【利用部位】 葉／枝／球果

自古以來，這種植物便被視為神聖之物，常用於儀式中，並成為希臘神話等眾多故事與繪畫的題材。其精油也被用來提升新陳代謝與增強活力。
禁忌／注意 孕婦或有雌激素強勢相關疾病的人應避免使用。

肉桂

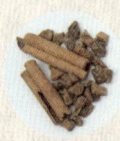

【學名】 *Cinnamomum verum／Cinnamomum cassia／Cinnamomum sieboldii*
【別名／英文名】 桂枝／Cinnamon
【科名】 樟科
【利用部位】 樹皮／葉／枝

錫蘭肉桂、桂皮（cassia）、日本桂皮等被稱為「肉桂」的植物有好幾種，選擇時務必確認學名和種類。這些植物自古以來就被珍視為香料和香辛料。
禁忌／注意 嬰幼兒、孕婦、哺乳期女性、肉桂過敏者應避免使用。避免長期大量使用。精油應稀釋至10%以下，並避免大範圍塗抹。

洋甘菊

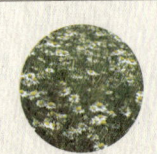

【學名】 *Matricaria chamomilla／Matricaria recutita*
【別名／英文名】 母菊／Chamomile
【科名】 菊科
【利用部位】 花

洋甘菊出現在小兔彼得等許多故事中，具有優異的放鬆身心作用及抗炎效果。香草茶有助於促進消化和食慾不振。精油呈美麗的深藍色，具有抗過敏作用。
禁忌／注意 對菊科過敏者應避免使用此香草，精油也應謹慎使用。

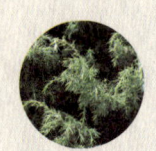

杜松

【學名】 *Juniperus communis*
【別名／英文名】 刺柏／Juniper
【科名】 柏科
【利用部位】 果實／枝

散發著木質的清新感和帶苦味的香氣，也用於調製琴酒。作為藥草的歷史悠久，也用於宗教儀式等。有助於提升新陳代謝和利尿作用。
禁忌／注意 避免長期大量使用此草藥，孕婦或有腎臟疾病患者應避免使用。孕婦、哺乳期女性、腎臟疾病患者應謹慎使用此精油。

鼠尾草

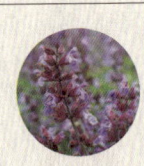

【學名】 *Salvia officinalis*
【別名／英文名】 藥用鼠尾草／Sage
【科名】 唇形科
【利用部位】 花／葉／莖

自古以來，廣泛應用於驅邪和治療等方面。具有優異的抗氧化作用，也可用於更年期的保健養護。
禁忌／注意 長期大量使用原則上應該避免，孕婦及哺乳期女性請勿使用。精油也不可用於嬰幼兒或癲癇患者。有雌激素強勢相關疾病的人應謹慎使用。

百里香

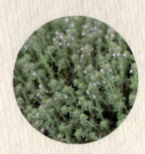

【學名】	*Thymus vulgaris*
【別名／英文名】	麝香草／Thyme
【科名】	唇形科
【利用部位】	花／葉／莖

自古希臘時代以來，便是象徵勇氣與美德的植物。以強大的抗菌力而聞名，曾在瘟疫期間用來焚燒以淨化空氣。精油的作用和禁忌隨化學型的不同而有所差異。
【禁忌／注意】孕婦、高血壓者應避免長期大量使用。根據精油的化學型，某些精油在懷孕期間也應避免使用，有些可能會刺激皮膚。

苦艾

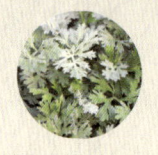

【學名】	*Artemisia absinthium*
【英文名】	Wormwood
【科名】	菊科
【利用部位】	葉／莖

用於苦艾酒等藥用酒類的草藥。具有優異的促進消化和強健作用，曾在鼠疫防治時焚燒使用，也用於驅蟲和驅邪。
【禁忌／注意】避免大量使用，孕婦、哺乳期女性、兒童應避免使用。精油不建議用於芳香療法。

茴香

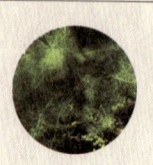

【學名】	*Foeniculum vulgare*
【別名／英文名】	小茴香／fennel
【科名】	繖形科
【利用部位】	葉／種子

在《希波克拉底全集》中也出現過，自古以來被廣泛應用於醫療和料理中。有助於消化系統和婦科的保健養護。精油的香氣能讓心情變得正向積極。
【禁忌／注意】嬰幼兒、孕婦、哺乳期女性、癲癇、荷爾蒙依賴型癌症、乳腺症患者應避免使用。

乳香

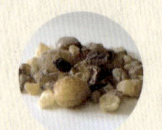

【學名】	*Boswellia carterii／Boswellia sacra*
【英文名】	frankincense
【科名】	橄欖科
【利用部位】	樹脂

自古埃及時代以來便用於儀式和巫術中，被視為神聖的植物。聖經中也提到它是耶穌誕生時所奉獻的禮物之一。有助於皮膚保濕和傷口護理，也可緩解焦慮和緊張。

薄荷

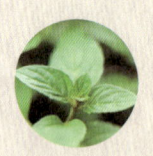

【學名】	*Mentha × piperita*
【別名／英文名】	胡椒薄荷／Peppermint
【科名】	唇形科
【利用部位】	葉／莖／花

自古以來被用作藥草，被廣泛用於消化系統等的保健養護。容易栽培，也很推薦用花盆栽培。
【禁忌／注意】膽結石或逆流性食道炎患者應避免使用此香草。精油不可用於嬰幼兒、孕婦、哺乳期女性和癲癇患者。高血壓患者、3歲以上兒童應謹慎使用。刺激性強，使用時需注意濃度。

馬郁蘭

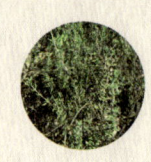

【學名】	*Origanum majorana*
【別名／英文名】	馬約蘭／Marjoram
【科名】	唇形科
【利用部位】	花／葉／莖

自古以來就被作為藥草使用，並且出現在多本養生書中。據說也曾用作木乃伊的防腐劑。芳香能緩解緊張與焦慮，並具有促進消化與鎮痛作用。
【禁忌／注意】孕婦原則上不可使用此香草。心臟疾病患者應謹慎使用。

沒藥

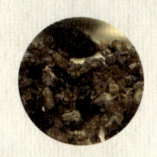

【學名】	Commiphora myrrha／Commiphora molmol
【別名／英文名】	末藥／myrrh
【科名】	橄欖科
【利用部位】	樹脂

自古埃及時代以來，沒藥被用作保存木乃伊的防腐劑，並且像乳香一樣，也常被描繪為奉獻給耶穌基督的貢品。可用於皮膚炎症的護理及預防感染。其香氣能使人心情愉快、積極向上。

禁忌／注意 孕婦及月經過多者應避免使用。

真薰衣草

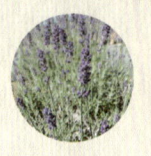

【學名】	Lavandula angustifolia／Lavandula officinalis
【別名／英文名】	狹葉薰衣草／English Lavender
【科名】	唇形科
【利用部位】	花／葉

自古以來便被用來淨化身心、幫助放鬆。在古羅馬時代會被放入浴缸中，並在瘟疫流行時撒在地板上。除了心靈護理外，還可用於皮膚和肌肉的護理，自古以來被稱為「萬能藥」。

禁忌／注意 孕婦及哺乳期女性應謹慎使用。

檸檬香蜂草

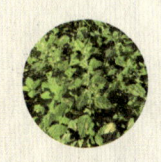

【學名】	Melissa officinalis
【別名／英文名】	香蜂草／lemon balm
【科名】	唇形科
【利用部位】	葉

自古以來便被用作藥草，在瘟疫期間曾撒在地板上，或製成藥草酒。有助於調整身心平衡，並可用於緩解壓力引起的皮膚疾病等。

禁忌／注意 精油可能會對皮膚造成刺激，使用時需注意濃度。

玫瑰

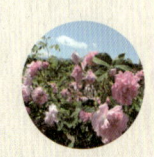

【學名】	Rosa gallica／Rosa damascena／Rosa centifolia
【別名／英文名】	薔薇／Rose
【科名】	薔薇科
【利用部位】	花

華麗高貴的香氣，自古以來讓許多權力者為之著迷。有助於療癒悲傷和創傷，並平衡身心。使用溶劑萃取法提取的精油，主要是來自 Rosa centifolia。

禁忌／注意 孕婦應謹慎使用此精油。

迷迭香

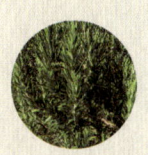

【學名】	Rosmarinus officinalis
【別名／英文名】	海洋之露／rosemary
【科名】	唇形科
【利用部位】	葉／花

曾作為向死者表示敬意的植物，常用於葬禮等場合。具有促進消化和抗氧化等功效。精油的作用和禁忌會隨化學類型不同而異，使用時需注意。

禁忌／注意 精油根據化學類型的不同，應避免用於嬰幼兒、孕婦、哺乳期婦女、癲癇患者及高血壓患者。草藥也應根據上述情況謹慎使用。

月桂

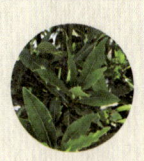

【學名】	Laurus nobilis
【別名／英文名】	月桂樹／Laurel
【科名】	樟科
【利用部位】	葉

在古希臘時，被賦予象徵榮譽、勝利和勇氣的意義，並授予勝者。香草可用來消除料理的腥味和增添香氣，精油則可用於預防感染、緩解肌肉疼痛、幫助平衡自律神經等多種用途。

禁忌／注意 精油可能會引起皮膚過敏反應，應謹慎使用。

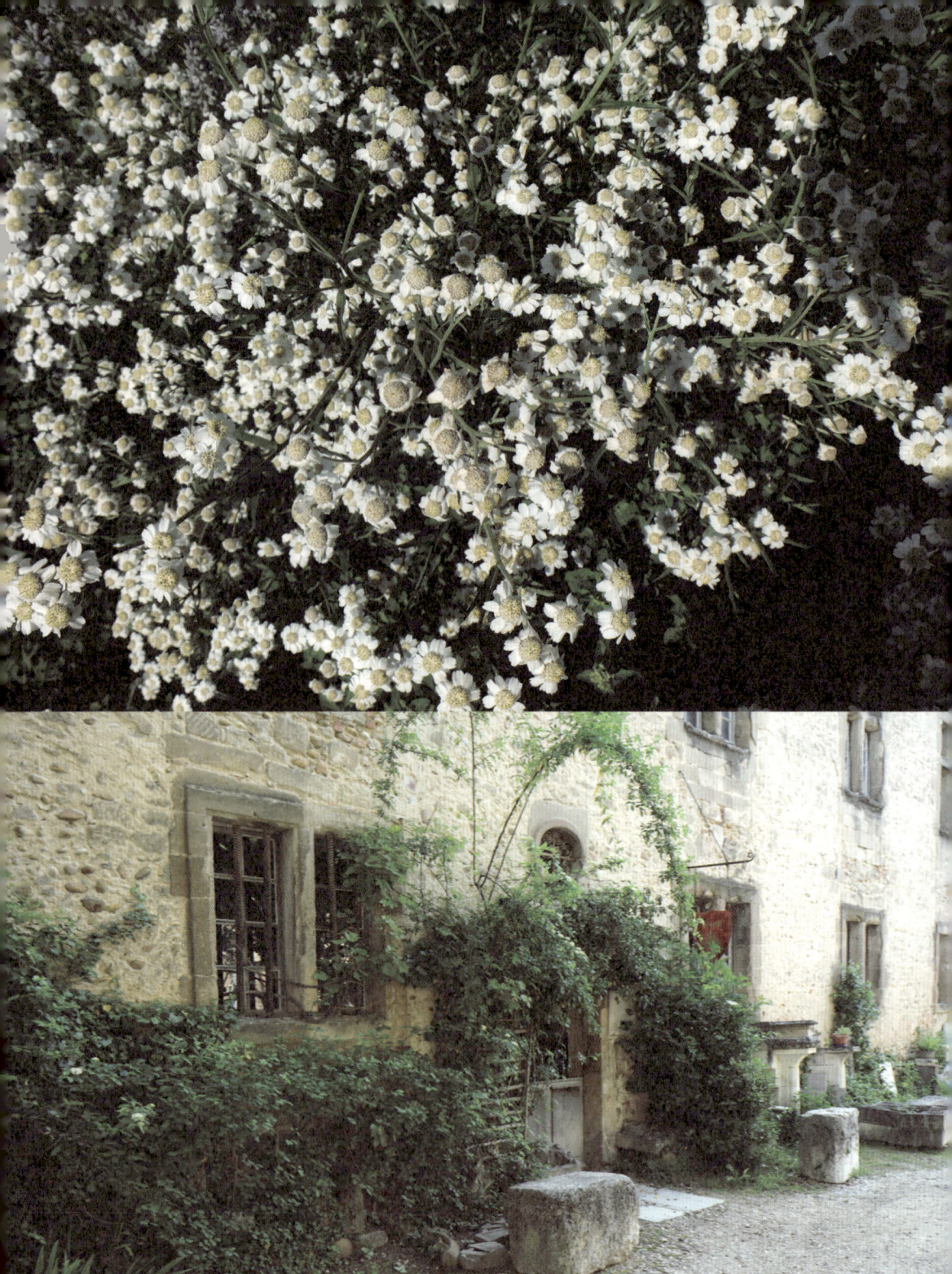

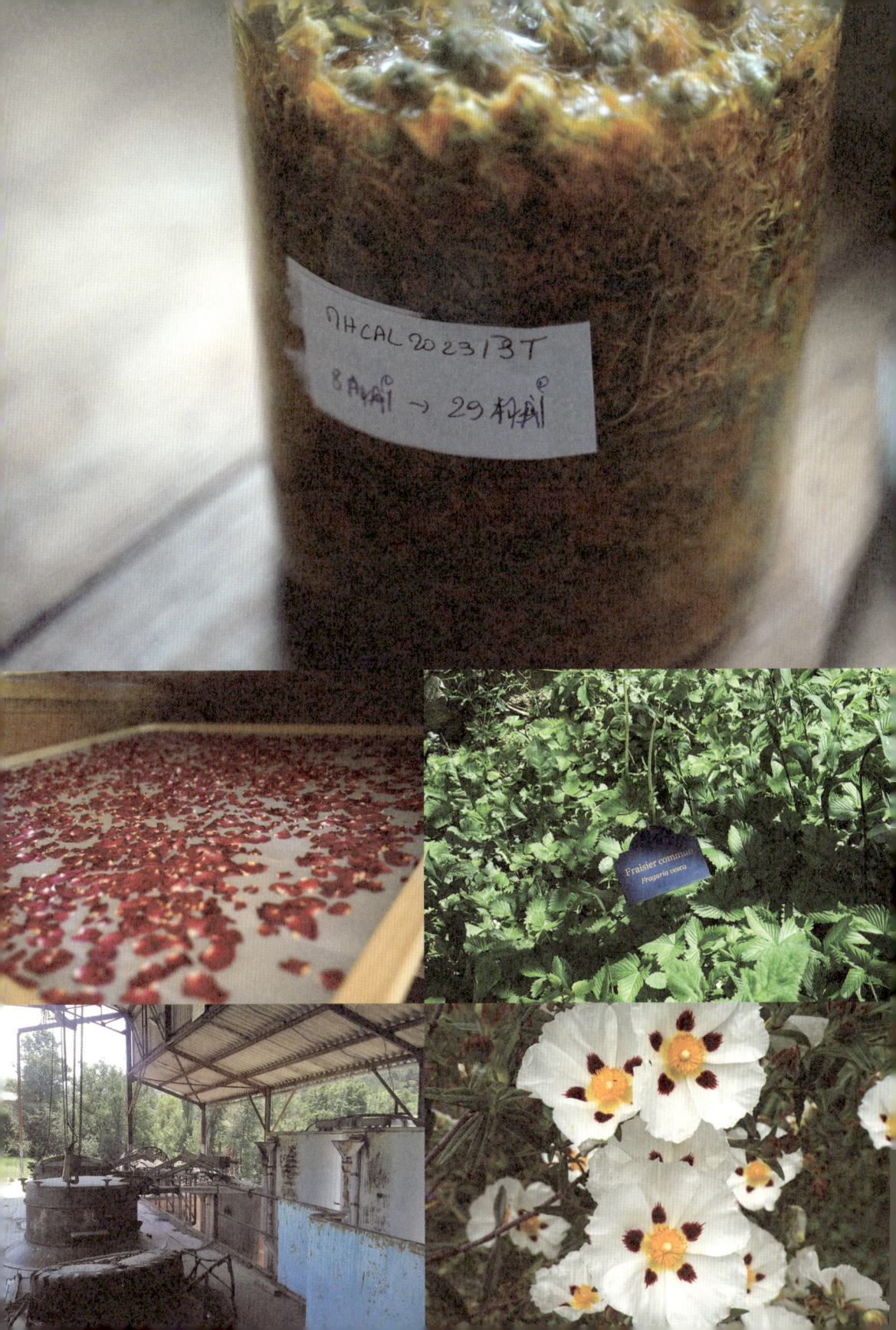

MHCAL 2023 13T
8 Avril → 29 Avril

結語

由衷感謝您讀完本書。

從小時候起,我便在自然豐富的公園裡度過與植物相伴的日子,是一段無上幸福的時光。但同樣令我喜愛的,還有觀察聚集在公園裡的人們。坐在長椅上看書的人、邊賞花邊散步的人、在樹林中優雅跳舞的人。那裡總是流淌著平和與幸福的時光。現在回想起來,我或許一直以來都對「植物與人之間的互動」深感著迷。

當初收到本書的寫作邀約時,我確信這會是聚焦於「植物與人」這一主題的書。剛開始撰寫時,我每天都感受到了從獨特視角解讀植物療法的喜悅,但漸漸地我對於主題的龐大感到不知所措,甚至不知道該如何繼續!老實說,我曾陷入迷茫。

我想介紹的小說、電影、漫畫等精彩作品實在太多,但礙於篇幅的限制,我經常為了篩選而苦惱,或者甚至完全沉浸在作品的世界觀中無法自拔,偶爾也會因此偏離正題⋯⋯。

在那樣的時候,指引我方向並鼓勵我繼續前行的,正是植物和本書中的人物們。那些雖無聲無語,卻依然威風凜凜、堅韌生活的植物;那些

在生活中不斷嘗試運用植物的人們；那些將一生奉獻給植物，揭示其特徵和作用的偉人們。 每當我感到迷惘時，他們從未完成的原稿中似乎散發出生命力，這成為了我繼續書寫的動力。

如果能透過向大家傳遞植物與人類交織而成的歷史與故事的一部分，讓大家對植物和植物療法產生更濃厚的興趣，我將感到無比的喜悅。

最後，我要向給予我全新視角，讓我有機會無盡地深入探索植物療法世界的編輯二橋彩乃女士、 將本書精美且富有魅力地呈現出來的設計師三宅理子女士，以及繪製了令人心動的可愛插圖的鎌田奈都美女士表示由衷的感謝。 我還要感謝我的家人們，在我終日與植物為伍時一直養育和支持著我。

中村 姿乃

學習植物療法的 50 堂課
從文化、歷史、園藝到香草精油，探究如何用植物治癒我們的身心

作者	中村姿乃
譯者	謝蘭鎂
植物名詞審查	陳坤燦
社長	張淑貞
總編輯	許貝羚
主編	鄭錦屏
特約美編	謝蘭鎂
行銷企劃	黃禹馨
國際版權	林雅婷
發行人	何飛鵬
事業群總經理	李淑霞
出版	城邦文化事業股份有限公司　麥浩斯出版
地址	115 台北市南港區昆陽街 16 號 7 樓
電話	02-2500-7578
傳真	02-2500-1915
購書專線	0800-020-299
發行	英屬蓋曼群島商家庭傳媒股份有限公司城邦分公司
地址	115 台北市南港區昆陽街 16 號 5 樓
電話	02-2500-0888
讀者服務電話	0800-020-299（9:30AM~12:00PM；01:30PM~05:00PM）
讀者服務傳真	02-2517-0999
讀者服務信箱	csc@cite.com.tw
劃撥帳號	19833516
戶名	英屬蓋曼群島商家庭傳媒股份有限公司城邦分公司
香港發行	城邦〈香港〉出版集團有限公司
地址	香港九龍土瓜灣土瓜灣道 86 號順聯工業大廈 6 樓 A 室
電話	852-2508-6231
傳真	852-2578-9337
Email	hkcite@biznetvigator.com
馬新發行	城邦〈馬新〉出版集團 Cite (M) Sdn Bhd
地址	41, Jalan Radin Anum, Bandar Baru Sri Petaling, 57000 Kuala Lumpur, Malaysia.
電話	603-9057-3833
傳真	603-9057-6622
Email	services@cite.my
製版印刷	凱林彩印股份有限公司
總經銷	聯合發行股份有限公司
地址	新北市新店區寶橋路 235 巷 6 弄 6 號 2 樓
電話	02-2917-8022
傳真	02-2915-6275
版次	初版一刷 2025 年 6 月
定價	新台幣 680 元／港幣 227 元

國家圖書館出版品預行編目（CIP）資料

學習植物療法的 50 堂課：從文化、歷史、園藝到香草精油，探究如何用植物治癒我們的身心 / 中村姿乃著；謝蘭鎂譯. -- 初版. -- 臺北市：城邦文化事業股份有限公司麥浩斯出版：英屬蓋曼群島商家庭傳媒股份有限公司城邦分公司發行，2025.6
面；　公分
譯自：歷史や物語から楽しむ あたらしい植物療法の教科書
ISBN 978-626-7691-25-0(平裝)

1.CST: 自然療法 2.CST: 藥用植物 3.CST: 歷史

418.99　　　　　　　　　　　114004804

攝影協力	関純一
插畫	ant!ant!!ant!!! 鎌田奈都美
編輯	二橋彩乃

Printed in Taiwan
著作權所有 翻印必究

「歷史や物語から楽しむ あたらしい植物療法の教科書」
(Rekishiyamonogatari kara Tanoshimu Atarashiishokubutsuryoho no Kyokasho: 7903-2)
© 2024 Shino Nakamura
Original Japanese edition published by SHOEISHA Co.,Ltd.
Traditional Chinese Character translation rights arranged with SHOEISHA Co.,Ltd.
through Keio Cultural Enterprise Co.,Ltd.
Traditional Chinese Character translation copyright
© 2025 by My House Publication, a division of Cite Publishing Ltd.

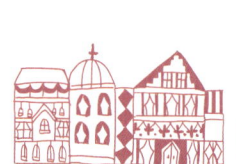

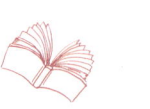

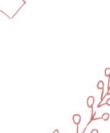